Sexuelle Gewalt gegen Jungen

Vorwort

'Sexueller Mißbrauch an Jungen' - das Thema des vorliegenden Buches ist ohne Zweifel außerordentlich aktuell. Diese Aktualität allerdings zeichnet sich durch eine ebenso große Widersprüchlichkeit aus.
Neben der wachsenden Erkenntnis, daß eine beträchtliche Anzahl von Mädchen und Jungen Opfer sexueller Gewalt wird und einem aus dieser Tatsache erwachsenden Problembewußtsein in professionellen Kreisen ist sexueller Mißbrauch auch zum Modethema verkommen. Sexualität und Gewalt, Macht und Ohnmacht - hier werden persönliche und/oder gesellschaftliche Tabubereiche berührt. Und gerade deshalb läßt sich dieses Thema - in entsprechend voyeuristischer Aufmachung - hervorragend vermarkten.
In Massenmedien und Fachpublikationen gleichermaßen wird darüber hinaus eine Kontroverse über das tatsächliche Ausmaß sexuellen Mißbrauchs, über die Konsequenzen für die betroffenen Kinder und v.a. über die Angemessenheit von heute üblichen Kinderschutzmaßnahmen geführt. Im Zuge dieser Diskussion erstarkt eine Gegenbewegung, welche die bisherigen Erkenntnisse und Interventionspraktiken kinderschützender Institutionen in Frage stellt bzw. diffamiert - eine historische Parallele zu den Entwicklungen des letzten Jahrhunderts, als der junge Sigmund Freud es wagte, auf die Realität sexuellen Mißbrauchs aufmerksam zu machen und derart vehementem Druck ausgesetzt war, daß er seine Erkenntnisse widerrief. Sowohl die damalige als auch die heutige öffentliche Diskussion zeichnen sich durch ein beklagenswertes Maß an Emotionalität und Ideologisierung aus, welches die Standpunkte polarisiert und mögliche Annäherungen verhindert.
In dieser Situation sind sachliche Beiträge geboten. Die beiden Autoren Henri Julius und Ulfert Boehme verfaßten ein Buch, welches der Polarisierung und übergroßen Emotionalität entgegenwirkt. Nüchtern werden die verfügbaren Forschungsergebnisse bezüglich des Ausmaßes, der Umstände sowie der Folgen sexuellen Mißbrauchs an Jungen zusammengetragen und auf ihre Aussagekraft geprüft. Letztere erschöpfen sich nicht in der Darstellung von Einzelsymptomen, sondern werden im Kontext von Modellen und Theorien der psychischen Verarbeitung sexuellen Mißbrauchs diskutiert. Hier wie in der methodenkritischen Analyse bislang vorliegender Daten liegt die Basis für eigene methodische Empfehlungen und die Darstellung eines Analysemodells für künftige Studien zur Sache. Damit mündet die umfangreiche Recherche zum sexuellen Mißbrauch an Jungen in einen prospektiven Forderungskatalog für künftige wissenschaftliche Arbeiten ein.

Die Tatsache, daß auch Jungen Opfer sexueller Übergriffe werden, wurde nicht nur in der Vergangenheit geflissentlich übersehen. Auch heute sind sexuell mißbrauchte Jungen noch ein wenig beachtetes Klientel. Wenig beachtet nicht nur von Professionellen im psychosozialen Bereich, sondern auch von der For-

schung. Die Anzahl nationaler und internationaler Veröffentlichungen zum sexuellen Mißbrauch an Jungen ist nicht annähernd mit der Anzahl mädchenspezifischer Untersuchungen zu diesem Thema zu vergleichen.
Es drängt sich die Frage nach den Ursachen dieser kollektiven Verleugnung auf.

Das vorliegende Buch ist entstanden aus einer Verknüpfung von praktischer Beratungsarbeit mit sexuell mißbrauchten Jungen und wissenschaftlicher Auseinandersetzung mit diesem Thema.
Diese Verknüpfung prägt denn auch den Charakter dieses Buches, welches stets den Bogen zwischen Theorie und Praxis spannt. Folgerichtig können sowohl beraterisch-therapeutische Praxis als auch wissenschaftlich-forschende Auseinandersetzung mit dem Bereich sexueller Mißbrauch von diesem synoptisch angelegten Werk profitieren. Und vielleicht ermuntert das vorliegende Buch forschungsfördernde Institutionen, das Thema 'Sexueller Mißbrauch an Jungen' in der hier begonnenen Weise begehbar zu machen.

Prof. Dr. Siegfried Grubitzsch

INHALTSVERZEICHNIS

"The absence of the proof is not the proof of the absence."

Albert Einstein

Einleitung

Zum Entstehen dieses Buches führte v.a. die eigene klinische Arbeit mit sexuell mißbrauchten Jungen und Familien, in denen sexueller Mißbrauch geschehen war. Diese praktische Beschäftigung warf ständig neue Fragen auf und weckte das Bedürfnis, unsere klinischen Erfahrungen mit dem Wissen und den Erfahrungen anderer zu vergleichen. Aber auch im Austausch mit anderen PraktikerInnen blieben viele Fragen offen: Wie verbreitet ist sexueller Mißbrauch an Jungen? Gibt es eine jungenspezifische Verarbeitung sexueller Mißbrauchserfahrungen? Usw.. So begann eine Phase intensiver Beschäftigung mit der Forschungsliteratur.

Zusätzlich motiviert, ein Buch über sexuelle Gewalt gegen Jungen zu veröffentlichen, wurden wir durch die Art und Weise, in der - auch in professionellen Kreisen - Gespräche und Diskussionen über sexuellen Mißbrauch geführt werden. Diese Diskussionen waren oft außergewöhnlich emotional, basierten auf oft rätselhaften, nicht nachzuvollziehenden Informationen, auf subjektiven Eindrücken oder anekdotischen Daten.

Auf einen Vergleich von jungen- und mädchenspezifischen Daten haben wir in der vorliegenden Arbeit weitgehend verzichtet. Mit diesem Verzicht auf die Darstellung mädchenspezifischer Untersuchungsergebnisse soll sexueller Mißbrauch an Mädchen in keiner Weise bagatellisiert werden. Allein die Tatsache, daß wir diese Selbstverständlichkeit hier erwähnen, weist auf die große Emotionalität und Ideologisierung hin, mit der die Diskussion über sexuellen Mißbrauch häufig geführt wird. Jeglicher sexueller Mißbrauch ist potentiell schädlich und traumatisierend - unabhängig vom Geschlecht des Opfers.

Wir sind grundsätzlich der Meinung, daß sexuelle Kontakte zwischen Menschen auf eine Weise stattfinden sollten, der die Beteiligten aus freier Entscheidung zustimmen können. Dies setzt eine ungefähre Ebenbürtigkeit der Personen hinsichtlich ihres Wissens und ihrer Reife voraus, und schließt ein Machtgefälle bzw. eine Abhängigkeitsbeziehung aus. Daraus folgt, daß sexuelle Kontakte zwischen Erwachsenen und Kindern abzulehnen sind. Auch sexuelle Handlun-

gen zwischen ungefähr gleichaltrigen Kindern oder Jugendlichen können mißbrauchend sein, wenn die beidseitige Einsicht und Zustimmung fehlen.
Diese Definition sexuellen Mißbrauchs stellt eine persönliche ethische Norm dar. In der eigenen klinischen Arbeit orientieren wir uns auch an der subjektiven Wahrnehmung und Bewertung der jeweiligen "Klienten". Unser Ziel ist eine möglichst vorurteilsfreie Annäherung an die "Realität" des jeweiligen sexuellen Mißbrauchs aus der Sicht der Betroffenen im Bewußtsein unserer eigenen Werte und Überzeugungen.
Dies bedeutet auch, daß wir das männliche Geschlecht nicht mit „Täter" und das weibliche Geschlecht nicht mit „Opfer" gleichsetzen. Das hätte verhängnisvolle Konsequenzen: Zwar ist das soziale Geschlecht des Täters immer noch männlich und das des Opfers weiblich. Tatsache ist, daß bedeutend mehr Mädchen und Frauen Opfer sexueller Gewalt werden als Jungen und Männer. Wer jedoch Frauen nur als Opfer sieht, leugnet auch deren Autonomie und Tatkraft. Wer Jungen/Männer nicht auch als Opfer sieht, leugnet deren Schwäche und Verletzlichkeit.
Obwohl auch wir die Begriffe „Opfer" und „Täter" aus Gründen der Vereinfachung in dieser Arbeit verwenden, erachten wir diese Begrifflichkeit als wenig geeignet, psychologische Wirklichkeiten zu erfassen. Bezüglich des Begriffs „Täter" haben wir uns bei Darstellung der Untersuchungsergebnisse zur Verwendung der zweigeschlechtlichen Form „TäterIn" entschlossen. Obwohl die meisten Jungen von Männern mißbraucht werden, scheinen nach den bisherigen Daten auch Frauen als Täterinnen eine durchaus ernstzunehmende Rolle zu spielen. Da zudem die Aufmerksamkeit bisher zuwenig auf diese Gruppe gerichtet war, entschieden wir uns für diese, für einige LeserInnen sicherlich etwas provozierende Sprachweise.

Ähnlich problematisch ist u.E. der Begriff des ‘sexuellen Miß-brauchs’, dessen Verwendung einen legitimen ‘sexuellen Ge-brauch’ impliziert und damit Fragen nach dem gesellschaftlichen Verständnis von Sexualität aufwirft. Daß wir diesen Begriff neben dem der ‘sexuellen Gewalt’ dennoch verwenden, hat den Grund, daß der Begriff ‘sexueller Mißbrauch’ immer noch der gebräuchlichste ist. Zudem ist er die direkteste Übersetzung des englischsprachigen Begriffs ‘sexual abuse’, der in der internationalen Literatur überwiegend benutzt wird. Zur Zeit ist die Tendenz festzustellen, daß der Begriff ‘sexueller Mißbrauch’ vornehmlich für strafbare sexuelle Handlungen im Sinne des Strafgesetzes verwendet wird, während mit ‘sexueller Gewalt’ das gesamte Spektrum nicht adäquater sexueller Handlungen bezeichnet sind, die in einem Machtgefälle bzw. in einer Abhängigkeitsbeziehung stattfinden. In diesem Buch verwenden wir beide Begriffe weitgehend synonym.

Grundsätzlich sind wir der Auffassung, daß Männer sich mehr um die Folgen und die Prävention von sexueller Gewalt im Allgemeinen und Kindesmißbrauch im Besonderen kümmern sollten. Viele Männer weigern sich, diese Aufgabe zu übernehmen. Dieser Widerstand beruht u.E. auf den Schwierigkeiten, sich einerseits mit den gewaltsamen Seiten des Mannseins und andererseits mit den eigenen Schwächen, Nöten und Opfer-Anteilen auseinanderzusetzen. Gerade aber in der professionellen Beschäftigung mit sexuellem Mißbrauch an Jungen ist diese Auseinandersetzung unerläßlich, denn die Arbeit mit mißbrauchten Jungen erfordert Empathie und beinhaltet damit die eingehende Beschäftigung mit der Einstellung zum eigenen Geschlecht.

Der Aufbau des Buches: Zunächst beschäftigten wir uns mit der Frage, wie sexueller Mißbrauch definiert wird. In Kapitel I geht es um verschiedene Definitionen, deren Konstruktion und Anwendung sowie um die Implikationen, die mit der Anwendung konkreter Definitionen verbunden sind.

Im zweiten Kapitel analysieren wir die bisherigen Untersuchungsergebnisse zum Ausmaß sexuellen Mißbrauchs an Jungen in verschiedenen klinischen und nicht-klinischen Populationen.

In Kapitel III werden die bisher untersuchten Bedingungen dargestellt, unter denen sexueller Mißbrauch an Jungen geschieht. Diese "Umstände" beschreiben Merkmale der Opfer und TäterInnen, Merkmale der Beziehung zwischen Opfer und mißbrauchender Person, Merkmale der Dauer und Häufigkeit der mißbrauchenden Handlungen, Merkmale des familiären Hintergrundes der Opfer sowie die Mittel der TäterInnen, mittels derer die Jungen sowohl zur Teilnahme an den sexuellen Handlungen gebracht, als auch zum Schweigen verpflichtet wurden. Auch hier unterscheiden wir zwischen klinischen und nicht-klinischen Populationen. Ein Vergleich dieser beiden Gruppen soll Hinweise auf eine mögliche traumatische Wirkung einzelner Umstandsfaktoren liefern.

In Kapitel IV wird untersucht, welche psychischen Folgen sexueller Mißbrauch an Jungen haben kann: Dazu stellen wir im Anschluß an eine methodenkritische Diskussion die Symptome dar, die bei sexuell mißbrauchten Jungen, Jugendlichen und Männern bisher ermittelt wurden. Außerdem analysieren wir Daten zu bestimmten traumatogenen Faktoren, d.h. Umständen, die mit einem erhöhten Maß von Symptomen verbunden sind. Im letzten Teil dieses Kapitels stellen wir Theorien und Modelle vor, welche zur Erklärung der Wirkung sexuellen Mißbrauchs beitragen können.

Im fünften und letzten Kapitel lassen wir die methodische Kritik, welche die Darstellung und Bewertung sämtlicher Untersuchungsergebnisse begleitete, in Empfehlungen münden, wie zukünftige Forschung sinnvoller und zielgerichteter durchgeführt werden könnte. Hierzu gehört auch der Entwurf eines Modells, in dem die verwirrende Vielfalt der Faktoren, welche die Wirkung von sexuellem Mißbrauch potentiell beeinflussen, geordnet werden kann.

Dieses Buch wäre ohne die Unterstützung durch zahlreiche Freunde und Kollegen nicht zustande gekommen.

Unser besonderer Dank gilt Ursula Enders und Herbert Goetze für ihre Geduld und Nachsicht, Jutta Hilgemann für die Textkorrekturen und die persönliche

Unterstützung, Manfred Wittrock für seine vielen Anregungen und kritischen Kommentare, Michael Fingerle für die Beratung in allen statistischen Fragen und Rüdiger Knopp für die Hilfe bei der Erstellung des Layouts.

Kapitel 1

Definitionen

Wie Caplan & Nelson (1973) aufzeigen, werden Lösungen von Problemen häufig von den Definitionen dieser Probleme bestimmt. Wird z.B. sexueller Mißbrauch primär als ein Problem von Männerherrschaft und Ausdruck patriarchaler Strukturen verstanden (z.B. Kavemann & Lohstöter 1984), dann werden Interventionen gegen sexuellen Mißbrauch das Ziel haben, diese Strukturen zu verändern. Wenn sexueller Mißbrauch als Ausdruck einer 'gestörten Familiendynamik' begriffen wird, dann ist die Problemlösung der Wahl eine Familientherapie, usw..

Definitionen von sexuellem Mißbrauch bestimmen auch, welche Handlungen überhaupt als mißbrauchend gelten und als potentiell schädliche Ereignisse wahrgenommen und erkannt werden. Dies gilt sowohl in klinischen Settings als auch im Rahmen von Forschung. So wird in einigen Definitionen (z.B. Sgroi 1982) Exhibitionismus ebenso unter sexuellem Mißbrauch subsummiert wie vollzogener Geschlechtsverkehr. Um aber beispielsweise eine Intervention zum Schutz des Kindes zu planen und durchzuführen, die der Unterschiedlichkeit der beiden Mißbrauchshandlungen gerecht wird, bedarf es einer differenzierteren Betrachtung.

In der Forschung beeinflußt die Definition ganz grundlegend das Ergebnis der jeweiligen Studie. So konnten Wyatt und Peters (1986) und Fromuth und Burkhart (1987) in ihren Untersuchungen bzw. Analysen früherer Forschungsergebnisse eindrucksvoll verdeutlichen, wie sich Prävalenzraten je nach Definition erhöhen bzw. verringern. Ergebnisse von Forschung wiederum beeinflussen politische Entscheidungen, die den Bereich Kinderschutz betreffen.

Wie im Folgenden dargestellt wird, hat jede Gruppe von Professionellen ihren eigenen Standpunkt, eigene oft institutionell bedingte Interessen bei der Betrachtung und Bewertung von sexuellen Handlungen. Dies schlägt sich auch in der Art der Definition nieder, die bei der Lösung der bereichsspezifischen Aufgaben und Probleme verwendet wird.

1.1 Begriff

1.1.1 Der „Mythos einer gemeinsamen Definition"

Die erste Schwierigkeit in der Definition von sexuellem Mißbrauch zeigt sich in der unterschiedlichen Terminologie des Gegenstandes. In der englisch-

sprachigen Literatur werden neben dem Begriff 'sexual abuse' die Bezeichnungen 'sexual assault', 'sexual misuse', 'sexual exploitation', 'child rape' und 'sexual mistreatment' verwendet. Eine ähnliche Vielfalt findet sich auch im deutschen Sprachgebrauch.
Wie schon in der Einleitung erwähnt, impliziert die Verwendung des Begriffs 'sexueller Mißbrauch' den sexuellen Gebrauch. Aus diesem Grund lehnen verschiedene AutorInnen diese Bezeichnung ab und sprechen statt dessen von sexueller Ausbeutung (z.B. Weber-Hornig 1990) oder sexueller Gewalt (z.B. Enders 1990, Janshen 1987). Eine weitere Variante des Sprachgebrauchs ist die Bezeichnung sexuelle Mißhandlung. Deren Wortbedeutung impliziert, daß es viele Formen von Gewalt gegen Kinder gibt, und daß die sexuelle Form nicht grundsätzlich verschieden ist von nicht-sexuellen Formen der Kindesmißhandlung (z.B. Fürniss 1990).
Insgesamt geht es bei diesen begrifflichen Auseinandersetzungen um die Wahrnehmung und Bewertung gesellschaftlicher Macht- und Gewaltverhältnisse. Die Differenzen der VertreterInnen oben genannter Begriffe begrenzen sich auf deren ideologische Bedeutungsumfelder. Hinsichtlich der konkreten inhaltlichen Bedeutung sind die Begriffe jedoch austauschbar. Dabei wird bei oberflächlicher Betrachtung der Eindruck erweckt, als ob alle wüßten, was mit 'sexuellem Mißbrauch', 'sexueller Ausbeutung', 'sexueller Gewalt' oder 'sexueller Kindesmißhandlung' definiert ist, und daß hierüber Einigkeit bestehe.

Dieses Phänomen haben Haugaard und Repucci (1988) auch in den USA beobachtet. Sie sprechen von einem Mythos einer gemeinsamen Definition bzw. der Übereinstimmung hinsichtlich der Bedeutung verschiedener Begriffe, weil eine nähere Betrachtung enthülle, daß es eine solche Übereinstimmung nicht gäbe.

Eine Analyse der Definitionen ist also sinnvollerweise der Ausgangspunkt unseres Buches über sexuellen Mißbrauch an Jungen.

1.2 Zur Konstruktion von Definitionen

1.2.1 Definitorische Standards

Hinter sämtlichen Versuchen, sexuellen Mißbrauch zu definieren, steht zunächst die Tatsache, daß sexueller Mißbrauch als Lebensereignis und psychosoziales Phänomen negativ bewertet wird.
Als Bewertungskriterien, anhand derer der Mißbrauchscharakter (abusiveness) einer sexuellen Handlung beurteilt werden kann, schlagen Garbarino und Gilliam (1980) vor:

- Absicht des/der Handelnden
- Wirkung der Handlung auf das Opfer

- Bewertung der Handlung durch den Beobachter
- Quelle der Bewertungsmaßstäbe des Beobachters.

Bei allen vier Kriterien werden Probleme deutlich, zu einer sinnvollen Definition zu gelangen:
Die Absicht eines Menschen ist von einem außenstehenden Beobachter (Richter, Therapeut, etc.) - zumal retrospektiv - u.U. kaum zu beurteilen.
Wie kann z.B. beurteilt werden, ob eine Mutter, die ihren sechsjährigen Sohn wäscht und dabei dessen Genitalien nicht ausläßt, dies tut, weil der Penis zum Körper des Jungen dazugehört und folglich mitgewaschen wird, oder ob sie sich an dieser Berührung sexuell erregen will? Macht der Vater Fotos seiner Kinder, weil er Nacktheit als natürlich erachtet, oder weil er sexuelle Interessen verfolgt?
Die pathogene Wirkung von sexuellen Handlungen auf das Kind läßt sich aus empirischer Sicht bisher kaum belegen. Wie das vierte Kapitel zeigen wird, konnten in den von uns analysierten Untersuchungen zu den Folgen sexuellen Mißbrauchs an Jungen zwar eine große Bandbreite von Symptomen bei den Mißbrauchsopfern festgestellt werden. Sexueller Mißbrauch ist also in jedem Fall potentiell schädlich. Eine kausale Interpretation der Symptome als Folgen des sexuellen Mißbrauch lassen die bisherigen Daten jedoch kaum zu.
Die Bewertung der Handlung durch beobachtende Personen ist von deren Bewertungsmaßstäben abhängig. Quelle dieser Bewertungsmaßstäbe sind klinische Erfahrungen und gesellschaftliche Normen. Die Bewertung auf der Grundlage klinischer Erfahrungen ist abhängig von konkreten Personen und deren Einbindung in einen institutionellen Rahmen.
Gesellschaftliche Normen sind historisch relativ. Damit sind auch die Kriterien, welche als Maßstab für normgerechte sexuelle Interaktionen jeweils Geltung haben, zeitabhängig.

Finkelhor (1979) nennt drei Kriterien, die bei der Entwicklung von Definitionen bedeutsam sind:

- Zustimmung des Kindes
- Bewertung des Kindes
- Gesellschaftsnormen.

Der Autor selbst diskutiert die Probleme, die sich bei der Anwendung dieser Kriterien ergeben. Das Kriterium der Zustimmung des Kindes ist in zweierlei Hinsicht problematisch. Zum einen sind Kinder oft nicht in der Lage, eine Handlung abzulehnen (z.B. weil sie von Erwachsenen abhängig sind), zum anderen können sie die Bedeutung und Folgen einer Handlung oft nicht verstehen und somit weder zustimmen noch ablehnen.
Das Kriterium der Bewertung der Handlung durch das Kind ist insofern problematisch, als sexueller Mißbrauch traumatische Folgen haben kann, auch wenn das Kind sich nicht sexuell mißbraucht fühlt.

Von Garbarino, Guttman & Seeley (1986) werden entwicklungspsychologisch orientierte Bewertungskriterien vorgeschlagen. So kann eine Handlung in einem bestimmten Alter schädlich wirken, dieselbe Handlung zu einem früheren oder späteren Zeitpunkt dagegen ohne negative Folgen bleiben.
Allerdings besteht hier die Schwierigkeit, daß Kinder sich unterschiedlich schnell entwickeln und daß entwicklungspsychologische Erkenntnisse darüber, welche Einflüsse und Erlebnisse in welchem Alter positiv oder negativ wirken, sehr begrenzt sind - vom Wissen über die spezifische Wirkung von sexuellem Mißbrauch überhaupt und in bezug auf einzelne Entwicklungsphasen im besonderen ganz zu schweigen.

Die von Garbarino und Gilliam (1980), Garbarino, Guttman und Seeley (1986) und Finkelhor (1979) entwickelten Definitionskriterien finden sich in unterschiedlicher Anzahl und Zusammensetzung in allen Definitionen wieder.

1.2.2 Definitorische Klassen

Die Gesamtheit aller Definitionen von sexuellem Mißbrauch läßt sich in verschiedene Klassen einteilen. In der Literatur wird z.B. zwischen normativen und „mental health"-Definitionen (Fürniss 1990) oder zwischen rechtlichen und Forschungsdefinitionen (Haugaard & Repucci 1988) differenziert.
Wir konstruieren drei definitorische Klassen, wobei wir die den Definitionen zugrundeliegenden Erkenntnisinteressen und die Zwecke der Definitionen in ihren jeweiligen Anwendungszusammenhängen berücksichtigen.
Als Hauptklassen unterscheiden wir normative, klinische und Forschungsdefinitionen. Zentrales Unterscheidungskriterium klinischer und normativer Definitionen ist die Quelle der Bewertungsmaßstäbe. Forschungsdefinitionen bilden insofern eine Sonderklasse, als sie sich hinsichtlich des Forschungsgegenstandes und dessen Eingrenzung an klinischen und normativen Definitionen orientieren.

Normative Definitionen spiegeln soziale, kulturelle und politische Werte wider und sind damit veränderlich. Ihre explizite Ausformulierung erhalten diese Normen in den Gesetzestexten.
Die in den Sozialwissenschaften gebräuchlichste Definition zum sexuellen Mißbrauch basiert auf dem Konzept des 'wissentlichen Einverständnisses' (informed consent) von Schechter & Roberge (1976, 39):

> *„Die sexuelle Ausbeutung von Kindern meint die Einbindung von abhängigen und von ihrer Entwicklung her unreifen Kindern und Jugendlichen in sexuelle Aktivitäten, die sie nicht vollständig begreifen, denen sie nicht wissentlich zustimmen können und die soziale, auf familiäre Rollen bezogene Tabus verletzen."*

Fürniss (1990, 4) fügt als weiteres Kriterium die 'Absicht des Handelnden' hinzu, die er als die Befriedigung der sexuellen Bedürfnisse und Wünsche des Mißbrauchers identifiziert.

Eine sexuelle Interaktion gilt also nur dann als normgerecht, wenn beide Sexualpartner die Bedeutung sexueller Handlungen kennen und frei entscheiden können. Kinder besitzen nicht den gleichen Informationsstand wie Erwachsene.

> *„Selbst wenn es [das Kind] über die direkten Sexualvorgänge informiert ist, heißt das noch lange nicht, daß es die soziale Tragweite wie ein Erwachsener erfassen kann" (Fegert 1990, 49).*

Da Kinder in einem strukturellen Abhängigkeitsverhältnis zu Erwachsenen stehen, ist für sie zudem die Freiheit der Entscheidung nicht gegeben.
Das Konzept der strukturellen Abhängigkeit basiert auf dem biologischen Faktor der Reifung, durch den ein Kontinuum von absoluter Abhängigkeit des Säuglings bis zur Unabhängigkeit des Erwachsenen beschrieben ist. Kindheit ist in diesem Zusammenhang zu begreifen als eine strukturelle Abhängigkeit von einem Erwachsenen hinsichtlich körperlicher, emotionaler, kognitiver und sozialer Sorge und Schutz (Fürniss 1990); wodurch gleichzeitig ein mehrfach begründetes Machtgefälle sowie die Verantwortung der Erwachsenen für die Kinder gekennzeichnet ist.
Sexuelle Handlungen zwischen Erwachsenen und Kindern widersprechen also in beiden Kriterien dem Konzept des 'wissentlichen Einverständnisses'.
Im Falle intrafamiliärer sexueller Kontakte zwischen Eltern oder Elternfiguren und Kindern kommt die Brechung der sozialen Normen des Inzest-Tabus hinzu.
Im Gegensatz dazu genügt z.B. das sexuelle Explorieren von Kindern untereinander dem normativen Gebot des wissentlichen Einverständnisses, da bei dieser Art sexueller Interaktion in der Regel zwischen gleichaltrigen Kindern kaum ein Machtgefälle besteht, und sie sich nur auf solche Handlungen einlassen, von denen sie ein kognitives Konzept, eine zumindest ungefähre Vorstellung haben.
Als Sonderfälle sexueller Beziehungen zwischen Kindern finden sich in der Literatur vereinzelte Studien zu sexuellen Geschwisterbeziehungen. (z.B. Cole 1982, Smith & Israel 1987, Loredo 1982).
Handelt es sich dabei um eine(n) ältere(n) Bruder/Schwester und ein abhängiges schwächeres Geschwisterteil, läßt sich diese Beziehungskonstellation nach dem Konzept des 'wissentlichen Einverständnisses' ohne weiteres als sexueller Mißbrauch definieren.
Cole (1982) stellt jedoch fest, daß es sexuelle Beziehungen auch zwischen jungen Geschwistern gleicher Altersstufe gibt, die über die Grenzen gegenseitiger Neugier hinausgehen und zu jahrelangen Abhängigkeitsverhältnissen führen können.
Eine Einordnung in normative Definitionen fällt hier schwer und ist u.E. zudem sinnlos, da diese Form der Beziehung - auch als Hänsel-und-Gretel-Syndrom bezeichnet - wohl v.a. ein Symptom emotionaler Deprivation durch die Eltern darstellt (Fürniss 1990, Smith & Israel 1987). Die Kinder ersetzen sich

die fehlende elterliche emotionale Zuwendung durch gegenseitige sexuelle Stimulierung und Erregung (Worling 1995b).

Rechtliche Definitionen/Gesetze: Auf dem Hintergrund der jeweiligen gesellschaftlichen Machtverhältnisse drücken sich gesellschaftlich-kulturelle Normen am deutlichsten und direktesten in Gesetzen aus.
Während in den USA die Gesetze von Bundesland zu Bundesland verschieden sind, gilt in der BRD einheitlich das Strafgesetzbuch. Die Paragraphen 174 - 184 beziehen sich auf Straftaten gegen die sexuelle Selbstbestimmung. §176 behandelt ausdrücklich sexuellen Mißbrauch an Kindern (14 Jahre und jünger), §174 den sexuellen Mißbrauch an Schutzbefohlenen.
In beiden Paragraphen findet sich ein Kriterium des Konzepts vom wissentlichen Einverständnis wieder: die wissentliche Zustimmung zu sexuellen Handlungen als Voraussetzung einer normengerechten und somit legalen sexuellen Interaktion.
In §174 wird die Abhängigkeit einer Person - und damit die Unfähigkeit einer sexuellen Handlung frei und wissentlich zustimmen zu können - durch besondere Arten von Abhängigkeitsverhältnissen ausgedrückt: als Schutzbefohlene gelten Personen unter 16 bzw. 18 Jahren, die in Erziehungs-, Ausbildungs-, Betreuungs-, Dienst- oder Arbeitsverhältnissen stehen.
Auch das Inzest-Tabu findet in diesem Paragrafen seinen Ausdruck, da leibliche und angenommene Kinder unter 18 Jahren als Schutzbefohlene gelten.
In §176 wird die Abhängigkeit allein durch das Alter des Opfers (<14 Jahre) definiert. Dies entspricht der oben beschriebenen, generellen strukturellen Abhängigkeit von Kindern.
Die in beiden Paragraphen definierten Mißbrauchshandlungen umfassen sowohl sexuelle Handlungen mit als auch ohne Körperkontakt.
Die Schwere der Tat wird differenziert. Zum einen, indem vollzogener Geschlechtsverkehr und sexuelle Handlungen in Verbindung mit schwerer körperlicher Mißhandlung als schwerwiegende Taten definiert werden und zum anderen, indem das Strafmaß für sexuelle Handlungen mit Körperkontakt höher angesetzt wird als für Handlungen ohne Körperkontakt.

Klinische Definitionen: Soziologisch-normative und rechtliche Definitionen schließen das traumatisierende Moment des sexuellen Mißbrauchs und die daraus resultierenden psychischen Folgen bewußt aus.
Die klinische Bewertung hingegen wird gerade anhand dieser Kriterien vorgenommen. Klinische Bewertungskriterien stehen im Kontext von Theorien oder Konzepten psychischer Gesundheit. So versteht Fegert (1993, 31) sexuellen Mißbrauch als „ein traumatisches Erlebnis (eine Noxe, d.h. eine schädigende Einwirkung), das auch mit konkreten körperlichen Traumata verbunden sein kann und psychische Sofort-, Früh- oder Spätfolgen hervorrufen kann".

Als ein Beispiel einer psychoanalytisch begründeten klinischen Definition schreibt Anna Freud (1981, 33):

„Das Kind kann nicht verhindern, daß es körperlich erregt wird, und diese Erfahrung unterbricht in katastrophaler Weise den normalen Ablauf seiner sexuellen Organisation. Es wird in eine verfrühte phallische oder genitale Entwicklung gezwungen, während die eigentlichen Entwicklungssziele und deren begleitende psychische Ausdrucksformen umgangen oder kurzgeschlossen werden." (Übers. der Verf.)

Ohne direkte Bezugnahme auf eine Theorie sprechen Brant & Tisza (1977) von sexuellem Mißbrauch, wenn Kinder einer sexuellen Stimulierung ausgesetzt werden, die ihrem Alter, ihrem psychosozialen Entwicklungsstand und ihrer Familienrolle nicht angemessen ist.
Wie diese Zitate zeigen, identifizieren klinische Definitionen schädigende Faktoren des sexuellen Mißbrauchs vor dem Hintergrund von Konzepten psychischer bzw. psychosexueller Entwicklung. Dies kann im Kontext einer Theorie wie der Psychoanalyse, oder, wie das Beispiel von Brant & Tisza zeigt, ohne eine solche explizite Bezugnahme geschehen. In diesem Fall lassen sich bestimmte theoretische Hintergründe zwar vermuten (z.B entwicklungspsychologische und familiendynamische Konzepte), werden aber von den Autoren nicht genannt.
Das Problem der A. Freud'schen wie auch anderer klinischer Definitionen besteht darin, daß valide und reliable Daten rar und z.T. widersprüchlich sind. Dies gilt sowohl in bezug auf die determinierenden Faktoren des Traumas als auch für die Folgen.
Die oben zitierten Normen spielen in klinischen Definitionen insofern eine mittelbare Rolle, als sie z.B. über Reaktionen der Umwelt auf die Eröffnung des sexuellen Mißbrauches zu einer sekundären Traumatisierung führen können (vgl. Kapitel IV).
Vom Standpunkt klinisch Handelnder aus müssen Definitionen dazu beitragen, helfende Interaktionen zu begründen und durchzuführen. Klinisch Handelnde müssen wissen, ob ein Lebensereignis psychischen Schaden verursachen kann, und sie müssen Interventionen auf die schädigenden Merkmale der Erlebnisse ausrichten.
Z.B. ist es für klinisch Handelnde weniger wichtig, ob die mißbrauchende Person fünf Jahre älter ist als das Opfer, wie es in einigen Forschungsdefinitionen festgelegt ist. Entscheidend ist, ob und wie sich das mißbrauchte Kind mißhandelt, mißbraucht, geschädigt fühlt bzw. auch wenn es sich nicht geschädigt fühlt, welche Faktoren der Mißbrauchshandlung eine Schädigung wahrscheinlich machen.
Stärker als objektive Gegebenheiten entscheidet also das subjektive Erleben der Betroffenen über Art und Ausmaß klinischer Interventionen.
Bolton et al. (1989) schlagen vor, daß klinisch Handelnde die psychosozialen und soziokulturellen Erfahrungen unter dem Aspekt ihrer Wirkung auf die sexuelle Entwicklung betrachten und ihre klinische Einschätzung weniger von rechtlichen Gesichtspunkten abängig machen sollten.

Die AutorInnen stellen hier zunächst die mögliche Störung der Sexualentwicklung in den Mittelpunkt. Sie relativieren diese Einschränkung jedoch, indem sie sich ausdrücklich auf die Definition von Brant und Tisza (1977; s.o.) beziehen, die schädigende Einflüsse auf die gesamte Entwicklung des Kindes umfaßt. Darüber hinaus zitieren Bolton und MitarbeiterInnen (1989, 71) eine noch breitere Definition von Brassard, Germain und Hart (1987), die auf Brant und Tisza aufbauend sexuellen Mißbrauch definieren als „eine Erfahrung, welche die gesunde Entwicklung eines Kindes stört oder stören könnte."
Nur im Zusammenhang ist eine solche Definition als Definition für sexuellen Mißbrauch zu erkennen. Für sich genommen, würde sie auch eine schwere Krankheit oder die Scheidung der Eltern als sexuellen Mißbrauch identifizieren. Aber es wird hier sehr deutlich, welche Ziele klinisch Handelnde haben und welchen Zweck in diesem Zusammenhang eine Definition erfüllt, nämlich sämtliche potentiell schädlichen Einflüsse von sexuellem Mißbrauch zu erkennen und einzuschätzen. Um diesen Zweck zu erfüllen, müssen klinische Definitionen breit angelegt sein.
Bolton und MitarbeiterInnen betonen in diesem Zusammenhang die besondere Bedeutung weit gefaßter Definitionen für die Diagnose von sexuellem Mißbrauch an Jungen. Dies gelte besonders in Fällen, in denen kein körperlicher Kontakt vorliegt, sondern der Mißbrauch unterschwellig und subtil ist. Aufgrund gesellschaftlicher Normen und Rollenklischees, so Bolton et al. (1989), laufen besonders Jungen und Männer Gefahr, als Opfer von mißbrauchenden Beziehungen übersehen zu werden, wenn eine enge, auf offensichtliche sexuelle Übergriffe gestützte Definition zugrundegelegt wird.
Auch kritisieren die Autoren eine nur scheinbar gleiche Anwendung von Definitionen für Mädchen und Jungen. Es gäbe große Unterschiede in der Bewertung bestimmter Interaktionen, z.B. ob ein Mann zu einer Jugendlichen sexuellen Kontakt hat, oder umgekehrt eine Frau zu einem männlichen Jugendlichen. Letzteres würde oft nicht als Mißbrauchssituation, sondern eher als Einführung ins 'Mann-Sein' und als beneidenswerte sexuelle Erfahrung gewertet. Auch das Exhibieren der Genitalien würde bei Männern und Frauen unterschiedlich bewertet.
Haugaard & Repucci (1988) zitieren eine empirische Studie von Atteberry-Bennett (1987), die Boltons aus klinischer Erfahrung abgeleiteten Thesen bestätigen. Das Geschlecht des/der TäterIn wurde als ein entscheidender Faktor bei der Beurteilung der Schwere einer Mißbrauchshandlung isoliert. Der Mißbrauchscharakter sexueller Handlungen wurde von Professionellen verschiedener Berufsgruppen durchgängig höher eingeschätzt, wenn sie von Männern/Vätern verübt wurden. Hier manifestiert sich der Einfluß gesellschaftlicher Normen auch in klinischen Zusammenhängen.

Insgesamt sind klinische Definitionen also eher breit und vage definiert. Sie dienen dazu, klinisch Handelnde in ihrer Aufgabe zu unterstützen, möglichst viele schädigenden Einflüsse einer sexuellen Handlung auf die Entwicklung des Kindes zu diagnostizieren, einzuschätzen und entsprechend zu intervenieren.

Forschungsdefinitionen: Forschung soll in erster Linie eine Datenbasis für klinisches Handeln liefern und gleichzeitig klinische Definitionen präzisieren bzw. auf ihre Richtigkeit prüfen. Untersuchungsgegenstände sind daher neben der Prävalenz meistens Kategorien aus dem klinischem Bereich. Hierzu zählen in erster Linie die Folgen und trau -matisierenden Faktoren sexuellen Mißbrauchs.

Das zu untersuchende Phänomen sexueller Mißbrauch ist aber so komplex, daß der jeweilige Forschungsgegenstand stark eingegrenzt werden muß. Da in der klinischen Praxis das subjektive Erleben der Betroffenen im Mittelpunkt steht, und die Definitionen ausgesprochen breit sind, können aus diesem Bereich nur wenig konkrete Vorgaben und Definitionskriterien für die Forschung abgeleitet werden. Forschungsdefinitionen orientieren sich daher auch an normativen Kategorien. In diesem Sinne stellen Forschungsdefinitionen also keine eigenständige Kategorie dar.

Als Voraussetzung der verschiedenen Arten von Untersuchungen kommt ihnen eine zentrale Stellung zu, denn erst auf dem Hintergrund der jeweils zugrundegelegten Definition (sowie der weiteren methodischen Faktoren) können die Ergebnisse angemessen interpretiert werden. Leider wurden diese Zusammenhänge in vielen Studien nicht veröffentlicht. Dies wiegt umso schwerer, als die verwendeten Definitionen keineswegs einheitlich sind. Die Vergleichbarkeit der verschiedenen Studien ist somit stark eingeschränkt.

Die Probleme und ungeklärten Fragen hinsichtlich der Operationalisierung des Forschungsgegenstandes, welche sich in der Variabilität der Forschungsdefinitionen widerspiegeln, werden im Folgenden diskutiert. Als Grundlage dieser Diskussion dient eine Zusammenstellung der bisher in der Forschung zum sexuellen Mißbrauch verwendeten Definitionskriterien.

In unterschiedlicher Anzahl und Zusammensetzung bilden diese Kriterien die Basis aller Forschungsdefinitionen.

Altersbegrenzung: Obwohl in den meisten empirischen Untersuchungen die Grenze, bis zu der sexuelle Übergriffe zum sexuellen Kindesmißbrauch gezählt werden, bei 16 Jahren liegt, zeigt sich insgesamt eine Spannbreite dieses Kriteriums von 14 bis 18 Jahren.

Die grundsätzliche Problematik einer chronologischen Altersbegrenzung liegt darin, daß mit diesem Kriterium keine psychologische Größe beschrieben ist, folglich der tatsächliche Entwicklungsstand der Kinder sowie interindividuelle Unterschiede vernachlässig werden.

Art der sexuellen Handlungen: Auch hinsichtlich der Art der sexuellen Handlungen, die als mißbrauchend bewertet werden, stellen sich die Forschungsdefinitionen alles andere als einheitlich dar. Dabei liegt der Hauptunterschied im Ein- bzw. Ausschluß sexueller Handlungen ohne Körperkontakt (z.B. exhibitionistische Handlungen, sexuelle Handlungen vor Kindern). Gesicherte Aussa-

gen zur Schädlichkeit sexueller Handlungen ohne Körperkontakt sind auf dem Hintergrund der bisherigen empirischen Datenbasis nicht möglich.
Ein grundsätzliches Defizit vieler Studien bezüglich dieses Definitionskriteriums besteht darin, daß die Beschreibungen der sexuellen Mißbrauchshandlungen sehr vage sind. Teilweise wird definitorisch selbst zwischen sexuellem Mißbrauch mit Körperkontakt und sexuellem Mißbrauch ohne Körperkontakt nicht unterschieden.

Mißachtung des kindlichen Willens: Dieses Kriterium definiert all jene sexuellen Handlungen als mißbrauchend, die gegen den Willen des Kindes stattgefunden haben. Problematisch ist dieses Definitionskriterium insofern, als die Aussagen von Betroffenen, daß die sexuellen Kontakte gewollt waren, gleichzeitig eine 'Überlebensstrategie' widerspiegeln können: Das Kind deutet u.U. die Mißbrauchssituation dahingehend um, daß diese nicht gegen den eigenen Willen geschieht, sondern mit dem eigenen Einverständnis. Durch diese Neubewertung kann sowohl die bedrohliche Wahrnehmung der erlebten Hilflosigkeit gemildert, als auch das verletzende Verhalten der mißbrauchenden Person umgedeutet werden (vgl. Kap. IV).
Da es für Jungen besonders schwierig zu sein scheint, eigene Hilflosigkeitserfahrungen wahrzunehmen und anzuerkennen (Summit 1983), ist zu vermuten, daß in der Bewertung dieser Erfahrungen subjektive Verzerrungen eine zentrale Rolle spielen.

Sich sexuell mißbraucht fühlen: Nach einem weiteren Definitionskriterium, welches auf der subjektiven Sichtweise Betroffener gründet, werden nur solche Erlebnisse als sexueller Mißbrauch definiert, die von den befragten Personen auch als solcher bewertet werden. Problematisch ist dieses Kriterium insbesondere für Jungen, da die mit der Anerkennung der eigenen Mißbrauchserfahrung verbundene Opferrolle nicht mit dem männlichen Geschlechtsrollenstereotyp vom 'richtigen Jungen', der sich wehrt, wenn ihm etwas nicht paßt, und der auf sich selbst aufpassen kann, zu vereinbaren ist. Ob ein Junge sich mißbraucht fühlt, ist somit nicht allein von den tatsächlichen Gegebenheiten abhängig, sondern gleichzeitig von dem jeweiligen Selbstkonzept und den darin enthaltenen, subjektiv gebrochenen gesellschaftlichen Werten und Normen (vgl. Kap IV).

Zwang und Gewalt: Die beiden letzten Definitionskriterien beziehen sich auf das oben beschriebene, in der Regel mehrfach begründete Machtgefälle in der Beziehung zwischen Kind und TäterIn.
So werden in verschiedenen Studien sexuelle Handlungen dann als mißbrauchend bewertet, wenn diese durch Zwang oder Gewalt erreicht wurden. Allerdings umfaßt dieses Kriterium nicht nur körperliche, sondern auch psychische Gewalt, wie z.B. Drohungen mit Liebesentzug, um das Kind zur Kooperation zu zwingen.
Viele TäterInnen haben es aufgrund der emotionalen Abhängigkeit des Kindes aber gar nicht nötig, solche Strategien anzuwenden (Berliner & Conte 1990,

Enders 1995). Um zu verhindern, daß solche Fälle ausgeschlossen werden, findet sich in einigen Studien eine Erweiterung dieses Kriteriums in dem Sinne, daß sexuelle Handlungen an und mit Kindern, wenn sie von Autoritäts- oder Vertrauenspersonen verübt werden, nicht von Zwang oder Gewalt begleitet sein müssen.

Altersunterschied zwischen Opfer und TäterIn: Um subjektiven Verzerrungen wie etwa der Bewertung, ob sexuelle Handlungen gewollt oder ungewollt waren, zu entgehen, beinhalten viele Definitionen als Ausdruck des strukturellen Machtgefälles einen Altersunterschied zwischen Kind und TäterIn. Wenn auch für dieses Kriterium immer eine Mindestdifferenz von fünf Jahren vorgesehen ist, so gibt es darüber hinaus dennoch keine Übereinstimmung. In Abhängigkeit vom Alter des Kindes kann dieser Altersunterschied bis zu zehn Jahren betragen.

Wiederholt kritisiert wurde dieses Kriterium aufgrund des Ausschlusses sexueller Mißbrauchshandlungen durch nur wenig ältere sowie gleichaltrige Kinder und Jugendliche (z.B. Bolton et al. 1989, Russell 1986). Da sich dieses Definitionskriterium lediglich auf das chronologische Alter der Kinder bezieht, bleiben deren tatsächlicher psychologischer, biologischer, sozialer und sexueller Entwicklungsstand unberücksichtigt. Gerade bei Kindern können aber auch geringere Altersunterschiede große Entwicklungsunterschiede ausmachen. So erfuhren z.B. 43% der mißbrauchten Studenten in der Studie von Bange (1992) sexuelle Gewalt durch etwa Gleichaltrige (1 bis 4 Jahre Altersunterschied), wovon 40% der sexuellen Handlungen mit körperlicher Gewalt oder Drohungen durchgesetzt wurden. Folgendes Beispiel mag dies verdeutlichen:

> *„'Ich hab da neulich sowas komisches mit meinem Vetter erlebt, das möchte ich mit dir auch mal machen. Wir haben da so eine Show gesehen, wo die Leute nackt herumliefen und sich den Penis in den Hintern steckten. Das können wir doch auch mal machen', sagte mein drei Jahre älterer Vetter zu mir. Ich fand die Vorstellung ziemlich eklig, daß er mir sein Glied in den Hintern stecken würde. Aber ich hatte ziemlich Angst, wenn ich nicht mitmachen würde, daß er mich dann schlagen würde. Ich hab das dann mitgemacht" (Bange 1992, 55).*

In verschiedenen Untersuchungen, deren Definitionen konkrete Angaben über Altersdifferenzen enthalten, werden deshalb sexuelle Übergriffe durch Gleichaltrige oder nur wenig ältere Kinder und Jugendliche berücksichtigt, indem zusätzlich das oben beschriebene Kriterium der Anwendung von Zwang und Gewalt in die Definition aufgenommen wird. Sexuelle Handlungen werden in diesen Studien als mißbrauchend definiert, wenn entweder das Kriterium des Altersunterschieds erfüllt ist, oder - unabhängig davon - die Kinder durch Anwendung von körperlicher oder psychischer Gewalt zu den sexuellen Handlungen gezwungen wurden. Statt des Zwang und Gewalt - Kriteriums findet sich in einigen Untersuchungen die Bedingung, daß die sexuellen Handlungen gegen den Willen des Kindes stattgefunden haben müssen.

1.2.3 Zusammenfassung

Ziel dieses Kapitels war es, einen Überblick über die Konstruktion sowie die verschiedenen Arten von Mißbrauchsdefinitionen zu geben. Definitionen legen einerseits Problemlösestrategien fest, indem sie bestimmen, was als sexueller Mißbrauch gilt und welchen Ursachen sexuell mißbrauchende Handlungen zugeschrieben werden. Andererseits werden Definitionen von ihren unterschiedlichen Anwendungszusammenhängen (klinisches Handeln, Normen/Gesetze, Forschung) und den spezifischen Zielen dieser Bereiche geprägt.

Eine für alle Anwendungszusammenhänge gültige Definition gibt es nicht und kann es u.E. nicht geben. Zu unterschiedlich sind die jeweiligen Erkenntnisinteressen und Arbeitsziele der verschiedenen Anwendungsbereiche. Professionelle Kommunikation über sexuellen Mißbrauch setzt daher eine Offenlegung zugrundegelegter Definitionen voraus.

Im Rahmen dieser Arbeit, die den aktuellen Forschungsstand wiedergeben soll, hat die Diskussion von Forschungsdefinitionen besondere Bedeutung. Forschungsdefinitionen werden unter Bezugnahme auf klinische und normative Kriterien gebildet. Eine Zusammenstellung der bisher in der Mißbrauchsforschung verwendeten Definitionskriterien machte deutlich, wie stark Definitionen ein- und desselben Anwendungsgebietes - je nach Anzahl und Zusammensetzung verwendeter Kriterien - variieren können.

Im nun folgenden Kapitel wird zu analysieren sein, inwieweit unterschiedliche Forschungsdefinitionen die bisherigen Untersuchungsergebnisse zum Ausmaß und zu den Umständen sexuellen Mißbrauchs an Jungen beeinflußt haben.

Kapitel 2

Das Ausmaß sexuellen Mißbrauchs an Jungen

Obwohl schon seit den sechziger Jahren des letzten Jahrhunderts immer wieder Arbeiten veröffentlicht wurden, die sexuelle Gewalt gegen Kinder thematisierten, war sexueller Mißbrauch an Kindern in den USA bis in die späten siebziger Jahre dieses Jahrhunderts, und in der BRD noch bis in die frühen Achtziger ein wenig beachtetes psychosoziales Problem (van Outsem 1993).

1860 erschien unter dem Titel „Etude médico-légale sur les services et mauvais traitements exercés sur des enfants“ (eine gerichtsmedizinische Studie über die Miß- und schlechte Behandlung von Kindern) der erste einer Reihe von Aufsätzen, die sich mit dem sexuellen Mißbrauch an Kindern befaßten. Der Autor war Ambroise Tardieu (1818 - 1879), Professor für Gerichtsmedizin an der Pariser Universität und Präsident der Académie de Médicine. Tardieu deckte das gesamte Spektrum sexuellen Mißbrauchs an Kindern, in vielen Fällen durch die eigenen Eltern, auf. Seinen Statistiken zufolge sind in Frankreich von 1858 bis 1869 11576 Menschen wegen Vergewaltigung oder versuchter Vergewaltigung angeklagt worden, davon 9125 der versuchten oder vollendeten Vergewaltigung an Kindern, von denen fast alle Opfer Mädchen waren (vgl. Masson 1986).

Das Schicksal dieses ersten Kapitels der Forschungsgeschichte ist typisch für die weitere Auseinandersetzung mit sexueller Gewalt gegen Kinder. Schon einige Jahre später setzt mit Alfred Fournier (1832-1914) in der Gerichtsmedizin eine Gegenbewegung ein, die versucht, die Realität des sexuellen Mißbrauchs an Kindern zu leugnen, indem die Glaubwürdigkeit der Kinder angezweifelt wird.

Bereits 1896 veröffentlicht Freud eine Arbeit zum sexuellen Mißbrauch an Kindern in der er die ‘Analyse’ von zwölf Frauen und sechs Männern mit konversionsneurotischer Symptomatik beschreibt. In allen Fällen führt er die Ursache dieser Symptome auf sexuelle Mißbrauchserlebnisse in der Kindheit seiner Patienten zurück. Nicht zuletzt aufgrund öffentlicher Anfeindungen widerruft Freud ein Jahr später diese als ‘Verführungstheorie’ bekannt gewordene Arbeit und deutet nun die sexuellen Gewalterfahrungen als hysterische Phantasien (vgl. Kap. 4).

Bis zu den siebziger Jahren in den USA und den achtziger Jahren in der BRD folgten allen weiteren Veröffentlichungen sexueller Gewalt gegen Kinder (z.B. Hamilton 1929; Elisabeth Nau 1965) wiederum Gegenbewegungen nach obigem Muster. Dabei wurde jedesmal die Glaubwürdigkeit der Opfer angezweifelt; und nicht selten wurde das Konzept des Ödipuskomplexes herangezogen, um die Berichte der Opfer als Phantasieprodukte hinzustellen.

Auch die derzeitige Situation in der BRD ist gekennzeichnet durch ein neuerliches Erstarken der Gegenbewegung. So wird seit etwa vier Jahren eine heftige öffentliche Diskussion um den Mißbrauch mit dem Mißbrauch geführt. In dieser Diskussion, die sich häufig durch Polemik, Verleumdungen und Sensationsbberichterstattung auszeichnet, wird z.B. das Ausmaß sexuellen Mißbrauchs an Kindern als übertriebene Panikmache 'militanter Feministinnen' dargestellt, Müttern wird vorgeworfen, daß sie sich einen sexuellen Mißbrauch an ihren Töchtern oder Söhnen lediglich ausdenken, um sich in Sorgerechtsverfahren an ihren getrennt lebenden Ehemännern zu rächen, oder ErzieherInnen und BeraterInnen wird angelastet, daß sie ideologisch verbrämt seien und Kindern sexuelle Mißbrauchserfahrungen suggerieren (Enders 1995).
Das Engagement von Frauen und Männern aus Selbsthilfegruppen und Fachberatungsstellen, fundierte Forschungsberichte und eine überwiegend sachlich geführte Fachdiskussion scheinen diesmal jedoch zu verhindern, daß die Realität des sexuellen Kindesmißbrauchs wieder der kollektiven Verleugnung anheimfällt.

Ihren Ausgang nahm die aktuelle Auseinandersetzung in der Bundesrepublik Deutschland Anfang der achtziger Jahre. Diesmal jedoch nicht durch die Arbeiten von Wissenschaftlern oder Professionellen: Nachdem die Frauenbewegung seit Mitte der siebziger Jahre sexuelle Gewalt gegen Frauen öffentlich thematisiert hatte, war es nur noch eine Frage der Zeit, bis betroffene Frauen auch den Mut aufbrachten, sexuelle Mißbrauchserfahrungen ihrer Kindheit zu veröffentlichen. Die Bücher 'Väter als Täter' von Barbara Kavemann und Ingrid Lohstöter (1984) und 'Kiss Daddy Goodnight' von Louise Armstrong (1985) sind Beispiele hierfür. Auch die Massenmedien berichteten nun immer wieder über sexuelle Gewalt gegen Mädchen. 1985 stellten die Grünen eine Große Anfrage zum sexuellen Mißbrauch an Kindern an die deutsche Bundesregierung.
Sexueller Mißbrauch an Jungen hingegen blieb, bis Ende der achtziger Jahre, in der BRD weitgehend unbeachtet. Und gemessen an der Anzahl der Veröffentlichungen zum Kindesmißbrauch an Mädchen gibt es bis heute in der BRD nur wenige Publikationen, die sich explizit mit Jungen als Opfer sexueller Gewalt auseinandersetzen.
Die betroffenen Männer reagieren im Gegensatz zu den Frauen mit Zurückhaltung. Zwar berichteten insbesondere Beratungsstellen schon früh über steigende Zulaufraten sexuell mißbrauchter Jungen, aber erst 1992 erscheint die erste bundesdeutsche Prävalenzstudie, welche die erhobenen Daten nach Geschlechtern getrennt auswertet.
Seitdem wurden zwar drei weitere Prävalenzuntersuchungen veröffentlicht (BMFuS 1993; Raupp & Eggers 1993, Wetzels 1994). Zuverlässige Aussagen zum nationalen Ausmaß sexuellen Mißbrauchs an Jungen läßt diese Datenbasis jedoch noch nicht zu.
In Anbetracht dieses Mangels BRD-relevanter Daten haben wir uns für die Darstellung des internationalen Forschungsstandes entschieden. Einschränkend

möchten wir an dieser Stelle jedoch darauf hinweisen, daß sich unsere Recherche primär auf zugängliche (d.h. in Zeitschriften und Büchern) und in englischer (bzw. deutscher) Sprache veröffentlichte Studien begrenzt. Weiterhin haben wir Ausmaßuntersuchungen von der nun folgenden Analyse ausgeschlossen, die auf einer nicht-repräsentativen Stichprobengröße von n<200 beruhen.

2.1 Methoden der Ausmaßbestimmung

Wissenschaftliche Versuche, das Ausmaß von sexuellem Mißbrauch zu ermitteln, können in zwei Kategorien eingeteilt werden. Inzidenzstudien stellen Versuche dar, die Anzahl neuer 'Fälle' von sexuellem Mißbrauch innerhalb eines begrenzten Zeitraumes und Einzuggebietes zu erheben. Prävalenzstudien dagegen untersuchen eine begrenzte Population und erheben die Rate sexuell mißbrauchter Personen. Inzidenzen werden meist in absoluten Zahlen pro Zeiteinheit (z.B. 55.000 pro Jahr) oder in Form von Quoten (z.B. 0,05 per 1000) angegeben. Prävalenzzahlen werden in Prozentangaben ausgedrückt (z.B. 8% der Jungen).

Inzidenzstudien können innerhalb von Institutionen durchaus von Nutzen sein. So ist es für eine Beratungsstelle oder für andere professionelle Einrichtungen wichtig, die ungefähre Anzahl von KlientInnen vorhersagen zu können, um die entsprechenden Interventionen vorbereiten zu können. Allerdings haben Inzidenzstudien für die Einschätzung des realen Ausmaßes von sexuellem Mißbrauch in der allgemeinen Bevölkerung wesentliche Nachteile. Es liegt in der Dynamik des sexuellen Mißbrauchs, daß die meisten 'Fälle' niemals gemeldet werden, und die Aufdeckung mit zunehmender Enge in der Beziehung zwischen Opfer und TäterIn, aufgrund des Abhängigkeitsverhältnisses und des damit verbundenen Geheimhaltungsdrucks, schwerer wird. Als Folge wird extrafamiliärer Mißbrauch eher aufgedeckt und gemeldet als intrafamiliärer Mißbrauch.

In diesem Zusammenhang wurden die für die alten Bundesländer ermittelten Inzidenzraten, die auf Baurmann (1983) zurückgehen und von Kavemann & Lohstöter (1984) in geschätzte Inzidenzzahlen für die gesamte Bundesrepublik umgerechnet wurden, heftig kritisiert. Ausgehend von Baurmanns polizeilichen Kriminalstatistiken, die jährlich zwischen 10.000 und 15.000 Fälle sexueller Gewalt gegen Kinder registrieren, wurde von Kavemann & Lohstöter mittels einer geschätzten Dunkelziffer eine Gesamtfallzahl von 300.000 (250.000 Mädchen und 50.000 Jungen) errechnet. Nach Bange (1992) und Fegert (1987) liefern diese Zahlen kein realistisches Bild über das Ausmaß sexuellen Mißbrauchs, da anzunehmen sei, daß das Verhältnis der dem Opfer bekannten Tätern zu den fremden Tätern verzerrt ist. „Bei den der Polizei bekannten Opfern bestand meist keine Vorbeziehung [...]. Im sicher großen Dunkelfeld ist jedoch eine Struktur engerer Opfer-Täter-Beziehungen anzunehmen“, so das BKA (1996, 374) selbst.

Im allgemeinen gelangen Straftaten, die durch Fremde begangen werden, aufgrund der angedeuteten Dynamik, sehr viel schneller zur Anzeige als Taten im Familienkreis. Die große Zahl der Fremdtäter dürfte auch ein Grund für das Überwiegen exhibitionistischer Kontakte in der Kriminalstatistik sein.
Auch das Verhältnis von aufgedeckten zu nichtaufgedeckten 'Fällen' ist schwierig zu bestimmen und macht die Berechnung des Ausmaßes über den Weg von Inzidenzstudien unsicher. Für sexuell mißbrauchte Jungen müßten zudem wahrscheinlich andere Dunkelziffern angenommen werden. Zum einen scheint es, daß Jungen noch weniger bereit sind, ihre Viktimisierung aufzudekken und Hilfe zu suchen, zum anderen werden Jungen als sexuelle Mißbrauchsopfer eher übersehen (vgl. Kap. 3 & 4).
Wohl vor allem aus diesen Gründen sind Prävalenzstudien zum sexuellen Mißbrauch an Kindern weitaus häufiger als Inzidenzstudien.
Die nun zu beschreibenden Prävalenzuntersuchungen haben wir in zwei Gruppen geteilt. In der ersten Gruppe finden sich Dunkelfeldstudien aus den USA, Australien, Großbritannien, Kanada, Süd-Afrika, Costa Rica, Finnland, Norwegen, Schweden, Dänemark, Frankreich, Schweiz und der Bundesrepublik Deutschland. Die jeweils untersuchte nicht-klinische Population ist relativ groß und wird in unterschiedlichem Maße repräsentativen Ansprüchen gerecht.
In der zweiten Gruppe sind alle Studien zusammengefaßt, die eine spezielle, klinische Population zugrundelegten.

2.2 Ausmaß sexuellen Mißbrauchs an Jungen in nichtklinischen Populationen

Tabelle 1 zeigt eine Auflistung der Dunkelfelduntersuchungen, in denen Männer (bzw. männliche Jugendliche) retrospektiv über sexuelle Mißbrauchserfahrungen in ihrer Kindheit befragt wurden. Die Studien sind hinsichtlich der zugrundegelegten Populationen in zwei Gruppen geteilt. In der ersten Gruppe sind Untersuchungen zusammengefaßt, deren Stichproben sich ausschließlich aus Studenten und Schülern zusammensetzen, die Stichproben der Studien aus der zweiten Gruppe hingegen wurden aus Grundgesamtheiten bestimmter (nicht-studentischer) Bevölkerungsgruppen (z.B. FührerscheinbesitzerInnen, Eltern 14-16jähriger Kinder, etc.) bzw. der Gesamtbevölkerung einer Nation, eines Bundesstaates oder Stadtgebietes gewählt. Sofern die Studien sich aus gemischtgeschlechtlichen Populationen zusammensetzen, haben wir die männerspezifischen Daten isoliert. Die folgenden Ergebnisse beziehen sich also ausschließlich auf die männlichen Populationen bzw. Populationsanteile.

Augenfällig ist die Streuung - von 3% bis 30% - der in den einzelnen Studien ermittelten Prävalenzraten. Als Ursache dieser großen Streubreite kommen verschiedene Faktoren in Betracht.

Tab. 1 Ergebnisse retrospektiver Prävalenzstudien nicht-klinischer männlicher Populationen im Vergleich

Studie	Prävalenzrate	(n=)	Studie	Prävalenzrate	(n=)
Schüler und Studenten			**Stichproben der Allgemeinbevölkerung**		
Bange '92, BRD	8%	[343]	Bagley 1989, Kanada	8,2%	[935]
Bendixen et al. 1994, N	3,5%	[486]	Bagley et al. 1994, Kanada	15,6%	[750]
Boudewyn & Liem 95, USA	16%	[173]	Baker & Duncan 1985, GB	8%	[970]
Collings 1991, Süd-Afrika	29%	[326]	BMFuS 1993, BRD	14%	[255]
Edgardh 1992, Schweden	7%	[1942**]	Ernst et al. 1993, Schweiz	3%	[197]
Elliger & Schötensack	4,3% -	[557]	Finkelhor 1984, USA	6%	[187]
1991, BRD	33%*		Finkelhor et.al. 1990, USA	16%	[1145]
Finkelhor 1979, USA	9%	[266]	Kercher & McShane '84, USA	3%	[461]
Fritz et al. 1981, USA	9%	[412]	Kloiber 1994, BRD	16,4%	1492
Lazartigues et al. 89, F	11%	[391]	Leth et al. 1988	7%	[1280**]
Fromuth & Burkhart	4-24%*	[253]	Lopez et al. 1995, Spanien	15%	[904]
1987, USA	4-20%*	[329]	Siegel et al. 1987, USA	3%	[1480]
Goldman & Goldman	9%	[388]	Wetzels 1994, BRD	4-9%*	[1604]
1988, Australien			Krugmann 1992, Costa Rica	12,8%	[263]
Landis 1957, USA	30%	[460]			
Raup & Eggers 1993, BRD	6,3%	[412]			
Risin & Koss 1987, USA	7,3%	[2972]			
Sariola & Uutela 1994, Fin	4-7%*	[3666]			

* je nach verwendeter Definition
** nicht nach Geschlechtern getrennt; Fin = Finnland, F = Frankreich; N = Norwegen

Zum einen können die differierenden Prävalenzraten wahre Unterschiede in den untersuchten Populationen widerspiegeln. Die bedeutsamere Varianzquelle dürfte jedoch in den großen methodischen Unterschieden der verschiedenen Untersuchungen liegen (Watkins & Bentovim 1992; Pilkington & Kremer 1995). Hinsichtlich des anzunehmenden, methodisch bedingten Varianzanteils möchten wir im folgenden die Effekte aufzeigen, die mit der Auswahl der Definitionskriterien, der Stichprobenauswahl, dem Format der Befragung, der Form und dem Inhalt der Fragen sowie der Verweigerungsrate verbunden sein können. Anschließend diskutieren wir die möglichen Beziehungen verschiedener Stichprobenmerkmale zu den bisher erhobenen Prävalenzraten.

Um den Einfluß einzelner methodischer Faktoren auf die Prävalenzrate zu untersuchen, haben wir Mittelwertsvergleiche der anhand der Stichprobengrößen gewichteten Prävalenzen durchgeführt.
Da die Anzahl der Dunkelfelduntersuchungen noch nicht für eine multivariate Analyse der Kombination von Beziehungen zwischen methodischen Faktoren und Ausmaßraten ausreicht, läßt sich nicht zuverlässig beurteilen, auf welche

der untersuchten methodischen Faktoren eventuelle Signifikanzen zurückgehen. Zeigen sich andererseits zwischen einer methodischen Komponente und den Ausmaßraten keine Beziehungen, ist nicht auszuschließen, daß diese in univariaten Analysen, durch andere methodische Faktoren, verdeckt bleiben. So könnte z.B. der prävalenzerhöhende Effekt einer breiten Definition sexuellen Mißbrauchs an Jungen durch die Auswahl einer Stichprobe kompensiert werden, in der Mißbrauchsopfer unterrepräsentiert sind.
Die Aussagekraft der vorliegenden Ergebnisse ist somit eingeschränkt.

2.2.1 Definitionskriterien

Ausgehend von der Diskussion der Forschungsdefinitionen im ersten Kapitel haben wir die operationalen Definitionen der vorliegenden Prävalenzstudien in Tabelle 2 den oben isolierten Kriterien zugeordnet, um die Vergleichbarkeit zu erleichtern.
In der ersten Spalte ist die jeweilige Altersgrenze zwischen Kindes- und Erwachsenenalter angegeben. D.h., nur sexuelle Übergriffe bis zu diesem Lebensalter werden in der jeweiligen Studie zum sexuellen Kindesmißbrauch gezählt. Die jeweils festgelegten Altersgrenzen variieren von 14 bis 18 Jahren.
In der zweiten Spalte sind die sexuellen Handlungen, welche als mißbrauchend definiert werden, vereinfachend durch die Kategorien mit Körperkontakt vs. mit und ohne Körperkontakt beschrieben. Die Effekte auf die Prävalenzrate sind unmittelbar einsichtig, bedenkt man, daß in einigen Studien (Baker & Duncan 1985 und Risin & Koss 1987) exhibitionistische Kontakte einen Großteil der Mißbrauchshandlungen ausmachen. Zusätzliche Kriterien, welche die sexuellen Handlungen als mißbrauchend identifizieren, sind in dieser Spalte mit aufgenommen. So berücksichtigen mehrere Studien die subjektive Bewertung der Betroffenen, indem sexuelle Handlungen nur dann als mißbrauchend definiert werden, wenn diese von den Befragten auch als solche bewertet wurden bzw., wenn die sexuellen Handlungen von den Befragten als ungewollt bewertet wurden. Auf die Problematik subjektiver Verzerrungen in der Wahrnehmung und Bewertung von Mißbrauchserlebnissen wurde schon im ersten Kapitel hingewiesen (für eine umfassende Darstellung siehe Kapitel 3 und 4). Hinsichtlich der Identifikation männlicher Mißbrauchsopfer läßt sich auf diesem Hintergrund vermuten, daß bei Anwendung dieses Definitionskriteriums die Prävalenzrate sinken wird.
In der dritten Spalte schließlich finden sich die jeweiligen Operationalisierungen der Machtasymmetrie bzw. des Abhängigkeitsverhältnisses vom Kind zur mißbrauchenden Person. In den meisten Studien wird diese Operationalisierung mittels eines geforderten, chronologischen Altersunterschiedes zwischen Opfer und TäterIn vorgenommen.
Nicht nur hinsichtlich der Altersangaben, sondern auch im Grad der Differenzierung variiert dieses Kriterium jedoch erheblich.

So wird entweder der Altersunterschied pauschal festgelegt (z.B. Finkelhor 1984; Lopez 1995), in Abhängigkeit vom Alter des Kindes verändert (z.B. Goldman & Goldman 1988; Kloiber 1994), oder überhaupt nicht spezifiziert (z.B. Larzatigues et al. 1989; Kercher & McShane 1984).
In mehreren Studien (z.B. Kloiber 1994, Raupp & Eggers 1993) wird die Notwendigkeit des Mindestaltersunterschiedes durch ein weiteres Kriterium eingeschränkt. Sexuelle Handlungen werden hier als mißbrauchend definiert, wenn entweder das Kriterium der Altersdifferenz erfüllt ist, oder unabhängig davon Zwang bzw. Gewalt angewendet werden, oder die andere Person eine Autoritätsperson ist.
Neben der Festlegung eines Mindestaltersunterschiedes finden sich in den von uns analysierten Studien Operationalisierungen des Macht- bzw. Abhängigkeitsverhältnisses durch globale entwicklungspsychologische Begriffe (z.B. Baker & Duncan 1985, Bendixen et al 1994).
Nur in wenigen, extrem breiten Definitionen (z.B. Collings 1991) wurde gänzlich auf dieses Kriterium verzichtet.
Die möglichen Auswirkungen dieser unterschiedlichen Operationalisierungen der Machtasymmetrie bzw. des Abhängigkeitsverhältnisses vom Kind zur mißbrauchenden Person haben ihre Ursache v.a. im Ein- bzw. Ausschluß sexueller Mißbrauchshandlungen durch gleichaltrige oder nur wenig ältere Kinder und Jugendliche. Wird diese Gruppe nicht per definitionem als mögliche Tätergruppe ausgeschlossen, so zeigen die bisherigen Daten, daß zu etwa einem Drittel die mißbrauchenden Personen selbst noch Kinder oder Jugendliche sind (vgl. Kap. 3).

Daß sich das Fehlen einer standardisierten Definition sexuellen Mißbrauchs an Jungen in der Streuung der Prävalenzraten widerspiegeln kann, liegt auf der Hand. Eine Einschätzung des spezifischen Effekts auf die Prävalenzrate, der in der unterschiedlichen Operationalisierung des Gegenstandes begründet ist, fällt jedoch schwer. Denn nicht nur definitorische, sondern auch andere methodische Variationen sowie wahre Unterschiede in den Populationen kommen als Ursache für die Streuung der Prävalenzraten in Betracht.
Lediglich in zwei Studien wurde bisher der 'reine' Effekt definitorischer Unterschiede auf die Prävalenzrate isoliert. In einer eigens zu dieser Fragestellung entwickelten Untersuchung verwendeten Fromuth und Burkhart (1987) sechs verschiedene Definitionen sexuellen Mißbrauchs an Jungen, indem sie eine breite Definition in fünf Schritten zu einer restriktiven Definition einschränkten. Durchgeführt wurde die Fragebogenuntersuchung mit zwei studentischen Populationen aus verschiedenen Staaten der USA mit ansonsten gleichen Stichprobenmerkmalen. Außer der Veränderung in den verwendeten Definitionen war das Design für beide Studien gleich, so daß der Effekt der verschiedenen Definitionen auf die Prävalenzrate bestimmt werden konnte.

Tab. 2 Operationale Definitionskriterien sexuellen Mißbrauchs an Jungen

Studie	Altersbegrenzung	Art der sexuellen Handlungen mit u. ohne Körperkontakt	 nur mit Körperkontakt
Bange (1) 1992	16 Jahre		X ausgenommen exhibitionistische Kontakte
Bendixen et al. (2) 1994	(Kind)	X	
Boudewyn & Liem '95 (3)	14 Jahre	X (ungewollt)	
Collings 1991 (4)	18 Jahre	X	
Edgardh 1992 (5)	16 Jahre	X	
Elliger & Schötensack 1991 (6)	16 Jahre	variierten Def. durch Ein- bzw Ausschluß sexueller Handlungen ohne Körperkontakt	
Finkelhor 1979 (7)	16 Jahre	X	
Fritz et.al. 1981 (8)	(präpubertär)		X
Fromuth & Burkhart 1987 (9)	- -	siehe Tab. 3 - -	
Goldman & Goldman 1988 (10)	16 Jahre	X	
Krugman et al. 1992 (11)	n.a.	X von Befragten als sexueller Mißbrauch bewertet	
Landis 1957 (12)	keine	X	
Raupp & Eggers 1993 (13)	14 Jahre	X	
Risin & Koss 1987 (14)	16 Jahre	X	
Sariola & Uutela 1994 (15)	15/16 (Alter der Befragten)	X	

Machtasymmetrie / Abhängigkeitsverhältnis operationalisiert durch:			
	Altersdifferenz		andere Kriterien
1.	keine		gegen den Willen des Kindes, oder das Kind kann aufgrund körperlicher, psychischer, kognitiver oder sprachlicher Unterlegenheit nicht wissentlich zustimmen
2.	(Erwachsener & Kind)		gegen den Willen durch Zwang, Gewalt oder Tricks oder: sexuelle Aktivitäten, die Erwachsene nicht mit Kindern machen sollten
3.	5 Jahre	oder	offener Zwang, z.B. körperl. Bedrohung
4.	- nicht definiert -		
5.	n.a.		n.a.
6.	- variierten Definition durch Ein-bzw. Ausschluß Gleichaltriger -		
7.	Kind <13, dann Täter mind. 5Jahre älter, Kind 13-16, dann Täter mind.10 Jahre älter		
8.			präpubertierendes Kind und nachadoleszenter Täter
9.	- siehe Tab. 3 -		
10.	Kind <12, dann Täter 19 und älter; Kind <12 und Täter<19, dann mind. 5 Jahre Altersunterschied, Kind 13-16, dann mind.1o J.		
11.	- nicht definiert -		
12.	Altersunterschied erforderlich, aber nicht weiter spezifiziert		
13.	5 Jahre Altersdifferenz Ausnahme: Kind mind. 12J. Bewertung der sex.Interaktion mit Nicht-Verwandtem positiv	oder	psychischer oder physischer Druck
14.	Kind <12, dann Täter mind.17; Kind >12, dann mind.8 Jahre Altersunterschied	oder	Anwendung von Zwang oder Gewalt oder andere Person ist eine Autöritäts- oder Vertrauensperson
15.	mind. 5 Jahre	oder	Anwendung von Zwang und/oder Gewalt

Fortsetzung Tab. 2

Studie	Altersbegrenzung	Art der sexuellen Handlungen mit u. ohne Körperkontakt	nur mit Körperkontakt
Stichproben aus der Allgemeinbevölkerung			
Bagley 1989 (1)	16 Jahre	X (ungewollt)	
Bagley et al. 1994 (2)	17 Jahre		X (ungewollt)
Baker & Duncan 1985 (3)	16 Jahre	X zur sex. Befriedigung desTäters	
BMFuS 1993 (4)	16 Jahre	X	
Ernst et al. 1993 (5)	n.a.		X zur sex. Befriedigung des Täters
Finkelhor (6) 1984	16 Jahre	X von Befragten als s.M. bewertet	
Finkelhor (7) 1990	18 Jahre	X von Befragten als s.M. bewertet	
Kercher & McShane 1984 (8)	(Kind)	X zur sexuellen Befriedigung des Täters	
Kloiber 1994 (9)	16 Jahre	X	
Lazartigues et al. 1989 (10)	n.a.	X zur sexuellen Befriedigung des Täters	
Leth 1988 (11)	16 Jahre	X	
Lopez et al. 1995 (12)	17 Jahre		X Exhibitionismus eingeschlossen, wenn Opfer & Täter allein
Siegel et al. 1987 (13)	16 Jahre		
Wetzels 1994 (14)	16 Jahre	X von Befragten als sexueller Mißbrauch bewertet	

Machtasymmetrie / Abhängigkeitsverhältnis
operationalisiert durch:

	Altersdifferenz		andere Kriterien
1.	n.a.		n.a.
2.	keine Altersdifferenz notwendig		
3.	Kind <16, und sexuell reife Person		
4.	n.a.		n.a.
5.	Kind (<16) + Erwachsener oder Kind (<16) und jugendl. Täter, der mind. 3 Jahre älter ist oder Zwang anwendet oder ein Verwandter ist		
6.	5 Jahre		
7.	n.a.		n.a.
8.	Kind u. erwachsener Täter; wenn Täter <18, muß signi- fikant älter als das Kind sein	oder	TäterIn steht in einer Position von Macht oder Kontrolle zum Kind
9.	Junge < 13, dann Täter mind. 5 Jahre älter Junge 13 - 15, dann Täter mind. 10 Jahre älter	oder Junge 13- 15 5 Jahre Alterdifferenz bei Zwang und Gewalt	
10.			Täter, der 'wesentlich älter' als das Kind ist
11.	n.a.		n.a.
12.	5 Jahre		
13.			Zwang oder Gewalt
14.	n.a.		n.a.

Die ermittelten Prävalenzraten, als eine Funktion der verschiedenen operationalen Definitionen, zeigt Tabelle 3, in der sehr deutlich die Abhängigkeit der Prävalenzrate von der jeweils verwendeten Operationalisierung sexuellen Mißbrauchs an Jungen zum Ausdruck kommt.
Definition 1 ist die breiteste und umfaßt sowohl sexuelle Handlungen mit, als auch ohne Körperkontakt. Mittels des Kriteriums des geforderten Altersunterschiedes werden gleichaltrige oder nur wenig ältere TäterInnen ausgeschlossen, solange diese keine Gewalt und keinen Zwang anwenden. Sexuelle Erfahrungen, die diesen Kriterien genügen, werden unabhängig von der Bewertung der Befragten als sexueller Mißbrauch definiert. Mit dieser Definition wurden Prävalenzraten von 20% und 24% für die beiden Stichproben ermittelt.
Bei grundsätzlichem Ausschluß sexueller Übergriffe durch gleichaltrige oder nur wenig ältere Kinder und Jugendliche (Def.2), zeigte sich für beide Stichproben ein leichter Rückgang der Prävalenzrate.
Durch eine weitere Einschränkung der Definition - so daß nur noch erwachsene TäterInnen (hier 16 Jahre und älter) einbezogen wurden (Def.3) - reduzierte sich die Prävalenzrate auf fast die Hälfte.
Bei Hinzunahme des Zwang/Gewalt-Kriteriums für Jungen im Alter von 13 - 16 Jahren (Def.4) sank die Prävalenzrate nochmals leicht.
Durch eine weitere Einschränkung der Definition - so daß nur noch erwachsene TäterInnen (hier 16 Jahre und älter) einbezogen wurden (Def.3) - reduzierte sich die Prävalenzrate auf fast die Hälfte.
Bei Hinzunahme des Zwang/Gewalt-Kriteriums für Jungen im Alter von 13 - 16 Jahren (Def.4) sank die Prävalenzrate nochmals leicht.
Wurden nur solche sexuellen Erfahrungen einbezogen, die Körperkontakt mit einem Erwachsenen erfordern (Def.5), reduzierte sich die Prävalenzrate auf fast ein Drittel.
In der letzten Definition schließlich wurde das Standardkriterium des Altersunterschiedes der dritten Definition mit der subjektiven Bewertung der Mißbrauchserlebnisse durch die Befragten verknüpft. Mittels dieser Definition sank die Prävalenzrate im Verhältnis zur Originaldefinition auf ein Fünftel.

Eine große Spannweite der Prävalenz in Abhängigkeit von der Weite der Definition wird auch von Elliger & Schötensack (1991) dokumentiert. In dieser Dunkelfeldstudie ergab sich eine Prävalenzrate von 4,3%, wenn alle Formen sexueller Körperkontakte zwischen Tätern und Opfern mit einer Altersdifferenz von mehr als fünf Jahren unter den Begriff des sexuellen Mißbrauchs gefaßt wurden. Beinhaltete die Definition sexuellen Mißbrauchs auch Handlungen ohne Körperkontakt, etwa Exhibitionismus, stieg die Prävalenzrate auf 7%.
Einen weiteren drastischen Anstieg der Prävalenzrate (33%) erhoben die Autoren, wenn auch sexuelle Kontakte zwischen Gleichaltrigen (kritische Altersdifferenz ± Jahre, Zwang und Gewalt nicht notwendig) als mißbrauchend bewertet wurden.

Tab. 3 Varianzen der Prävalenz von sexuellem Mißbrauch an Jungen als Funktion von operationalen Definitionen (Fromuth & Burkhardt 1987)*

Definition	Population	
	Midwest n=253 %n	Southeast n=329 %
1. Kind < 13, TäterIn 5 Jahre älter; Kind 13-16, TäterIn 10 Jahre älter *oder* TäterIn gleichaltrig bei Androhung oder Anwendung von Gewalt	24	20
2. Kind < 13, TäterIn 5 Jahre älter; Kind 13-16, TäterIn 10 Jahre älter	21	19
3. Kind < 13, TäterIn 5 Jahre älter und mind. 16; Kind 13-16, TäterIn 10 Jahre älter	15	13
4. Kind < 13, TäterIn 5 Jahre älter und mind. 16; Kind 13-16, TäterIn 10 Jahre älter *und* Androhung oder Anwendung von Gewalt	11	9
5. Definition 4, aber sexuelle Handlungen ohne Körperkontakt ausgenommen	9	7
6. Altersunterschied wie Definition 3 *und* negative Bewertung	4	4

* Falls nicht anderweitig angegeben, beinhalten alle Definitionen sowohl Handlungen mit Körperkontakt (z.B.sexuelles Küssen und Umarmen, Geschlechtsverkehr, Befühlen) und ohne Körperkontakt (z.B. Exhibitionismus, sexuelle Aufforderungen). Außerdem (falls nicht anderweitig angegeben) wurden alle Erfahrungen als Mißbrauch betrachtet, wenn sie o.g. Kriterien erfüllten - unabhängig von der Bewertung durch den Befragten.

In dem von uns durchgeführten Mittelwertsvergleich der gewichteten Prävalenzraten mit den jeweiligen Definitionen spiegeln sich zwei der von Fromuth und Burkhart (1987) bzw. Elliger & Schötensack (1991) beschrieben Effekte wider. Zum einen zeigte sich, daß in Studien, deren Definitionen erzwungene sexuelle Handlungen durch Gleichaltrige als mißbrauchend bewerteten, signifikant höhere Prävalenzraten ermittelten wurden, als in Studien, in denen ein Mindestaltesunterschied zwischen Opfer und TäterIn von 5 Jahren gefordert wurde. Zum anderen findet sich ein Hinweis darauf, daß ein Teil der bisher befragten Männer sexuelle Mißbrauchserlebnisse als nicht mißbrauchend wahrgenommen bzw. in diesem Sinne retrospektiv umbewertet hat. Studien, deren Definitionen die subjektive Bewertung sexueller Kindheitserfahrungen als mißbrauchend (bzw. gegen den eigenen Willen) beinhalten, sind mit signifikant niedrigeren Prävalenzraten veknüpft (bei Kontrolle des Effekts des Einschlusses bzw. Ausschlusses von Gleichaltrigen).

2.2.2 Auswahl der Stichprobe

Tabelle 4 zeigt die unterschiedlichen Verfahren der Stichprobenauswahl für die von uns untersuchten Studien. Der diesbezügliche Hauptunterschied zwischen den Studien liegt in der Zufalls- bzw. nicht-zufälligen Auswahl der Untersuchungsteilnehmer.

Im Gegensatz zu den nicht-zufallsverteilten Stichproben bilden die zufallsverteilten Stichproben hinsichtlich der verwendeten Methoden eine eher heterogene Gruppe. So wurden die Daten für diese Stichproben z.B. mittels unterschiedlicher Befragungsformen erhoben.

Die nicht-zufallsverteilten Stichproben setzen sich alle aus Studentenpopulationen zusammen. In all diesen Untersuchungen wurden die Daten mittels Variationen der von Finkelhor (1979) entwickelten Fragebogenmethodik erhoben. Die Teilnehmergewinnung erfolgte zumeist in Seminaren oder Vorlesungen, wo das Ziel der Studie und der Fragebogen von einem Mitarbeiter des Projekts vorgestellt und anschließend von denjenigen Studenten, die sich bereit erklärten an der Studie teilzunehmen, ausgefüllt wurde.

Wie aus Tabelle 4 zu ersehen ist, liegen alle Prävalenzraten dieser Studien (mit Ausnahme der Untersuchungen von Landis 1957 und Collings 1991) in einem engen Bereich (8%-12,8%). Die Prävalenzraten der zufallsverteilten Stichproben hingegen streuen breiter. In gleichen Analysen von Prävalenzstudien mit reinen Frauenstichproben (Peters et al. 1986; Peters & Wyatt 1986) fällt dieser Kontrast noch drastischer aus.

Dieser Vergleich legt nahe, daß bei ähnlicher Population und Methode die Prävalenzraten einander gleichen. Demnach wäre auch zu vermuten, daß die größere Streubreite der Prävalenzen in den zufallsverteilten Stichproben weniger auf die Stichprobenverfahren als solche zurückgeht, sondern vornehmlich auf andere methodische Unterschiede.

In der von uns durchgeführten statistischen Analyse, bezüglich eines möglichen Zusammenhangs des Stichproben-Auswahlverfahrens mit der Prävalenz, zeigten sich signifikant höhere Ausmaßraten für diejenigen Studien, deren Stichprobe auf einer nicht-zufälligen Auswahl beruhte.

Sollte es sich bei diesem Ergebnis um kein Methodenartefakt handeln, bieten sich für eine Interpretation dieses Zusammenhangs v.a. zwei Möglichkeiten an: Zum einen könnten sich in freiwilligen Stichproben Mißbrauchsopfer eher dazu entschließen, an einer solchen Untersuchung teilzunehmen, als nicht betroffene Personen (vgl. hierzu die Ausführungen zum Effekt der Verweigerungsrate auf die Prävalenz). Zum anderen ist zu berücksichtigen, daß alle Untersuchungen mit nicht repräsentativen Stichproben mit Studenten durchgeführt wurden. Ob Studentenpopulationen häufiger von sexuellem Mißbrauch betroffen sind als Stichproben der Allgemeinbevölkerung, oder ob in Studentenstichproben die Bedingungen für die Identifikation von sexuellen Mißbrauchsopfern günstiger sind (s.u.), ist allerdings bisher kaum einzuschätzen.

2.2.3 Format der Befragung

Um mögliche Effekte des Befragungsformats auf die Prävalenzrate aufzuzeigen, analysierten Peters et al. (1986) 14 Dunkelfelduntersuchungen, welche auf reinen Frauenstichproben basierten. Das Ergebnis dieses Vergleichs verweist eindeutig auf höhere Prävalenzraten, wenn die Daten mittels direkter, persönlicher Befragung erhoben wurden. Eine mögliche Ursache ihres Ergebnisses sehen die AutorInnen in der Sensibilität des Forschungsthemas begründet. In persönlichen Befragungen gäbe es die Möglichkeit, einen Rapport zu entwikkeln, der die befragten Personen zu einer größeren Offenheit motivieren könnte. Weiterhin können InterviewerInnen auf Signale der befragten Person eingehen (z.B. wenn Fragen nicht verstanden werden oder die Person sich unwohl fühlt). Allerdings sei dieser Vorteil zunächst ein potentieller Vorteil: Die persönliche Befragung gebe den InterviewerInnen lediglich „the maximal opportunity to have an effect (a.a.O. 39)". Es hängt somit von den Fähigkeiten der InterviewerInnen ab, ob sie Offenheit fördern oder - ebenso vorstellbar - diese hemmen.
Auch Bange (1992) sieht sexuellen Mißbrauch als besonders sensibles Forschungsgebiet. Im Gegensatz zu Peters et al. (1986) führt der Autor diese Sensibilität jedoch als Argument für die Verwendung von Fragebögen an. Das Ausfüllen eines Fragebogens sichere nicht nur die Anonymität besser, sondern ermögliche betroffenen Personen eine gewisse Distanz zur eigenen Viktimisierung zu erhalten: der Zeitpunkt des Ausfüllens könne selbst gewählt und die Antwort schriftlich gegeben werden. Diese Distanz mache es einigen Opfern sexueller Gewalt erst möglich, über ihre Erlebnisse zu berichten.
Ein empirischer Nachweis dieser Annahmen wird von Bange jedoch nicht erbracht. Allerdings basieren auch die Ergebnisse von Peters et al. (1986) auf nur vier Studien, die mittels einer direkten Befragung durchgeführt wurden, wovon eine Studie wiederum eine sehr niedrige Prävalenzrate aufweist.
Für unseren Zusammenhang muß die Bedeutung des Ergebnisses von Peters et al. noch weitergehend eingeschränkt werden, da nur Studien in diesen Vergleich einbezogen wurden, deren Stichproben sich ausschließlich aus Frauen zusammensetzen. Da es Jungen/Männern scheinbar schwerer fällt, sich und anderen eigene Mißbrauchserfahrungen einzugestehen (vgl. Kap. 3 & 4), spricht einiges im Sinne der Bange'schen Argumentation dafür, daß männliche Mißbrauchsopfer eher bereit sein könnten, sich anonym in einem Fragebogen zu eröffnen. Dies wird auch durch den von uns durchgeführten Mittelwertsvergleich der Prävalenzraten mit dem Befragungsformat bestätigt, nach dem die Verwendung von Fragebögen zur Identifikation männlicher Mißbrauchsopfer mit signifikant höheren Prävalenzraten verknüft ist.
Unabhängig von diesem Ergebnis besteht aber offensichtlich keine einfache kausale Beziehung zwischen jeweiligem Befragungsformat und den erhobenen Prävalenzraten, da die einzelnen Formate v.a. hinsichtlich der verwendeten Fragen nicht identisch sind. Bei der persönlichen Befragung kommen mögliche

unterschiedliche Charakteristika der InterviewerInnen (z.B. hinsichtlich Geschlecht, spezieller Fähigkeiten, sexuelle Mißbrauchserlebnisse zu erfragen etc.) hinzu.

2.2.4 Form und Inhalt der Fragen

Wie angeführt, ist sexueller Mißbrauch ein sensibles Thema, bei dem die Beantwortung von Fragen und die Erinnerung an eigene Betroffenheit mit vielen Ängsten verbunden sein kann. Fragen zu diesem Thema müssen daher möglicherweise unterdrückte Erinnerungen an traumatische Erlebnisse aktivieren, ohne zu große Ängste auszulösen. Die Art der Fragestellung ist daher ein wichtiger methodischer Faktor, der die Höhe der Prävalenzraten beeinflussen könnte.
In allen Untersuchungen wurden Fragen zur Identifikation der Mißbrauchsopfer gestellt, die sich auf mögliche Mißbrauchserfahrungen beziehen (z.B. „Wurden Sie als Kind jemals sexuell mißbraucht?“ oder „Wurden Sie in Ihrer Kindheit jemals gegen Ihren Willen sexuell berührt?“).
Unterschiede in diesen Screen-Fragen, die Einfluß auf die gemessene Prävalenzrate haben könnten, beziehen sich v.a. auf die Anzahl, Spezifität und den Aufbau der Fragen.
Tabelle 4 zeigt eine Gegenüberstellung der Anzahl der Screen-Fragen (differenziert nach single-screen vs. multiple-screen) in den von uns analysierten Studien mit der jeweiligen Prävalenzrate. Eine entsprechende Analyse von Peters et al. (1986) für alle bis 1986 erschienenen Prävalenzstudien mit weiblichen und gemischtgeschlechtlichen Populationen legt einen direkten Zusammenhang der Anzahl der Fragen mit der Höhe der Prävalenzrate nahe: Im Vergleich zu Studien, in denen nur eine Frage zur Identifikation von Mißbrauchsopfern eingesetzt wurde, waren Studien, in denen multiple Screen-Fragen dargeboten wurden, mit signifikant höheren Prävalenzrate verknüpft.

Spezifität: Direkt verknüpft mit der Anzahl ist die Spezifität der Fragen zu sexuellen Mißbrauchserlebnissen in der Kindheit. Studien, die mittels einer einzigen Screen-Frage Opfer zu identifizieren suchen, verwenden in der Regel allgemeine Fragen. So wurde z.B. den Teilnehmern in der Untersuchung von Kercher & McShane (1984) die Frage gestellt: „Wurden Sie als Kind jemals sexuell mißbraucht?“.
Hingegen geben Studien, die mehrere Screen-Fragen verwenden, gewöhnlich detaillierte Beschreibungen der zu erfragenden Mißbrauchserfahrungen vor. Dabei können Fragen, die sich auf bestimmte Mißbrauchshandlungen beziehen (z.B. „Hat Ihnen jemand gegen Ihren Willen seine Genitalien gezeigt, bevor Sie 16 Jahre alt wurden?“*) von solchen Fragen unterschieden werden, die sich auf die Opfer-TäterIn-Beziehung konzentrieren (so fragte z.B. Bange 1992 „Hat ein Ihnen bekannter Erwachsener, wie z.B. Nachbar, Jugendgruppen-

---

* *aus Bange 1992*

leiter, Lehrer, Sie gegen Ihren Willen zu sexuellen Handlungen gezwungen oder es versucht, bevor Sie 16 Jahre alt wurden?"; aus Bange 1992).
Für den von Peters et al. (1986) festgestellten Effekt einer im Mittel höheren Prävalenzrate bei multiplen Screen-Fragen, wenn diese mit detaillierten Beschreibungen der zu erfragenden Mißbrauchshandlungen verbunden sind, liefern die AutorInnen drei überzeugende Erklärungen.
1) Zunächst seien allgemeine Fragen deshalb nicht so effektiv, weil die verwendeten Begriffe (z.B. „sexuell mißbraucht") nicht notwendigerweise mit der Bewertung und Sichtweise des Erlebten durch die Befragten übereinstimmen. Die Befragten würden möglicherweise nicht nur zögern, Übereinstimmungen der eigenen Erfahrungen mit den im Fragebogen verwendeten Konzepten herzustellen. Sie könnten auch die Gelegenheit nutzen, sich der Aufforderung nach Aufdeckung zu entziehen. Stimmt das Konzept des Fragestellers nicht mit der Bewertung der befragten Person überein, fühlt diese sich erleichtert und verneint die Frage.
Dies scheint besonders für Jungen/Männer zu gelten. Im Vergleich zu Mädchen oder Frauen bewerten männliche Mißbrauchsopfer nach den bisherigen Daten sexuelle Übergriffe wesentlich seltener als traumatisch oder mißbrauchend (vgl. Kap. 3 und 4). Für multiple Screen-Fragen, die explizit auf einer Bewertung des Opfers gründen (z.B. Finkelhor et al. 1990; vgl.Tab.2) gilt diese Problematik natürlich auch.
2) Mehrfaches Fragen verlängert die Zeit, in der die befragte Person sich erinnern kann. Wenn beispielsweise ein Befragter verwirrt und unschlüssig ist, wie er seine Erfahrungen bewerten soll, kann ein erster Impuls sein, die Aufdekkung zu vermeiden. Folgen dann weitere Fragen, erkennt die betroffene Person vielleicht die Beharrlichkeit, Ernsthaftigkeit und das Interesse des Forschers an und überwindet das Unbehagen. Anfängliche Impulse, die eigene Viktimisierung zu verleugnen, könnten also durch mehrfaches Fragen überwunden werden.
3) Schließlich würden den Befragten durch mehrfache und detaillierte Fragen eine Vielzahl verschiedener Hinweise gegeben, die das Erinnern und Vergleichen der eigenen Erfahrungen mit den in den Fragen verwendeten Konzepten auslösen könnten. Da Mißbrauchserfahrungen mit vielen Gedächtnisinhalten assoziiert sein können, und mehrfache Fragen unterschiedliche Gedächtnispfade eröffnen, steigt somit die Wahrscheinlichkeit einer Erinnerung.

Aufbau: Nach Wyatt und Peters (1986) kann die Abfolge mißbrauchsrelevanter Fragen in einem Fragebogen bzw. Interwiew als Trichter- oder umgekehrte Trichterform beschrieben werden. In einer Trichterform werden zunächst allgemeine Fragen gestellt, bei deren Bejahung spezifischere Fragen folgen. So wurden z.B. die Teilnehmer in Finkelhors 1979er Studie gefragt:

„Wir möchten Sie nun nach drei oder mehr sexuellen Erfahrungen befragen, die Sie ggf. bis zum Alter von 12 Jahren mit einer erwachsenen Person (eine Person über 16 Jahre) gemacht haben. Hierzu gehören Fremde, Freunde oder Familienangehörige

wie Cousins/Cousinen, Tanten, Onkel, Brüder, Schwestern, Mutter oder Vater. Wählen Sie die drei wichtigsten aus und beantworten die folgenden Fragen." (Übers. d. Verf.)

Bei der umgekehrten Trichterform wird eine feststehende Anzahl spezifischer Fragen zu sexuellen Mißbrauchserlebnissen, unabhängig von der Beantwortung der vorherigen Frage gestellt. So bezieht sich die erste Frage in dem Fragebogen von Bange (1992) auf eine spezifische sexuelle Handlung im Kontext des Definitionskriteriums, daß diese Handlung von der betroffenen Person als ungewollt bewertet wird:

„Hat Ihnen jemand gegen Ihren Willen seine Genitalien gezeigt, bevor Sie 16 Jahre alt wurden?"

In der sechsten Frage wird unabhängig von der Beantwortung dieser Frage nach allgemeinen sexuellen Erfahrungen mit Familienmitgliedern gefragt:

„Viele Menschen denken nicht an Ihre Familie, wenn sie sich an ihre sexuellen Erfahrungen erinnern. Die nächsten beiden Fragen beziehen sich deshalb auf Ihre Angehörigen. Kam es zu irgendwelchen sexuellen Handlungen zwischen einem Ihrer Onkel, einer Ihrer Tanten, Ihrem Vater/Stiefvater, Ihrer Mutter/Stiefmutter, Ihrem Großvater, Ihrer Großmutter und Ihnen, bevor Sie 16 jahre alt wurden?"

In den von uns untersuchten Studien, die mehr als eine Screenfrage einsetzten, wurden diese Fragen zur Identifikation der sexuellen Mißbrauchsopfer zumeist in umgekehrter Trichterform dargeboten (vgl. Tab. 4).
An das Trichterkonzept von Finkelhors erster Untersuchung (1979) lehnten sich nur Bendixen et al. (1994), Finkelhor (1984), Goldman & Goldman (1988) und Risin & Koss (1987) an.
Aus den o.g. Überlegungen von Peters et al. (1986) zu den Effekten multipler Screen-Fragen läßt sich ableiten, daß das umgekehrte Trichterprinzip eine höhere Aufdeckungsrate bedingt.

Diese Hypothese wird auch durch die Ergebnisse des von uns durchgeführten Mittelwertvergleichs der Prävalenzraten mit der Anzahl und dem Aufbau der Screen-Fragen bestätigt: Signifikant höhere Prävalenzraten wurden in denjenigen Studien ermittelt, in denen zur Identifikation von Mißbrauchsopfern multiple Screen-Fragen in umgekehrter Trichterform dargeboten wurden.

2.2.5 Verweigerungsrate

In der aktuellen Forschungsliteratur werden mögliche Effekte der Anzahl verweigerter Antworten auf die Prävalenzrate vor allem hinsichtlich zweier Hypothesen diskutiert. Die Beantwortung eines Fragebogens bzw. die Beantwortung von Interviewfragen zu sexuellen Mißbrauchserfahrungen in ihrer Kindheit werde von Mißbrauchsopfern eher verweigert, so die erste Hypothese. Antwortverweigerungen würden v.a. den Widerstand, sich mit der erlittenen

Traumatisierung auseinanderzusetzen und/oder Schamgefühle widerspiegeln. Folge niedriger Antwortraten wären somit künstlich niedrige Prävalenzraten, da von Mißbrauch betroffene Personen weniger wahrscheinlich an einer Untersuchung teilnehmen als nicht-mißbrauchte Personen.
Die zweite, entgegengesetzte Hypothese geht davon aus, daß sexuell mißbrauchte Personen in Untersuchungen zum sexuellen Mißbrauch die Gelegenheit wahrnehmen, ihre Viktimisierung interessierten Personen anzuvertrauen. Eine wie im obigen Modell gleich niedrige Antwortrate würde demnach eine künstlich hohe Prävalenzrate nach sich ziehen.
Besonders bedeutsam ist der Prozentsatz verweigerter Antworten in den zufallsverteilten Stichproben, da dieser Faktor natürlich deren Repräsentativität einschränkt.

Erste Hinweise für eine Beeinflussung der Prävalenzrate in Abhängigkeit von der jeweiligen Antwortrate liefert eine diesbezügliche Analyse bis 1988 erschiener Dunkelfelduntersuchungen von Haugaard & Emery (1989). Prävalenzstudien zum sexuellen Mißbrauch mit einer hohen Beantwortungsquote, so das Ergebnis dieser Analyse, gehen mit deutlich niedrigeren Prävalenzen einher, als Studien mit geringen Antwortquoten. Demnach scheint ein Großteil der befragten Mißbrauchsopfer die Möglichkeit zu nutzen, sexuelle Viktimisierungserlebnisse in einer Befragung zu eröffnen.

Das Ergebnis des von uns durchgeführten Vergleichs der Prävalenz- mit den Verweigerungsraten (vgl. Tab. 4) spricht dafür, daß dieses Ergebnis auch für reine Männerstichproben gilt. Wie in der Arbeit von Haugard & Emery (1989), waren auch in der von uns durchgeführten statistischen Analyse hohe Antwort- bzw. niedrige Verweigerungsraten mit signifikant höheren Ausmaßraten verbunden.

2.2.6 Stichprobenmerkmale

Nicht nur methodische Unterschiede der einzelnen Studien, sondern auch wahre Unterschiede in den bisher befragten Populationen, können als Ursache für die große Streubreite der Prävalenzraten in Betracht kommen. So stellen z.B. Studentenpopulationen im Gegensatz zu anderen untersuchten Populationen eine hochselektierte Bevölkerungsgruppe dar. Im folgenden Abschnitt diskutieren wir, ob Stichprobenmerkmale wie Bildungsstand, sozioökonomischer Status, das Befragungsalter sowie regionale Unterschiede mit den erhobenen Prävalenzraten in Beziehung stehen.

Alter der Befragten: Während in den Studien mit Stichproben aus der Allgemeinbevölkerung das Alter der Befragten breit gestreut ist, repräsentieren die untersuchten Studentenpopulationen eine vergleichsweise junge Bevölkerungsgruppe.
In der Forschungsliteratur wurden mögliche Effekte des Lebensalters zum Zeitpunkt der Befragung auf die Prävalenzrate v.a. hinsichtlich zweier Hypothesen

diskutiert. So weist Bange (1992) darauf hin, daß jüngere Populationen sich leichter an ihre Kindheit und Jugend erinnern könnten als ältere Menschen. Zudem könnten ältere Teilnehmer u.U. anders erzogen und weniger bereit sein, offen über derart intime und sensible Themen wie Sexualität und sexuelle Viktimisierung Auskunft zu geben (LaFontaine 1990). Wyatt & Peters (1986, 246) ziehen die Möglichkeit eines steigenden Ausmaßes sexueller Gewalt gegen Kinder im Verlauf dieses Jahrhunderts in Betracht. Gemäß beiden Hypothesen sind in jungen Bevölkerungsgruppen somit höhere Prävalenzraten zu erwarten, wobei Hypothese 1 für sich allein genommen gleichzeitig auf künstlich niedrige Prävalenzraten bei älteren Befragten verweist.
Ein Vergleich der hier diskutierten Studien zeigt signifikant höhere Prävalenzraten für diejenigen Untersuchungen, deren Stichproben sich vorwiegend aus jüngeren Bevölkerungsgruppen zusammensetzen.
Neben den methodischen Vorbehalten, die für alle Ergebnisse der von uns durchgeführten, univariaten Analyse gelten, ist die Aussagekraft dieses Ergebnisses zusätzlich eingeschränkt, da fast alle Studien mit jüngeren Untersuchungsteilnehmern auch mit Studenten durchgeführt wurden. Studenten unterscheiden sich aber nicht nur aufgrund der Altersstruktur von anderen Bevölkerungsgruppen, sondern z.B. auch aufgrund ihres Bildungsstandes oder ihrer Schichtzugehörigkeit (s.u.). Hinzu kommt noch, daß Studenten in der Regel mit Untersuchungen, deren Sinn und Handhabung vetrauter sind und einer Befragung weniger Skepsis entgegenbringen als die meisten anderen Bevölkerungsgruppen. Von daher ist auch eine niedrigere Verweigerungsrate zu erwarten (vgl. Tab. 4). Dies wiederum könnte, wie aufgezeigt, die Höhe der ermittelten Prävalenz beeinflussen.
Die spezifischen Effekte einzelner Stichprobenmerkmale, wie z.B. das Alter, der Bildungsstand oder die Schichtzugehörigkeit der Befragten auf die Prävalenzrate, lassen sich aufgrund dieser Zusammenhänge, in einem solch groben Vergleich zwischen verschiedenen Studien, nicht mehr isolieren.

Innerhalb einer Stichprobe haben nur Baker & Duncan (1985) und Finkelhor et al. (1990) die Prävalenzrate nach Altersbereichen aufgeschlüsselt. In der von Baker & Duncan untersuchten Population zeigte sich eine leichte Tendenz niedrigerer Prävalenzraten der 45jährigen und älteren, im Vergleich zu den 15-44jährigen, mit einer geringfügig höchsten Prävalenzrate in der Gruppe der 15-24jährigen (jedoch nicht nach Männern und Frauen getrennt). Finkelhor (1990) hingegen stellte die höchste Prävalenzrate in der Gruppe der 40-49jährigen fest. Der Autor vermutet für diese Bevölkerungsgruppe eine real höhere Prävalenz, da die zum Zeitpunkt der Untersuchung 40-49jährigen ihre Kindheit während des Zweiten Weltkrieges verlebten. Zu dieser Zeit waren in vielen Familien die Väter für einen langen Zeitraum abwesend. Die Trennung vom natürlichen Vater wiederum konnte als Risikofaktor für Mißbrauchserlebnisse in der Kindheit identifiziert werden (vgl. Kap. 3).

Region: Auch die geografische Herkunft der Befragten ist ein Faktor, der die erhobenen Prävalenzraten beeinflussen könnte. Dies gilt sowohl für regionale Unterschiede innerhalb einer Stichprobe, als auch für nationale Unterschiede zwischen den bisherigen Dunkelfeldstudien.

Innerhalb einer Stichprobenpopulation wurde die Beziehung von der Prävalenzrate zur Region von Bange (1992), Baker & Duncan (1985), Goldman & Goldman (1988), Finkelhor (1979), Finkelhor et al. (1990), Fromuth & Burkhart (1987), Lopez (1995) und Sariola & Uutela (1994) untersucht.
Im Sinne der Hypothese, daß Familien, in denen es zu sexueller Gewalt kommt, häufig sozial isoliert sind (vgl. z.B. Hirsch 1990), wurde auch vermutet, daß sexueller Kindesmißbrauch in ländlichen Gebieten häufiger vorkommt als in städtischen Regionen.
Während in den Studien von Baker & Duncan (1985), Bange (1992), Lopez (1995) und Sariola & Uutela (1994) keine regionalen Häufungen nachweisbar waren, berichteten die von Finkelhor (1979) befragten Männer signifikant häufiger über sexuelle Mißbrauchserlebnisse, wenn sie auf Farmen aufgewachsen waren. Verglichen mit städtischen Gebieten, ermittelten Goldman & Goldman (1988) signifikant höhere Prävalenzraten in der ländlichen Bevölkerung (allerdings nicht getrennt nach Männern und Frauen).
Die vorliegenden Ergebnisse sind damit widersprüchlich. Allerdings steht ein Vergleich sexueller Mißbrauchserlebnisse innerhalb und außerhalb der Familie bezüglich dieser regionalen Unterschiede noch aus. Daten, welche die obige Hypothese stützen oder wiederlegen könnten, müßten aber auf einer solchen Differenzierung beruhen. So konnte Bange (1992) für die von ihm untersuchte Population feststellen, daß Studentinnen, die in der Familie sexuell ausgebeutet wurden, signifikant häufiger in Dörfern und Kleinstädten aufgewachsen sind. Ein nicht nach intra- und extrafamiliärem Mißbrauch differenzierter Vergleich mit der gleichen Stichprobe verdeckte diesen Zusammenhang.
Eine Analyse nationaler Unterschiede im Ausmaß sexuellen Mißbrauchs an Jungen ist bisher kaum möglich, da ein direkter Vergleich der entsprechenden Prävalenzstudien aufgrund fehlender methodischer Übereinstimmung nicht zulässig ist. Aufgrund der großen methodischen Unterschiede zwischen den Studien ist es wahrscheinlich, daß - wie im Vergleich der US-amerikanischen Studien (vgl. Peters et al. 1986) - auch im internationalen Vergleich ein Großteil der Varianz in den Ausmaßraten auf eben diese Methodenunterschiede zurückgeht. So dürfte z.B. die hohe Prävalenz (29%) der südafrikanischen Studie (Collings 1991) in erster Linie auf die extrem breite Definition dieser Untersuchung zurückgehen, durch die etwa 70% Mißbrauchshandlungen ohne Körperkontakt in die Ausmaßrate eingehen.
Der einzig mögliche direkte Vergleich von Studien unterschiedlicher Nationalität stützt die Hypothese einer künstlichen Varianzquelle: Goldman & Goldman (1988) replizierten Finkelhors amerikanische Untersuchung (1979) in Australien und erhoben ein exakt gleiches Ergebnis.

Tab. 4 Prävalenzraten und methodische Faktoren

Studie	(n)	PR	Befragungsformat	Stichprobenquelle
Schüler und Studenten				
1. Bange 1992	343	8%	SAF	Studenten d. Univ. Dortmund
2. Bendixen et al. 1994	486	3,5%	SAF	Studenten d. Univ. Trondheim, Norwegen
3. Boudewyn & Liem 1995	173	16%	SAF	Studenten aus Boston, USA
4. Collings 1991	204	29%	SAF	Studenten d. Univ. Natal, Süd-afrika
5. Elliger & Schötensack 1991	557	7%	SAF	Studenten u. Berufsschüler aus Würzburg
6. Edgardh 1992		7%	SAF	17jährige Schüler aus Schweden
7. Finkelhor 1979	266	9%	SAF	Studenten aus 6 Univ., New England, USA
8. Fritz et al. 1981	412	9%	SAF	Studenten d. Univ. Washington, USA
9. Fromuth & Burkhart 1987	582	4-24%	SAF	Studenten aus Westen und Süden der USA
10. Goldman & Goldman 1988	388	9%	SAF	Studenten aus 10Univ. aus Victoria, Australien
11. Krugman 1992	263	12,8%	SAF	Sudenten der Univ. SanJosé, Costa Rica
12. Landis 1957	460	30%	SAF	Studenten der Univ. Von Kalifornien, USA
13. Lazartigues et al. 1989	391	11%	SAF	Studenten v. Universitäten aus Paris, Frankreich
14. Raupp & Eggers 1993	412	6,3%	SAF	Studenten Berufsschüler aus Essen, BRD
15. Rsin & Koss 1987	2972	7,3%	SAF	Studenten der USA
16. Sariola & Uutela 1994	3666	3-7%*	SAF	Schüler der 9. Klasse, Finnland
Stichproben aus der allgemeinen Bevölkerung				
17. Bagley 1989	935	8,2%	PB	Bevölkerung Kanadas über 18 Jahre
18. Bagley et al. 1994	750	15,6%	SAF	Erwachsene aus Calgary, Kanada
19. Baker & Duncan 1985	970	8%	PB	Bevölkerung Großbritanniens über 15 Jahre
20. BMFuS 1993, BRD	255	14%	SAF	Mitarbeiter sozialer Einrichtungen
21. Ernst et al. 1993	197	3%	PB	junge Erwachsene aus der Schweiz
22. Finkelhor 1984, USA	187	6%	TB	Eltern aus Boston, USA mit Kindern v. 6-14Jahren
23. Finkelhor et al. 1990	1145	16%	TB+SAF	US-Bürger über 18 Jahre mit Telefon
24. Kercher & McShane 1984	461	3%	SAF	Führerscheinbesitzer aus Texas, USA
25. Kloiber 1994	1492	16,4%	SAF	Männer aus Berlin, BRD
26. Leth 1988		7%	SAF	Bevölkerung Dänemarks
27. Lopez et al. 1995	904	15%	SAF+PB	Bevölkerung Spaniens über 18 Jahre
28. Siegel et al. 1987	1480	3%	PB	Haushalte in Los Angeles, USA
29. Wetzels 1994	1604	4-9%	SAF	Wohnbevölkerung der BRD

	Stichprobenauswahl zufällig	nicht zufällig	Verweigerungsrate	Definition	Anzahl der Screen-Fragen	Aufbau der Screen-Fragen
Schüler und Studenten						
1.	X		52%	**S O G**	m.s.	uT
2.	X (str.)		28,3%	s **O** g	m.s.	T
3.		X	n.a.	**S M G**	m.s.	uT
4.		X	13%	s **O G**	m.s.	uT
5.	X (str)		n.a.	n.a.	n.a.	n.a.
6.		X	n.a.	s **O** g	m.s.	uT
7		X	8%	s **O** g	m.s.	T
8.		X	n.a.	s **M** g	n.a.	n.a.
9.		X	0%	breit - eng	n.a.	n.a.
10.		X	10%	s **O** g	m.s..	T
11.		X	<1%	**S O G**	m.s.	uT
12.		X	n.a.	s **O G**	m.s.	uT
13.	X (m.s.)		n.a.	s **O** g	m.s.	uT
14.	X		5%	s **O G**	m.s.	uT
15.	X (str.)		2%	s **O G**	m.s.	T
16.	X (str.)		4%	s **M G**	1	/
Stichproben aus der allgemeinen Bevölkerung						
17.	X (m.s.)		20%	**S M G**	n.a.	n.a.
18.	X (m.s.)		27,1%	**S M G**	n.a.	n.a.
19.	X (m.s.)		13%*	s **O** g	1	/
20.	n.a.		n.a.	n.a.	1	/
21.	X		28%*	**S O** g	1	/
22.	X		26%	**S O** g	2	T
23.	X		24%	**S O** g	m.s.	uT
24.	X		56%	s **O** g	1	/
25.	X		88%	s **O** g	m.s.	uT
26.	X		34%	n.a.	1	/
27.	X (m.s.)		18%	s **O** g	1	/
28.	X (m.s.)		n.a.	s **M G**	1	/
29.	X		10%	n.a.	n.a.	n.a.

m.s. = multiple screen - Fragen; str. = mehrfach stratifiziert

Definitionen: **S** = subjektive Bewertung; s = keine subjektive Bewertung erforderlich; **O** = mit u. ohne Körperkontakt; **M** = nur mit Körpertkontakt; **G** = gleichaltrige TäterInnen eingeschlossen; g = gleichaltrige TäterInnen ausgeschlossen

Bildungsstand: Eine weitere mögliche Ursache für die Streuung der Prävalenzraten hinsichtlich der Stichprobenmerkmale könnte im unterschiedlichen Bildungsstand der untersuchten Populationen liegen.
So vermutete Finkelhor (1979), daß Mißbrauchsopfer in Studentenpopulationen unterrepräsentiert sind, da die psychischen Folgen sexuellen Mißbrauchs das Erreichen eines höheren Bildungsstandes negativ beeinträchtigen könnten.
Die bereits vorgestellten Ergebnisse widersprechen dieser Annahme. Bisher wurden in Studentenstichproben, im Vergleich zu Stichproben aus der Allgemeinbevölkerung, im Mittel höhere Prävalenzraten sexuellen Mißbrauchs erhoben. Allerdings sind die Gründe für diese erhöhten Prävalenzen bisher noch nicht auszumachen. Sowohl einzelne Merkmale von Studentenstichproben (wie z.B. Alter oder Bildungsstand), als auch spezifische Erhebungsbedingungen, welche die Identifikation von Mißbrauchsopfern erleichtern (z.B. daß Studenten im Umgang mit Fragebogenuntersuchungen vetraut sind), kommen als Ursachen in Frage.

Schichtzugehörigkeit: Der Mythos, daß sexueller Kindesmißbrauch ein besonderes Problem unterer sozialer Schichten ist, bestimmt bis heute das Denken vieler Menschen (vgl. Bange 1992).
Die vorliegenden empirischen Befunde von Bagley et al. (1994), Bange (1992), Baker & Duncan (1985) und Finkelhor (1979) beziehen sich alle auf das klassische Schichtmodell, welches obere Schicht, obere Mittelschicht, untere Mittelschicht und untere Schicht unterscheidet (vgl. Hurrelmann et al. 1989). Die Familien der Befragten wurden mittels verschiedener Schichtindizes, wie z.B. Berufsposition von Vater/ Mutter, schulische Ausbildung von Vater/Mutter, Einkommen von Vater/Mutter, den einzelnen Schichten zugeordnet.
Zuverlässige Aussagen über eine Verteilung sexueller Gewalt gegen Jungen, in den so definierten Bevölkerungsschichten, lassen die bisher erhobenen Daten noch nicht zu. Während die Ergebnisse von Bagley et al. (1994) und Finkelhor (1979) den Mythos einer Überrepräsentanz sexuellen Mißbrauchs an Jungen in unteren sozialen Schichten stützen*, konnten Bange (1992) und Baker & Duncan (1985) keinen Zusammenhang zwischen sozialer Schichtzugehörigkeit und Häufigkeit sexuellen Mißbrauchs feststellen.
Zieht man die Daten von Beratungsstellen (Enders; pers. Mitteilung 1996) gegen sexuellen Mißbrauch hinzu, so ist es wahrscheinlich, daß sexuelle Gewalt gegen Jungen kein spezifisches Problem unterer sozialer Schichten ist,

---

* *Finkelhor (1979) stellte in der von ihm untersuchten Studentenpopulation eine um 2/3 erhöhte Wahrscheinlichkeit für sexuellen Mißbrauch in Familien mit einem Jahreseinkommen von unter 10000 Dollar fest. Unabhängig von einer grundsätzlichen Kritik am Schichtbegriff ist u.E. eine Zuordnung von Familien zu einer sozialen Schicht durch ein einziges Kriterium wenig aussagekräftig.*

sondern auch in den mittleren und oberen Schichten ein weit verbreitetes psychosoziales Problem darstellt.

2.2.7 Diskussion

Wie die Analyse der bisherigen Dunkelfeldstudien zum Ausmaß sexuellen Mißbrauchs an Jungen zeigt, sind sexuelle Gewalthandlungen gegen Jungen ein weit verbreitetes psychosoziales Problem. Nach den Ergebnissen von 23 der 29 hier vorgestellten Studien liegt die Prävalenz über sechs Prozent; allein acht dieser Studien erhoben Ausmaßraten, die über 14 Prozent liegen.
Exakte Angaben zur Prävalenz sexuellen Mißbrauchs an Jungen sind allerdings noch nicht möglich. Zu groß ist die Streuung der bisher ermittelten Raten.
Dabei scheint ein Großteil dieser Varianz auf methodische Unterschiede der verschiedenen Studien zurückzugehen. Die spezifischen Effekte der vorgestellten methodischen Faktoren auf die Prävalenzrate haben jedoch noch weitgehend hypothetischen Charakter. Die Anzahl der Dunkelfelduntersuchungen ist noch zu klein, um multivariate Analysen der Beziehungen zwischen methodischen Faktoren und Prävalenzraten durchzuführen. Lediglich der Effekt unterschiedlicher Definitionen auf die Prävalenz dürfte durch die, eigens für diese Fragestellung konzipierte Studie von Fromuth & Burkhardt (1987) sowie durch die Ergebnisse von Elliger & Schötensack (1991), als gesichert gelten.

Aufgrund eines Mangels an veröffentlichten Daten können feinere methodische Varianten bisher überhaupt noch nicht in eine vergleichende Analyse von Prävalenzuntersuchungen eingehen. So ist zu erwarten, daß z.B. auch die Eigenschaften der InterviewerInnen, die Präsentation der Studie, Länge und Reihenfolge der Fragen oder die Art der Skalen einen Effekt auf die Prävalenzrate haben.

Eine Anzahl weiterer Probleme ist mit der Tatsache verbunden, daß fast alle Daten zum Ausmaß sexuellen Mißbrauchs an Jungen retrospektiv erhoben wurden.
Zum einen erfassen retrospektive Prävalenzstudien nicht das gegenwärtige Ausmaß von sexuellem Mißbrauch, sondern vergangene Prävalenzen. Damit stellt sich die Frage nach der Übertragbarkeit von Ergebnissen aus retrospektiven Untersuchungen auf aktuelle Verhältnisse. Daten zum Ausmaß sexuellem Mißbrauchs an Jungen, die in erwachsenen Populationen erhoben wurden, müssen nicht gegenwärtige Zustände widerspiegeln.
Mit der retrospektiven Erhebung der Daten ist zudem eine mögliche Verzerrung der Ergebnisse verbunden, da die Antworten der Befragten Erinnerungseffekten unterliegen. Retrospektive Berichte geben in erster Linie die kognitive Repräsentation des Erlebten wieder, weniger die faktischen Gegebenheiten (Filipp 1990). Da in Dunkelfeldstudien (besonders mit zufallsverteilten Populationen) oft Personen sehr unterschiedlichem Alters befragt werden, könnten Erinnerungseffekte in unterschiedlichem Maße wirksam werden.

Die Validität retrospektiv erhobener Daten ist aufgrund dieser verzerrenden Erinnerungseffekte umstritten. Während z.B. Kriminologen zögern, Straftaten zu untersuchen, die länger als ein Jahr zurückliegen (vgl. Finkelhor 1986), wird in Studien zu sexuellem Mißbrauch nach Erlebnissen gefragt, die u.U. mehrere Jahrzehnte zurückliegen.
Um Daten zu erheben, die im höherem Maße aktuelle Gegebenheiten repräsentieren und weniger verzerrenden Erinnerungseffekten unterliegen, sollten also vornehmlich junge Erwachsene befragt werden. Peters et al. (1986) weisen darauf hin, daß es theoretisch auch möglich sei, Kinder zu untersuchen. Bisher gibt es aber noch kein Forschungsdesign, welches die methodischen und ethischen Fragen, die sich aus der Befragung von Kindern zu sexuellen Mißbrauchserlebnissen ergeben, ausreichend berücksichtigt.

Ein weiteres wichtiges Problem betrifft die Möglichkeit, daß nicht alle betroffenen Männer im Rahmen von Untersuchungen die eigene sexuelle Viktimisierung angeben. Peters et al. (1986) unterscheiden vier mögliche Ursachen: 1) Die Mißbrauchserlebnisse werden verdrängt und sind der Erinnerung nicht mehr zugänglich. 2) Die Mißbrauchserlebnisse sind teilweise vergessen, aber durch angemessene Erinnerungshilfen wieder abrufbar. 3) Die Erlebnisse sind der Person zwar bewußt, aber werden von ihr nicht unter den Begriffen und Konzepten der Untersuchungsfragen gespeichert. 4) Erlebnisse werden erinnert, aber aus Scham oder anderen, der Person bewußten Gründen nicht angegeben.
Während es wohl nicht möglich sein wird, Dunkelfelduntersuchungen so zu konzipieren, daß verdrängtes Material erinnerbar wird, sind bei den anderen Problemen Strategien vorstellbar, welche die Wahrscheinlichkeit des Erinnerns und Berichtens erhöhen. Fragetechniken, verwendete Begriffe und Konzepte und das Untersuchungssetting müssen so gewählt werden, daß a) Erinnerung gefördert wird (wiederholtes Fragen, Trichterprinzip), b) eine größtmögliche Übereinstimmung zwischen der Terminologie der Untersuchung und den Konzepten der befragten Personen geschaffen wird (Verzicht auf wertende Begriffe, Beschreibung konkreter sexueller Handlungen statt weitgefaßter Konzepte), und c) mit entsprechenden Techniken eine angenehme, vertrauensvolle Befragungssituation geschaffen wird (ausgebildete InterviewerInnen, Rapport, Beratungs- und Hilfsangebote).
Sozialisationstheoretische Überlegungen und klinische Erfahrungen legen nahe, daß es Männern aufgrund innerer und äußerer Rollenanforderungen extrem schwerfällt, Mißbrauchserlebnisse mitzuteilen (vgl. Kap. 4). Daher ist es u.E. notwendig, auch geschlechtsspezifische Untersuchungsstrategien zu entwickeln. Wie mehrere Studien (z.B. Bange 1992, Baker & Duncan 1985) zeigen konnten, bewerten Jungen/Männer erlebte sexuelle Übergriffe häufig nicht als mißbrauchend oder schädlich. Zum einen ist es möglich, daß ein Teil der Jungen sexuelle Handlungen tatsächlich als weniger bedrohlich wahrnimmt und bewertet. Wahrscheinlicher ist es aber, daß betroffene Jungen/Männer erlebte Mißbrauchserfahrungen umdeuten bzw. verleugnen, um sich vor dem Stigma zu

schützen, als schwach, unmännlich, schwul, etc. zu gelten. Beide Reaktionen spiegeln internalisierte Rollenerwartungen des klassischen Männerbildes wider. Untersuchungen müssen diese geschlechtsspezifischen Besonderheiten berücksichtigen: So sollten z.B. in der Formulierung der Fragen statt wertender Begriffe wie 'sexueller Mißbrauch' neutrale Beschreibungen sexueller Aktivitäten und Erlebnisse gewählt werden. Unsere eigenen klinischen Erfahrungen in der Arbeit mit sexuell mißbrauchten Jungen zeigen, daß es Jungen leichter fällt, über sexuelle Viktimisierungserlebnisse zu berichten, wenn die mit der männlichen Geschlechtsrolle verbundenen Bewertungs - und Verleugnungstendenzen sexueller Mißbrauchserfahrungen sowie die möglichen Ängste vor einer Eröffnung ausdrücklich angesprochen werden. Ob sich dieser Zusammenhang auch in retrospektiven Prävalenzstudien mit Männern zeigt, bleibt jedoch zu prüfen.

2.3 Ausmaß sexuellen Mißbrauchs an Jungen in klinischen Populationen

Im Gegensatz zu den Dunkelfeldstudien stützen sich die bisherigen Untersuchungen zum Ausmaß sexuellen Mißbrauchs an Jungen in klinischen Populationen zumeist auf relativ kleine Stichproben. Die befragten klinischen Gruppen umfassen jugendliche und erwachsene Sexualstraftäter, sexuell aggressive Kinder, aufgrund nicht-sexueller Straftaten inhaftierte Jugendliche, Prostituierte, Ausreißer, und Patienten psychiatrischer Kliniken. Die in klinischen Stichproben ermittelten Ergebnisse lassen keine Rückschlüsse auf die allgemeine Bevölkerung zu, sondern untersuchen die möglichen Verbindungen von klinischen Symptomen und sexuellen Mißbrauchserfahrungen. So könnten erhöhte Prävalenzraten in klinischen Populationen zugleich auf mögliche Folgen sexuellen Mißbrauchs in Form der klinischen Auffälligkeiten verweisen (Watkins & Bentovim 1992; vgl. Kap. 4).
Im nun folgenden Abschnitt werden zunächst die in klinischen Populationen erhobenen Prävalenzraten referiert. Anschließend soll die Aussagekraft der erhoben Daten unter methodischen Gesichtspunkten bewertet werden.

2.3.1 Ausreißerpopulationen

Daß sexuell mißbrauchte Mädchen häufig von zu Hause weglaufen und einen hohen Anteil befragter Ausreißerinnen ausmachen, legen die Ergebnisse einer inzwischen größeren Anzahl von Studien nahe [Fisher & Birdie 1978; Libby & Bybee 1979; Edelbrock 1980; Orten & Soll 1981, Herman 1981; Blumberg 1981; Adams-Tucker 1982; Summit 1983; Janus et al. 1984].

Tab. 5 Prävalenzraten verschiedener klinischer männlicher Populationen

Studie	Population	[n*]	Erhebungs methode	Definition	PR
Burgess et al. 1988	erwachsene inhaftierte 'Serien-Vergewaltiger'	[41]	PB	mit/ohne KK, subj. Bewertung	76%
Briggs & Hawkins 1996	erwachsene inhaftierte Sexualstraftäter	[84]	PB	n.a.	93%
Condy et al. 1987	erwachsene inhaftierte:		SAF	KK, nur durch Frauen,	
	'Kindesmißbraucher'	[92]		< 16 J.; mind. 5 J.	37%
	'Vergewaltiger'	[65]		Altersdifferenz	57%
	Nicht-Sexualstraftäter	[57]			47%
Dhawan & Marshall 1996	erwachsene inhaftierte Sexualstraftäter:		SAF, PB	mit/ohne KK ungewollt	
	'Kindesmißbraucher'	[16]			50%
	'Vergewaltiger'	[29]			62%
Groth 1979	erwachsene inhaftierte 'Vergewaltiger' und 'Kindesmißbraucher'	[348]	PB	sexuelle Aktivität, die seelische Belastung/ Trauma verursacht	31%**
Faller 1989	erwachsene intrafamiliäre 'Kindesmißbraucher'	[154]	PB	KK, mind. 5 J. Altersdifferenz	20%
Hanson et al. 1994	erwachsene intrafamiliäre 'Kindesmißbraucher'	[74]	SAF	'unangemessene' sexuelle Kontakte	24,5%
Petrovich & Templar 1984	erwachsene inhaftierte 'Vergewaltiger'	[83]	PB	KK, nur durch Frauen, < 16 J.; mind. 5 J. Altersdifferenz	59%**
Pothast & Allen 1994	erwachsene inhaftierte 'Kindesmißbraucher'	[79]	PB	n.a.	36%
Seghorn et al. 1987	erwachsene inhaftierte Sexualstraftäter:	[184]	AA	eindeutige sex.	
	'Kindesmißbraucher'			Aktivität v. Erwachs.	53%
	'Vergewaltiger'			mit Kind < 16J.	37%
Awad & Saunders 1989	jugendliche Sexual-straftäter	[29]	PB	n.a.	26%
Bagley & Shew-chuk-Dann 1991	sexuell aggressive Kinder und Jugendliche	[60]	AA	gemäß kanadischem Strafgesetz	54%
Becker 1988	jugendliche Mißbraucher in Begutachtung/Therapie	[139]	PB	n.a.	19%
Becker et al. 1991	jugendliche Sexual-staftäter	[246]	PB	n.a.	21%
Becker & Stein 1991	jugendliche Sexual-straftäter	[160]	PB	n.a.	23%

Fortsetzung Tab. 5

Studie	Population	[n*]	Erhebungsmethode	Definition	PR
Cooper et al. 1996	jugendliche Sexualstraftäter	[330]	AA	KK; mind. 5J. Altersdiff. od. Zwang	34,2%
Fehrenbach et al. 1986	jugendliche Sexualstraftäter in psychiatrischer Behandlung	[297]	PB	n.a.	18%
Ford & Linney 1995	jugendliche 'Kindesmißbraucher'	[21]	PB	n.a.	52%
	jugendliche 'Vergewaltiger'	[14]			17%
Friedrich & Luecke 1988	sexuell aggressive Kinder	[13]	PB	KK, mind. 5 J. Altersdiff.	70%
Johnson 1988	sexuell auffällige &. aggressive Kinder & Jugendliche in ambulanter Behandlung	[47]	PB	n.a.	49%
Katz 1990	jugendliche 'Kindesmißbraucher'	[31]	SAF	n.a.	61%
Worling 1995 a	jugendliche Sexualstraftäter:		Ther	ungewollt, < 12J.: Täter > 13J.; > 12J.: Täter > 16 J.	
	mit Junge als Opfer:	[12]			75%
	mit Mädchen als Opfer:	[29]			24%
	mit Mädchen und Jungen als Opfer:	[19]			74%
Worling 1995 b	jugendliche Sexualstraftäter: Geschwister als Opfer:	[32]	Ther	wie Worling 1995a	66%
Janus et al. 1987	Ausreißer	[89]	PB	gegen den Willen, subj. Bewertung	32%
Janus et al. 1988	Prostituierte [14-25 J.]	[28]	PB	gegen den Willen	84%
Weisberg 1985	Prostituierte [12-18 J.]	[79]	PB	n.a.	44%
Brannon et al. 1990	jugendliche Straftäter	[63]	PB	KK; Täuschung oder Zwang	70%
Dhawan & Marshall 1996	erwachsene nicht-sexuelle Straftäter	[20]	PB	mit/ohne KK ungewollt	20%
Ford & Linney 1995	jugendliche nicht-sexuell Gewalttätige	[26]	PB	n.a.	17,4%
Emslie & Rosenfeld 1983	Kinder und jugendliche Patienten in geschlossener psychiatrischer Abteilung	[39]	AA	n.a.; nur intrafamiliär	8%

Fortsetzung Tab. 5

Studie	Population	[n*]	Erhebungs methode	Definition	PR
Harrison et al. 1990	Jugendliche in stationärer Drogentherapie	[1227]	PB&AA	eigene Bewertung	11%
Jacobson & Herald 1990	Patienten in stationärer psychiatrischer Behandlung	[50]	PB	mit/ohne KK; Zwang	26%
Rohsenow et al. 1988	Alkohol- und Drogen-abhängige Jugendliche Erwachsene:	[81] [205]	PB	< 16J.; KK mit Genitalien; mind. 5J. Altersdiff.	31% 14%
Sansonnett-Hayden et al. 1987	Jugendliche Patienten bei Aufnahme in stationäre psychiatrische Behandlung	[25]	PB	KK; Reifeunterschied; keine wissentliche Zustimmung	24 %
Swett et al. 1990	Männer in Psychiatrie [ambulant]	[125]	SAF	gegen den Willen; KK;	11,1%

AA=Aktenanalyse; PB=persönliche Befragung; SAF=selbst auszufüllender Fragebogen; Ther = Therapiebeobachtungen; KK = Körperkontakt

Hingegen ist uns nur eine Studie bekannt, in der sexuelle Mißbrauchserfahrungen in der Geschichte männlicher Ausreißer untersucht wurden*.
Diese kanadische Studie von Janus et al. 1987 basiert auf einer nicht repräsentativen Stichprobe von 89 Jugendlichen, die sich in einem Krisenzentrum für Ausreißer gemeldet hatten und dort vorübergehend freiwillig wohnten. In persönlichen Interviews durch ausgebildete BeraterInnen wurden die Jugendlichen auch nach sexuellen Mißbrauchserlebnissen befragt. Die Jugendlichen galten als sexuell mißbraucht, wenn sie mindestens eine der drei folgenden Fragen mit ‘ja’ beantworteten: 1] „Have you ever had sex against your will?“; 2] „Have you ever been sexually molested?“; 3] „Have you ever been forced to view the sex act?“. 38, 2% der Jugendlichen beantworteten mindestens eine der Fragen mit ‘ja’.

2.3.2 Erwachsene und jugendliche Sexualstraftäter, sexuell aggressive Kinder

„Rape is a symptom“ kommentiert Groth (1979) - von konsequent klinischem Standpunkt aus - das Ergebnis der von ihm durchgeführten Befragung inhaftierter Sexualstraftäter nach sexuellen Traumata in deren eigener Geschichte. Seit-

* *Die Ergebnisse weiterer Studien wurden nicht nach Geschlechtern getrennt ausgewertet und sind deshalb hier nicht aufgenommen worden.*

her hat es eine Reihe weiterer Untersuchungen gegeben, in denen außer erwachsenen, auch jugendliche Sexualstraftäter sowie sexuell aggressive Kinder bezüglich eigener sexueller Mißbrauchserlebnisse untersucht wurden. Da im Vergleich mit den Dunkelfeldstudien in diesen Populationen konsistent höhere Mißbrauchsraten erhoben wurden, wird in den USA seit Mitte der achtziger Jahre immer wieder auf die Gefahr einer 'zyklischen Viktimisierung' hingewiesen (z.B. Knopp 1986; Ryan 1987; s.u.). Gemeint ist eine erhöhte Wahrscheinlichkeit, daß aus Opfern sexuellen Mißbrauchs wiederum Täter werden. Nicht zuletzt präventive Überlegungen dürften daher die große Anzahl der Studien mit erwachsenen und jugendlichen Sexualstraftätern sowie sexuell aggressiven Kindern begründen.

Erwachsene Sexualstraftäter: In der bereits erwähnten Studie von Groth (1979) wurden 348 inhaftierte Sexualstraftäter in persönlichen Interviews über sexuelle Traumata in ihrer Kindheit befragt. Für zusätzliche Daten wurden klinische Akten gesichtet. Von den 348 Männern hatten 178 sexuellen Mißbrauch an Kindern und 170 sexuelle Gewalt an Erwachsenen begangen.

Im Gegensatz zu allen anderen hier diskutierten Studien basiert die Untersuchung von Groth nicht auf einer Definition sexuellen Mißbrauchs. Statt dessen verwendet der Autor den Begriff des sexuellen Traumas, den er operationalisiert als „jegliche sexuelle Aktivität, die eine Person erlebt oder beobachtet hat, und die eine emotionale Belastung oder Störung verursachte" (a.a.O., 10, Übers.d.Verf.). Somit werden nicht nur sexuelle Erlebnisse im Sinne einer sexuellen Interaktion zwischen zwei Personen berücksichtigt, sondern auch andere traumatische Erlebnisse wie z.B. die Verletzung der Genitalien nach einem Verkehrsunfall oder die von einem Gefangenen berichtete Beschneidung im Alter von 14 Jahren als Strafe für häufiges Masturbieren. Leitet man eine Definition sexuellen Mißbrauchs aus den aufgelisteten Daten ab, so würde diese eine obere Altersbegrenzung von 15 Jahren beinhalten, keine Altersdifferenz zwischen Opfer und TäterIn bei körperlicher Gewaltanwendung, eine Altersdifferenz von mindestens 5 Jahren, wenn die sexuellen Handlungen ohne körperliche Gewalt erzwungen wurden sowie sexuelle Handlungen mit und ohne Körperkontakt. Während insgesamt 31% der Befragten sexuelle Traumata nach obiger Operationalisierung berichteten, gelten 23% der Männer nach dieser Definition als sexuell mißbraucht (bzw. 20% bei Abzug derjenigen Männer, die in ihrer Kindheit sexuelle Aktivitäten beobachtet hatten).

Burgess et al. (1988) interviewten 41 inhaftierte 'Serien-Vergewaltiger' (serialrapists; alle hatten mindestens 10 Vergewaltigungen an Frauen zugegeben) aus 12 verschiedenen Staaten der USA.

Von den Befragten berichteten insgesamt 75,6% über sexuelle Erfahrungen in ihrer Kindheit, die von der Forschergruppe als sexueller Mißbrauch bewertet wurden, weil a) eine Form von Zwang oder körperlicher Gewalt angewendet wurde, b) die Mißbraucher mindestens 5 Jahre älter waren als die Befragten oder c) die Mißbraucher eine sorgeberechtigte oder eine Autoritätsperson war.

Seghorn et al. (1987) untersuchten in einer Aktenanalyse 184 inhaftierte Sexualstraftäter, die im Rahmen ihrer Haftstrafe an einem speziellen Therapieprogramm teilnahmen. Nach dem Kriterium des Alters der Opfer wurden die Männer für diese Studie in zwei Subgruppen geteilt. War das Opfer jünger als 16 Jahre, wurden die Männer als 'Kindesmißbraucher' (child molesters) klassifiziert. Männer, deren Opfer älter als 16 Jahre waren, wurden unter die Gruppe der 'Vergewaltiger' (rapists) subsummiert. Sexueller Mißbrauch wurde in dieser Untersuchung definiert als jegliche eindeutig sexuelle Aktivität eines Erwachsenen mit einem Kind unter 16 Jahren. In der Gruppe der 'Kindesmißbraucher' wurde nach dieser Definition eine Prävalenzrate eigener sexueller Mißbrauchserfahrungen von 53% ermittelt, in der Gruppe der 'Vergewaltiger' eine Rate von 37%.
Ein Vergleich der Prävalenz sexueller Mißbrauchserlebnisse in der Kindheit von 'Vergewaltigern' und 'Kindesmißbrauchern' wurde ebenfalls von Dhawan & Marshall (1996) durchgeführt. Die Vergleichsgruppe dieser Untersuchung setzte sich aus Straftätern zusammen, die keine Sexualdelikte begangen hatten. Alle interviewten Täter waren in psychotherapeutischer Behandlung oder hatten eine solche abgeschlossen. 58% der Sexualstraftäter (62% der 'Vergewaltiger' und 50% der 'Kindesmißbraucher') berichteten, als Kind ungewollte sexuelle Handlungen mit Körperkontakt erlitten zu haben. Die wegen nicht-sexueller Delikte inhaftierten Straftäter waren mit 20% signifikant seltener betroffen.
Petrovich & Templar (1984) und Condy et al. (1987) befragten inhaftierte Sexualstraftäter ausschließlich nach heterosexuellen Mißbrauchserlebnissen in ihrer Kindheit. In beiden Studien wurde eine Definition zugrundegelegt, die eine obere Altersbegrenzung von 16 Jahren festlegte. Die Täterin mußte mindestens 5 Jahre älter als das Opfer gewesen sein. Sämtliche aufgelisteten Mißbrauchshandlungen beinhalten zudem Körperkontakt. In der Studie von Petrovich & Templar (1984) berichteten 59% der 83 befragten Männern, in ihrer Kindheit von Frauen sexuell mißbraucht worden zu sein. Bei einer oberen Altersbegrenzung bis 12 Jahren errechneten die Autoren eine Prävalenzrate von 24%.
Condy et al. (1987) unterteilten die von ihnen untersuchten Sexualstraftäter nach 'Vergewaltigern' (n=65) und 'Kindesmißbrauchern' (n=92). Als Kontrollgruppe nahmen zudem 55 nicht wegen Sexualvergehen Inhaftierte desselben Gefängnisses sowie 359 Studenten aus drei Universitäten Kaliforniens an der Untersuchung teil. Die Befragung aller Teilnehmer dieser Untersuchung fand mittels eines anonym auszufüllenden Fragebogens statt. Die Screen-Frage, mittels derer heterosexuelle Mißbrauchserlebnisse in dieser Fragebogenuntersuchung identifiziert werden sollten, lautete:

> *„Hatten Sie, bevor Sie 16 Jahre alt waren, jemals sexuellen Kontakt zu einer Frau oder einer Jugendlichen, die mindestens 16 Jahre und zugleich mindestens 5 Jahre älter war als Sie?“ (Übers.d.Verf.)*

Von den so befragten Studenten gaben 16% heterosexuelle Mißbrauchserlebnisse an. Die entsprechenden Zahlen aller Gefangenen-Gruppen lagen weitaus höher: 57 Prozent der 'Vergewaltiger', 37 Prozent der 'Kindesmißbraucher' und 47 Prozent der nicht wegen Sexualvergehen Inhaftierten gaben an, in ihrer Kindheit von einer Frau sexuell mißbraucht worden zu sein.
Ebenfalls in einem Gefängniskontext befragten Pothast & Allen (1994) erwachsene 'Kindesmißbraucher'. Von den 79 interviewten Männern dieser Studie, berichteten 29 (36%) über eigene sexuelle Mißbrauchserfahrungen in ihrer Kindheit (keine detaillierteren Daten).
Männer, die als biologische Väter oder sorgeberechtigte Personen eigene Kinder sexuell mißbraucht hatten, wurden in therapeutischen Kontexten von Faller (1989) und Hanson et al. (1994) befragt. In den klinischen Interviews der Studie von Faller berichteten 61 der 154 Männer (39,6%), als Junge mißbraucht worden zu sein (nur sexuelle Handlungen mit Körperkontakt). Die intrafamiliären 'Kindesmißbraucher' aus der Studie von Hanson und MitarbeiterInnen wurden in einer Fragebogenuntersuchung zu 'unangemessenen sexuellen Kontakten' (keine detaillierteren Angaben) in ihrer Kindheit befragt. Von den 74 untersuchten Männern bestätigten 18 (24,5%) solche sexuellen Erlebnisse.

Jugendliche Sexualstraftäter und sexuell aggressive Kinder: Aus den bisherigen Prävalenzuntersuchungen zum sexuellen Mißbrauch an Jungen geht hervor, daß ein beachtlicher Teil der mißbrauchenden Personen selbst noch Kinder oder Jugendliche sind (vgl. Kap. 3). Weiterhin zeigte sich, daß viele der bisher befragten erwachsenen Sexualstraftäter schon früh mit sexuellen Übergriffen begannen (z.B. Abel & Rouleau 1990, Longo & Groth 1983, Briggs & Hawkins 1996). Um die Ursachen dieser frühen Täterentwicklung zu ergründen, sind eine ganze Reihe von Studien durchgeführt worden, in denen jugendliche Sexualstraftäter und sexuell aggressive Kinder auch zu eigenen sexuellen Mißbrauchserlebnissen befragt wurden. Die von diesen Kindern und Jugendlichen selbst verübten, sexuellen Handlungen umfassen im wesentlichen (versuchte) Vergewaltigung, erzwungene vaginale, anale oder orale Penetration mit Finger, Penis oder Objekt, oral genitale Kontakte, sexuelle Berührungen bei Anwendung von körperlicher Gewalt, erzwungene genitale Kontakte ohne Penetration sowie exhibitionistische Akte.

Stichproben, die sich nur aus sexuell aggressiven Kindern zusammensetzten, wurden in klinischen Prävalenzuntersuchungen zum Ausmaß sexuellen Mißbrauchs an Jungen bisher erst zweimal untersucht. Friedrich & Luecke (1988) und Johnson (1988) befragten Jungen im Alter zwischen 4 und 11 bzw. 13 Jahren, die wegen sexueller Übergriffe auf jüngere Kinder in psychotherapeutischer Behandlung waren. Die Jungen aus beiden Studien wurden in die Stichprobe aufgenommen, wenn sie wiederholt sexuelle Genitalkontakte mit anderen Kindern erzwungen hatten, die mindestens zwei Jahre jünger waren. Die Daten der klinischen Interviews mit den Jungen sowie deren Eltern verweisen auf eine sehr hohe Prävalenz eigener Mißbrauchserlebnisse bei sexuell aggressiven

Kindern. 49% der Jungen aus der Studie von Friedrich & Luecke (1988) und 66% der Jungen aus der Studie von Johnson (1988) wurden als sexuell mißbraucht identifiziert.

Ähnliche Untersuchungsdesigns verwendeten Awad & Saunders (1989), Fehrenbach et al. (1986), Katz (1990) und Becker (1990).
Die Kinder und Jugendlichen dieser Untersuchungen waren zum Zeitpunkt der Befragung alle wegen der von ihnen verübten, sexuellen Übergriffe in therapeutischer Behandlung.
Awad und Saunders (1989) untersuchten 29 männliche Kinder und Jugendliche im Alter von 11 - 16 Jahren. Die Jungen und Jugendlichen wurden in die Untersuchungsstichprobe aufgenommen, wenn sie als 'Täter' mindestens vier Jahre älter als ihre Opfer waren. Eigene sexuelle Viktimisierungserlebnisse dieser Kinder und Jugendlichen wurden identifiziert, wenn diese von ihnen selbst oder von ihren Eltern in einem klinischen Interview eröffnet wurden, oder aus den Akten von Kinderschutz- bzw. Therapieinstitutionen die entsprechenden Informationen hervorgingen. Die so erhobene Prävalenzrate wird mit 26 % angegeben.
Fehrenbach et al. (1986) untersuchten 297 männliche Kinder und Jugendliche unter 18 Jahren, die sexuelle Übergriffe auf Kinder, Gleichaltrige oder Erwachsene verübt hatten. Die Identifikation von 53 Kindern und Jugendlichen (18%), die eigene sexuelle Mißbrauchserfahrungen erlitten hatten, erfolgte in persönlichen Interviews.
Katz (1990) und Becker (1990) befragten jugendliche Sexualstraftäter, die wegen Kindesmißbrauchs angeklagt waren. In den klinischen Interviews der Untersuchung von Katz gaben 61% der Jugendlichen an, selbst als Kinder sexuellen Mißbrauch erlitten zu haben. Becker (1990) wertete Aufnahmeinterviews aus, die mit jugendlichen Sexualstraftätern zu Beginn ihrer Therapie geführt wurden. In diesen Aufnahmeinterviews berichteten 19 % der Jugendlichen von eigenen Mißbrauchserfahrungen.

Cooper et al. (1996) werteten die Akten von 330 jugendlichen Sexualstraftätern aus, die über einen Zeitraum von 10 Jahren zwecks Diagnostik und Therapie an eine Universitätsklinik überwiesen worden waren. Die AutorInnen werteten nur solche sexuellen Handlungen als Mißbrauch, die Körperkontakt beinhalteten, und bei denen die mißbrauchende Person entweder fünf Jahre älter als das Opfer war oder Zwang bzw. Gewalt angewendet hatte. Nach dieser Definition hatten 34,2% der jugendlichen Sexualstraftäter in ihrer eigenen Kindheit selbst sexuelle Mißbrauchserfahrungen erlitten.
Aus den Patientenakten zweier psychiatrischer Einrichtungen isolierten Bagley & Shewchuk-Dann (1991) 60 Akten von männlichen Kindern und Jugendlichen, die Hinweise auf sexuell aggressives Verhalten enthielten. Von diesen Kindern und Jugendlichen waren laut Akteneintragungen 54% intrafamiliär und 31% außerhalb der Familie sexuell mißbraucht worden.

Ähnlich wie Groth (1979) und Condy et al. (1987) unterschieden auch Ford & Linney (1995), Katz (1990) sowie Worling (1995a) unterschiedliche Tätergruppen. Ford & Linney differenzierten zwischen jugendlichen 'Vergewaltigern' und Kindermißbrauchern. Als 'Vergewaltiger' wurden jene Jugendliche bezeichnet, die sexuelle Gewalt gegen Gleichaltrige oder Ältere verübt hatten, als 'Kindesmißbraucher' diejenigen, die jüngere Kinder oder Jugendliche mißbraucht hatten. Die Angaben zu eigenen Mißbrauchserlebnissen wurden in therapeutischen Zusammenhängen mittels persönlicher Interviews sowie durch eine Aktenanalyse ermittelt. Zusätzlich untersuchten die Autoren eine Gruppe Jugendlicher, die aufgrund von Gewalttaten nicht-sexueller Natur in therapeutischer Behandlung waren. In dieser Gruppe sowie in der Gruppe der 'Vergewaltiger' wurden Prävalenzen von jeweils 17% erhoben wurden, mit 52% war die Gruppe der 'Kindesmißbraucher' etwa drei Mal so häufig von eigener sexueller Viktimisierung betroffen.
Eine andere Art der Differenzierung nahm Worling (1995a) vor. Er unterschied die jugendlichen Täter nach dem jeweiligen Geschlecht ihrer Opfer und erhob in den so gebildeten Untergruppen das Ausmaß eigener Mißbrauchserfahrungen. Hier stellten sich deutliche Unterschiede zwischen Jugendlichen, die Mädchen mißbrauchten (24%) und Jugendlichen, die Jungen bzw. Jungen und Mädchen mißbrauchten (75% bzw. 74%), heraus. In einem weiterem Analyseschritt unterschied Worling (1995b) zwischen extra- und intrafamiliären Mißbrauchern. Jugendliche, die ihre Geschwister mißbraucht hatten, waren mit 66% fast doppelt so häufig selbst von Mißbrauch betroffen wie Jugendliche, die andere, nicht zur Familie gehörende Kinder mißbraucht hatten (36%).

2.3.3 Jungenprostitution

Im Gegensatz zur relativ großen Zahl von Studien, deren Population sich aus jugendlichen oder erwachsenen Sexualstraftätern zusammensetzen, finden sich bisher nur zwei Untersuchungen, in denen männliche Prostituierte zu sexuellen Mißbrauchserlebnissen befragt wurden.
In diesen Studien interviewten Janus et al. (1988) und Weisberg (1985) männliche Prostituierte im Alter von 14-25 Jahren, die über Kriseneinrichtungen Zugang zur Stichprobe fanden bzw. mithilfe von Streetworkern zur Teilnahme an der Untersuchung gewonnen wurden. Befragt wurden die Teilnehmer der beiden Studien im Rahmen von halbstrukturierten Interviews, in welchem als Teilaspekt spezifische Fragen zu sexuellen Mißbrauchserlebnissen in der Kindheit gestellt wurden.
In diesen Zusammenhängen gaben 24 der 28 von Janus et al. (1988) befragten Prostituierten an, erzwungene sexuelle Kontakte erlitten zu haben, wobei 11 von ihnen intrafamiliär und 13 außerhalb der Familie mißbraucht wurden.
Von den 79 Prostituierten aus der Studie von Weisberg berichteten 23 (29%), über sexuelle Mißbrauchserlebnisse mit Familienmitgliedern, weitere 12 (15%) über extrafamiliäre Mißbrauchshandlungen vor dem 16. Lebensjahr.

2.3.4 Jugendliche und erwachsene Straftäter

Bereits bei der Vorstellung der Ergebnisse zu eigenen Mißbrauchserfahrungen in der Geschichte von Sexualstraftätern, wurden Ausmaßraten sexuellen Mißbrauchs in Stichproben jugendlicher und erwachsener Straftäter referiert, die wegen nicht-sexueller Delikte inhaftiert worden waren. Als Kontrollgruppen wurden in den Untersuchungen von Ford & Linney (1995) jugendliche Straftäter, und in den Untersuchungen von Dhawan & Marshall (1996) und Condy et al. (1987) erwachsene Straftäter eingesetzt. Die Prävalenz sexuellen Mißbrauchs in diesen Stichproben betrugen 17%, 20% und 47%. Diese hohen Prävalenzen werden auch durch die bisher einzige gezielte Untersuchung in dieser Population bestätigt. In dieser Studie befragten Brannon et al. (1989) 63 jugendliche Straftäter, die wegen Eigentumsdelikten und Körperverletzung in Jugendhaft saßen. In Interviews berichteten 70% der Jugendlichen von sexuellen Mißbrauchserfahrungen, die Körperkontakt beinhalteten und durch Zwang oder Täuschung erreicht wurden.

2.3.5 Psychiatrische Populationen

Unter den von uns analysierten Studien finden sich fünf Untersuchungen, in denen das Ausmaß sexuellen Mißbrauchs in Stichproben von Kindern, Jugendlichen und Erwachsenen ermittelt wurde, die zum Zeitpunkt der Datenerhebung in psychiatrischer Behandlung waren. Jugendliche und Erwachsene in stationärer Drogen- bzw. Alkoholtherapie wurden in zwei Studien zu sexuellen Mißbrauchserlebnissen befragt. Eventuelle Rückschlüsse auf psychische Folgen sexuellen Mißbrauchs lassen nur jene Studien zu, in denen angegeben wurde, aufgrund welcher klinischer Auffälligkeiten sich die Patienten in psychiatrischer Behandlung befanden.

Emslie & Rosenfeld (1983) analysierten die Patientenakten von 39 Jungen und Jugendlichen im Alter von 9 - 17 Jahren, die aufgrund psychotischer Symptome, schwerer Verhaltensstörungen oder eines Suizidversuches Patienten einer geschlossenen psychiatrischen Abteilung waren. Im Rahmen der Erstellung einer psychiatrischen Diagnose war von den MitarbeiterInnen auch ein Fragebogen auszufüllen, in welchem Mitteilungen der Patienten über intrafamiliäre Mißbrauchserlebnisse festgehalten wurden. Offensichtlich wurden also nur solche Mißbrauchserfahrungen erhoben, welche die Patienten selbst eröffnet hatten. Die Beschränkung dieser Studie auf intrafamiliären und zudem selbst eröffneten sexuellen Mißbrauch läßt vermuten, daß die ermittelte Prävalenz von 8% die tatsächliche Häufigkeit sexueller Mißbrauchserlebnisse deutlich unterschätzt.

Jugendliche in stationärer psychiatrischer Behandlung wurden ebenfalls von Sansonnett-Hayden et al. (1987) untersucht. Die AutorInnen dieser Studie befragten die Jugendlichen in klinischen Interviews zu sexuellen Mißbrauchserfahrungen und gegenwärtigen psychischen Symptomen (mittels des Diagnostic

Interview Schedule for Children). Von den 25 Jugendlichen dieser Studie gaben 11 an, sexuelle Mißbrauchserfahrungen mit Körperkontakt erlitten zu haben. Im Vergleich der nicht-mißbrauchten Jugendlichen hatten die mißbrauchten Jugendlichen signifikant schwerwiegendere depressive Symptome und mehr Halluzinationen. Zudem hatten die mißbrauchten jugendlichen Psychiatriepatienten mehr Suizidversuche unternommen.
Kohan et al. (1987) führten keine direkte Befragung von Kindern in psychiatrischer Behandlung durch, sondern verschickten Fragebögen an MitarbeiterInnen von verschiedenen stationären psychiatrischen Kinderstationen. Ziel dieser Untersuchung war neben einer Identifizierung von Verhaltensweisen, hinsichtlich derer sich mißbrauchte und nicht-mißbrauchte Kinder unterschieden (vgl. Kap. 4), auch eine Prävalenzerhebung in einer präpubertalen allgemeinen psychiatrischen Kinderpopulation. Insgesamt 16% der 1074 so erfaßten Jungen wurden von den befragten MitarbeiterInnen als sexuell mißbraucht klassifiziert.

Ohne Angaben, aufgrund welcher klinischer Auffälligkeiten sich die von ihnen untersuchten Patienten in psychiatrischer Behandlung befanden, befragten Swett et al. (1990) und Jacobson & Herald (1990) erwachsene Männer.
Swett et al. (1990) interviewten 125 Männer, die sich in ambulanter psychiatrischer Behandlung befanden. Jeder dieser Männer hatte zu Beginn der Behandlung als Teil der Aufnahmeroutine ein Fragebogen-Paket auszufüllen, in dem klinisch relevante Hintergrundinformationen erfragt wurden. Als Teil dieses Pakets wurden die Fragen zu erlittener sexueller oder physischer Mißhandlung gestellt. Die Autoren definierten sexuellen Mißbrauch als erzwungenen sexuellen Kontakt, der gegen den Willen des Kindes oder zu einem Zeitpunkt stattfand, als das Kind zu jung war, den sexuellen Handlungen wissentlich zuzustimmen. Von den 125 Männern gaben 13% an, bis zu ihrem 18. Lebensjahr sexuell mißbraucht worden zu sein.
Jacobson & Herald (1990) verwendeten eine Definition, die Mißbrauchshandlungen mit und ohne Körperkontakt einschloß, sofern von den TäterInnen eine Form von Zwang eingesetzt wurde. Von den 50 persönlich befragten männlichen Psychiatriepatienten (stationär) dieser Studie gaben 13 (26%) an, als Jungen sexuell mißbraucht worden zu sein.
Untersuchungen zum Ausmaß sexuellen Mißbrauchs in spezifischen psychiatrischen Subpopulationen wurden bisher erst mit Suchtpatienten durchgeführt. Rohsenow et al. (1988) befragten sowohl erwachsene als auch jugendliche Patienten, die aufgrund von Alkohol- und Drogenmißbrauch in einer psychiatrischen Klinik behandelt wurden. Die Patienten galten als sexuell mißbraucht, wenn sie a) zum Zeitpunkt des sexuellen Handlungen 16 Jahre oder jünger war, b) das Ereignis als unangenehm empfanden, c) direkten körperlichen Kontakt mit den Genitalien erlitten hatten, d) nach eigener Einschätzung das Erlebnis in der Kindheit nicht bewältigt hatten und e) der/die TäterIn entweder 5 Jahre älter war, oder Macht über das Opfer hatte. Trotz dieser engen Definition berichteten 14% der 205 erwachsenen Patienten (> 18 Jahre), sexuell miß-

braucht worden zu sein. In der Gruppe der jugendlichen Patienten gaben 31% sexuelle Mißbrauchserlebnisse an. Um zu überprüfen, ob in der Gruppe der alkohol- und drogenabhängigen Jugendlichen und Männer höhere Mißbrauchsraten vorliegen, als in der Allgemeinbevölkerung, stellten die Autoren einen Vergleich mit den von Finkelhor (1979) ermittelten Dunkelfelddaten an. Dieser Vergleich zeigte signifikant höhere Prävalenzraten sexuellen Mißbrauchs bei beiden Patientengruppen auf.
Eine vergleichsweise niedrige Rate sexueller Mißbrauchserfahrungen bei männlichen Jugendlichen, die sich in stationärer Drogentherapie befanden, ermittelten Harrison et al. (1990). Die 1277 männlichen Jugendlichen dieser Studie wurden in den Aufnahmeinterviews gefragt, ob jemand in ihrer Familie mit ihnen jemals „sexuell gewesen sei" („Has anyone in your family ever been sexual with you?") oder irgendjemand anders sie sexuell mißbraucht hätte. Zusätzlich wurden die Therapeuten der Jugendlichen befragt, ob diese ihnen gegenüber sexuelle Mißbrauchserlebnisse eröffnet hätten. Nach den Selbstberichten und den Berichten der Therapeuten waren 10,8% der Jugendlichen dieser Studie in ihrer Kindheit sexuell mißbraucht worden.

2.3.6 Diskussion

Die hier vorgestellten Ergebnisse zum Ausmaß sexuellen Mißbrauchs an Jungen in verschiedenen klinischen Populationen zeigen, daß in den meisten dieser speziellen Gruppen deutlich höhere Prävalenzen sexueller Gewalterfahrungen vorliegen, als in Stichproben nicht-klinischer Bevölkerungsgruppen.
Die konstant höchsten Prävalenzraten wurden bisher in Stichproben erwachsener Sexualstraftäter (20 - 93%; AM: 49%) und bei sexuell aggressiven Kindern und Jugendlichen bzw. jugendlichen Sexualstraftätern (17%-75%; AM: 49%) erhoben.
Die Prävalenzraten in allgemeinen psychiatrischen Stichproben streuen von 7% - 31% (AM:17,4%), in Stichproben jugendlicher Drogenabhängiger in psychiatrischer Behandlung wurden Prävalenzraten von 11% - 31% (AM:21) ermittelt. Unerwartet hoch sind auch die bisher erhobenen Ausmaßraten bei Straftätern, die wegen nicht sexueller Delikte inhaftiert wurden (13%-70%; AM 41%). Bisher liegt erst eine Untersuchung vor, in der das Ausmaß sexuellen Mißbrauchs bei Ausreißern (32%) untersucht wurde. Nur zwei Untersuchungen finden sich zur Prävalenz sexuellen Mißbrauchs in Stichproben männlicher Prostituierter (44% und 84%).

Ein Vergleich dieser Prävalenzraten mit den deutlich niedrigeren Ausmaßraten der nicht-klinischen Bevölkerungsgruppen läßt zunächst vermuten, daß die klinischen Auffälligkeiten, die zur Aufnahme in die Stichprobe führten, zugleich auf mögliche Folgen sexuellen Mißbrauchs verweisen. Sexuelle Mißbrauchserfahrungen hätten demnach ätiologische Relevanz bei der Genese von sexuell aggressiven Verhaltensweisen, Drogenabhängigkeit, Delinquenz und Prostitution.

Die Zulässigkeit und Aussagekraft eines solchen Vergleichs ist jedoch durch vielfältige methodische Unterschiede bzw. Mängel der Untersuchungen eingeschränkt.
Diese Mängel und Unterschiede schränken auch die Vergleichbarkeit der Studien innerhalb einer klinischen Gruppe ein.

Kontrollgruppen: Ein Vergleich klinischer und nicht-klinischer Populationen mit dem Ziel, Rückschlüsse auf die Folgen sexuellen Mißbrauchs zu ziehen, ließe sich am einfachsten durch den Einsatz von nicht-klinischen Kontrollgruppen realisieren. Ein solcher direkter Vergleich der Mißbrauchsraten klinischer und nicht-klinischer Populationen (inhaftierte Sexualstraftäter und Studenten) wurde in den hier vorgestellten Studien nur von Condy et al. (1987) durchgeführt. Alle anderen Untersuchungen verzichteten auf den Einsatz nicht-klinischer Kontrollgruppen. Weitere Rückschlüsse auf die Folgen sexuellen Mißbrauchs unterliegen in diesem Zusammenhang deshalb den methodischen Einschränkungen des weitaus gröberen Vergleichs zwischen klinischen und nicht-klinischen Untersuchungen.

Stichprobenauswahl: Eine dieser methodischen Einschränkungen betrifft die bisher zusammengestellten klinischen Stichproben. Allein 32 der 43 hier vorgestellten Untersuchungen basieren auf Stichprobengrößen mit weniger als 100 Untersuchungsteilnehmern. Zudem wurde in keiner der klinischen Studien der Versuch gemacht, eine Stichprobe zu bilden, die für die untersuchte klinische Population repräsentativ ist. Damit ist die Validität der erhobenen Prävalenzen immer durch mögliche Stichprobeneffekte 'gefährdet'. Besonders betroffen von diesen methodischen Einschränkungen sind die Prävalenzuntersuchungen in Populationen von Ausreißern und männlichen Prostituierten, da hier zudem nur eine, bzw. zwei Untersuchungen mit kleinen und hochselektiven Stichproben durchgeführt wurden.

Definitionen: Der mögliche Einfluß unterschiedlicher Forschungsdefinitionen auf das Ausmaß sexuellen Mißbrauchs an Jungen wurde bereits diskutiert. Unter den bisherigen Prävalenzuntersuchungen in klinischen Populationen findet sich eine noch größere Bandbreite von Operationalisierungen sexuellen Mißbrauchs als bei den Dunkelfeldstudien: sehr enge Defnitionen (z.B. Rohsenow et al. 1988; Emslie & Rosenfeld 1983) stehen sehr breiten Definitionen (z.B. Seghorn 1987) gegenüber, sehr spezielle (z.B. Condy et al. 1987; Groth 1979) sehr allgemeinen (z.B. Janus et al. 1987). Viele Untersuchungen verzichteten gänzlich auf eine Operationalisierung bzw. veröffentlichten keine Definition (z.B. Awad & Saunders 1989). Positiv ist zu vermerken, daß die AutorInnen vieler Untersuchungen neueren Datums die verwendeten Definitionen exakt formulierten. In diesen Studien wurden zumeist engere Definitionen (Ausschluß von sexuellen Handlungen ohne Körperkontakt; Mindestaltersunterschied) verwendet (z.B. Worling 1995a; Cooper et al. 1996; Dhawan & Allen 1996). Aber auch hinsichtlich dieser Definitionen bestehen Unterschiede, welche die Vergleichbarkeit erschweren.

Die Vergleichbarkeit der einzelnen Untersuchungen einer klinischen Populationen ist deshalb genauso eingeschränkt, wie ein Vergleich dieser Ergebnisse mit den Daten nicht-klinischen Dunkelfelduntersuchungen zwecks Identifizierung mißbrauchsspezifischer, psychischer Folgen.

Bezugnehmend auf einzelne Definitionskriterien, die häufiger in den klinischen Studien eingesetzt wurden, erscheint uns die Verwendung von Definitionen, die nur intrafamiliären Mißbrauch erfassen (z.B. Emslie & Rosenfeld 1983), wenig sinnvoll. Da ein beträchtlicher Teil der Mißbraucher aus dem außerfamiliären Nahbereich kommt (siehe Ausmaß in Dunkelfeldstudien, vgl. Janus et al. 1987, Briggs & Hawkins 1996), dürften so erhobene Prävalenzen künstlich niedrig sein.
Wie schon in Kapitel 2.1 diskutiert, ist auch eine Definition, die ausschließlich auf der eigenen Bewertung basiert (z.B. Harrison et al. 1990), zur Identifikation männlicher Mißbrauchsopfer kaum geeignet, da insbesondere bei der Befragung von Jungen und Männern mit einer geschlechtsspezifischen Tendenz zur Umbewertung bzw. Bagatellisierung von Opfererfahrungen gerechnet werden muß. Dies wird durch die Studie von Weisberg (1985) noch einmal verdeutlicht. In dieser Untersuchung wurden im Anschluß an die Fragen nach sexuellen Mißbrauchserlebnissen Fragen zur 'ersten sexuellen Erfahrung' gestellt. Die Antworten ergaben ein Durchschnittsalter zum Zeitpunkt der 'ersten sexuellen Erfahrung' von 11,8 Jahren (20% unter 10 Jahren). Keine dieser Erfahrungen wird auf die erhobene Prävalenzrate angerechnet, obwohl der Autor selbst einräumt, daß sich in dieser Kategorie weitere mißbrauchende Erlebnisse verbergen. Zwar erklärt der Autor nicht, aufgrund welcher Definitionskriterien er erste sexuelle Erfahrungen als mißbrauchend identifiziert. In Anbetracht der Tatsache, daß solche Erfahrungen schon im Alter von 3 (!) Jahren gemacht wurden, erscheint Weisbergs Feststellung jedoch sehr plausibel.

Art der Befragung, Datenerhebung: Wie auch für die Dunkelfeldstudien diskutiert, beeinflussen nicht nur die Stichprobenauswahl und die jeweilige Definition die ermittelte Prävalenzrate, sondern auch die Art und Weise der Befragung.
Ein kleiner Teil der klinischen Prävalenzdaten stammt aus Aktenanalysen (z.B. Seghorn et al. 1987). Aktenstudien sind zwar relativ einfach durchzuführen, gewähren aber u.U. keinerlei Kontrolle über die Bedingungen der ursprünglichen Datengewinnung.
In den meisten der hier vorgestellten klinischen Studien wurden die Daten über persönliche Kontakte erhoben. Die Jungen, Jugendlichen oder Männer wurden in Aufnahmeinterviews im Rahmen stationärer Unterbringung, in therapeutischen Kontexten oder speziell von einem/einer ForscherIn im Rahmen einer Prävalenzuntersuchung zu sexuellen Mißbrauchserlebnissen befragt. Es leuchtet ein, daß die jeweilige Art und der Zeitpunkt der Befragung einen Einfluß auf die Motivation der Befragten hat, sexuelle Mißbrauchserlebnisse mitzuteilen.

Erste Ergebnisse bezüglich eines Einflusses des Zeitpunktes der Befragung auf die Prävalenzrate stammen von Worling (1995a). Der Autor verglich die Prävalenzergebnisse von Studien, in denen jugendliche Täter vor oder zu Beginn der Therapie befragt wurden, mit den entsprechenden Ergebnissen von Untersuchungen, in denen das Ausmaß sexuellen Mißbrauchs nach Vollendung der Therapie erhoben wurde. In Untersuchungen mit letzterem Design wurden signifikant höhere Prävalenzraten ermittelt, weil viele Täter, so der Autor, eigene Opfererfahrungen erst nach Aufbau einer tragfähigen therapeutischen Beziehung erzählen würden. Diese, wie weitere Einflüsse (vgl. S.41f), sind bei der Erhebung von Prävalenzdaten durch persönliche Befragungen denkbar. Da aber von den AutorInnen der klinischen Studien kaum diesbezügliche Informationen veröffentlicht wurden, ist eine Einschätzung, welche Effekte solche methodischen Unterschiede haben, nicht möglich.

Erhebungskontext: Ein weiteres methodisches Problem, welches die Validität von klinischen Prävalenzdaten einschränken könnte, betrifft den Umstand, daß viele der hier vorgestellten Studien (dies betrifft insbesondere die Prävalenzuntersuchungen mit jugendlichen und erwachsenen Sexualstraftätern) in stationären, teils geschlossenen Therapieeinrichtungen oder im Gefängnis durchgeführt wurden. Diesen Untersuchungskontext gilt es bei der Planung einer Studie zu berücksichtigen. Grundsätzlich angezweifelt werden die Ergebnisse von Prävalenzstudien zum sexuellen Mißbrauch im Gefängniskontext von Hindman (1988). Die Autorin befragte zwei Gruppen von Sexualstraftätern, die mit der Auflage, an einem Therapieprogramm teilzunehmen, auf Bewährung entlassen worden waren. In einem ersten Befragungszeitraum (1980 - 1982) interviewte die Autorin 40 und in einem zweiten (1982 - 1988) 129 Männer. Den Männern der zweiten Stichprobe wurde mitgeteilt, daß sie sich im Anschluß an die Befragung einem Lügendetektor-Test zu unterziehen hätten. Dabei wurde den Männern gedroht, daß sie ins Gefängnis zurück müßten, falls das Testergebnis dem Befragungsergebnis widerspräche.
Während in der ersten Befragungsperiode, in der den Männern nicht mit dem Lügendetektor gedroht wurde, 67% von sexuellen Mißbrauchserfahrungen in der Kindheit berichteten, waren es im zweiten Befragungszeitraum nur noch 29%. Hindman interpretiert ihre Ergebnisse dahingehend, daß ein Teil der Sexualstraftäter, als Entschuldigung ihrer Taten gegenüber anderen, eigene sexuelle Viktimisierungserlebnisse erfinde.
Trotz des ethisch fragwürdigen Charakters dieser Studie weist diese Untersuchung auf einen Aspekt hin, der in der Befragung inhaftierter Sexualstraftäter bisher selten beachtet wurde. Im Gegensatz zur freiwilligen Teilnahme an den beschriebenen Dunkelfelduntersuchungen fanden Befragungen von Sexualstraftätern entweder im Kontext einer Inhaftierung oder eines haftbegleitenden therapeutischen Programms statt. Bei nicht-anonymen Befragungen ist somit nicht auszuschließen, daß die Gefangenen in der Beantwortung der Fragen zu sexuellen Mißbrauchserlebnissen diesen Kontext berücksichtigen. So lassen sich

leicht Situationen konstruieren, in denen es sich für die Gefangenen als günstig erweisen mag, sexuelle Mißbrauchserlebnisse zu eröffnen oder zu erfinden. Hängt z.B. die Umwandlung einer Haftstrafe in eine Bewährungszeit von der erfolgreichen Teilnahme an einem Therapieprogramm ab, ist es ohne weiteres denkbar, daß sich die Anerkennung bzw. das Vorspielen einer eigenen Opferrolle günstig auswirkt. Dhawan & Marshall (1996) diskutieren, daß darüber hinaus auch ein innerpsychischer Druck für inhaftierte Täter bestehen kann, nach Ereignissen zu suchen, die die eigenen Straftaten erklären können. Andererseits mag es jedoch auch Bedingungen geben, in denen es für die Gefangenen sinnvoll ist, eigene sexuelle Viktimisierungserlebnisse zu verheimlichen. Ist z.B. in der Zwangsgemeinschaft eines Gefängnisses ein männertypisches Verhalten als Gefangener mit hierarchischen Strukturen unter den Inhaftierten verbunden, kann es durchaus sinnvoll sein, anderen gegenüber eigene Mißbrauchserfahrungen, die mit der Übernahme einer männer-atypischen Opferrolle einhergehen, nicht einzugestehen. Zukünftige Forschungsvorhaben sollten u.E. diese kontextuellen Bedingungen stärker berücksichtigen.

Qualität der Veröffentlichung: Ein grundsätzliches Problem, das bei der Diskussion der klinischen Daten schon häufiger anklang, betrifft die unvollständige Veröffentlichung methodischer Informationen in vielen Studien (bezüglich der verwendeten Definition, der Datenerhebung und -auswertung, der Verweigerungsrate, etc.). Eine nachträgliche Analyse der Daten, bzw. eine Einschätzung der Aussagekraft der Ergebnisse wird dadurch ebenso erschwert, wie ein Vergleich einzelner Studien innerhalb der verschiedenen klinischen Gruppen, sowie ein Vergleich der klinischen Gruppen mit den Ergebnissen der Dunkelfelduntersuchungen zwecks Identifikation mißbrauchsspezifischer Folgen.

Zusammenfassend liefern - trotz aller methodischen Einschränkungen - die bisherigen Prävalenzuntersuchungen mit klinischen Populationen wertvolle Hinweise auf mögliche Folgen sexuellen Mißbrauchs. Dies gilt insbesondere für die Gruppe der Studien, in denen jugendliche und erwachsene Sexualstraftäter sowie sexuell aggressive Kindern untersucht wurden.

2.3.7 Exkurs: Entwicklung von Täterverhalten

Die referierten, konstant hohen Prävalenzraten eigener Mißbrauchserfahrungen in diesen Gruppen (AM: 49%) legten schon früh die Vermutung nahe, daß sexueller Mißbrauch in der Kindheit ein bedeutsamer ätiologischer Faktor für die Entwicklung sexuell aggressiven Verhaltens ist. Einzelfallschilderungen, die auf die große Ähnlichkeit von erlittenen und selbst ausgeübten Mißbrauchshandlungen hinwiesen (z.B. Elliott 1995, Johnson 1989, Rogers & Terry 1984), schienen diese Annahme zu bestätigen. Vor dem Hintergrund dieser Beobachtungen wurden verschiedene Konzepte und Modelle einer 'Zyklischen Viktimisierung' (Knopp 1986, Ryan et al. 1987) entwickelt, welche die Genese sexuell aggressiven Verhaltens bei Opfern sexueller Gewalt beschreiben bzw. zu erklären versuchen. Befürworter eines kausalen bzw. ätiologischen Zusammenhangs sexueller Mißbrauchserlebnisse und späteren sexuell aggressiven Verhaltens (z.B. Knopp 1982, 1985, 1986; Porter 1986; Freeman-Longo 1986; Groth 1979, 1982) gehen aufgrund der hohen Prävalenzraten sexueller Mißbrauchserfahrungen in diesen Populationen davon aus, daß ein Teil der sexuell mißbrauchten Jungen eigene Mißbrauchserfahrungen verarbeitet, indem sie selbst schon früh Mißbrauchsmuster entwickeln. Und tatsächlich beginnen viele der erwachsenen Sexualstraftäter nicht erst im Erwachsenenalter mit den sexuellen Übergriffen (Abel et al. 1990). Indirekt wird diese Beobachtung durch das Ergebnis gestützt, daß ein beträchtlicher Anteil der bisher befragten Mißbrauchsopfer durch kindliche oder jugendliche Täter mißbraucht wurde (vgl. Kap 2.1 & Kap. 2.2).

Aus einer theoretischen Perspektive heraus wurden verschiedene Versuche unternommen, Prozesse der zyklischen Viktimisierung zu erklären.
So ist nach der Theorie der 'Erlernten Hilflosigkeit' (Seligman 1983) der erlebte Kontrollverlust während der sexuellen Mißbrauchserfahrungen von zentraler ätiologischer Bedeutung. Demnach 'reinszenieren' Mißbrauchsopfer den selbst erlittenen Mißbrauch, um so ein Gefühl der Kontrolle wiederzuerlangen (Finkelhor 1986, Julius & Boehme 1996).
Nach einer psychoanalytischen Interpretation identifizieren sich mißbrauchte Jungen mit dem Aggressor (dem Mißbraucher), um intrapsychische Konflikte abzuwenden, die auf der unerträglichen Wahrnehmung beruhen, durch geliebte Personen ausgebeutet und viktimisiert zu werden. Das Täterverhalten ist demnach Ausdruck dieser Identifikation.
Nach dem lerntheoretischen Paradigma des klassischen Konditionierens könnte durch die Mißbrauchserfahrung eine Verknüpfung von sexuellem Mißbrauchsverhalten und sexueller Erregung stattfinden. Um diese Gefühle zu empfinden, führen Jungen u. U. wieder ähnliche Situationen herbei.
Jungen, die wiederholt sexuell mißbraucht werden und dabei devianten Einstellungen, Informationen und Verhaltensweisen ausgesetzt sind, erlernen aus der Sicht sozialer Lerntheorien eine entsprechende Art von Sexualität und fügen sie ihrem Repertoire möglicher sexueller Verhaltensweisen hinzu (Cooper et al. 1996; Ryan et al. 1987). Ob sie diese Verhaltensweisen auch selbst ausführen, hängt nach diesen Ansätzen wesentlich von der Verstärkung dieser Verhaltensweisen ab. Durch den Wechsel von Spannungsaufbau und -entladung haben sexuelle Verhaltensweisen, so Ryan et al. (1987), die Tendenz, sich selbst zu verstärken. Dies gelte auch für mißbrauchende Verhaltensweisen.

Gemein ist den hier skizzierten Konzepten, daß eigenen sexuellen Gewalterfahrung die größte Bedeutung bei der Genese von mißbrauchendem Verhalten zukommt.
Es gibt jedoch zwei wichtige Argumente, die gegen eine einfache kausale Beziehung zwischen erlittenen Mißbrauch und späterem Täterverhalten sprechen. Zum einen wird nur ein geringer Teil aller männlichen Opfer sexuellen Mißbrauchs wiederum zum Täter (Bange 1992; Finkelhor 1990; Conte 1985). Und

in den meisten Täterpopulationen gibt die Mehrheit der Befragten an, nicht sexuell mißbraucht worden zu sein (vgl. Tab. 5). Dies widerspricht zwar nicht der Annahme einer kausalen Beziehung, verweist jedoch sehr deutlich auf die Existenz weiterer Ursachen bzw. auf ein - allerdings bisher nicht bekanntes - Bedingungsgefüge besonderer Umstände, die eine zyklische Viktimisierung verursachen können.

Schon 1986 formulierte Finkelhor die Hypothese, daß sexuell aggressives Verhalten nicht durch einen einzigen, sondern durch mehrere Faktoren verursacht wird. Überdies sei die Entwicklung von Täterverhalten als Kompensation eigener Opfererfahrungen nur notwendig, wenn die erlebte Erniedrigung und Scham durch den Mißbrauch sehr intensiv war, und der Junge keine Gelegenheit hatte, Empathie und soziale Kompetenz zu erlernen.

Um diese Hypothese einer multifaktoriellen Verursachung von mißbrauchendem Verhalten zu prüfen, wurden in mehreren Studien Vergleiche zwischen sexuell mißbrauchten Tätern und 'Nicht-Tätern' (Lisak & Ivan 1995, Briggs & Hawkins 1996), zwischen Tätern, die als Kind mißbraucht worden waren und denen, die keine sexuellen Gewalterfahrungen erlitten hatten (z.B. Pothast & Allen 1994, Cooper et al. 1996), und zwischen Sexualstraftätern und Straftätern, die keine Sexualdelikte begangen hatten (z.B. Dhawan & Marshall 1996, Katz 1990), unternommen.
Die ermittelten empirischen Daten belegen die Hypothese eines komplexen Wirkungsgefüges unterschiedlicher schädigender und protektiver Faktoren, welche die Entwicklung von sexuell aggressiven Verhaltensweisen bestimmen und von denen die eigene sexuelle Viktimisierung ein wichtiger, aber nicht alles entscheidender Faktor zu sein scheint (vgl. Vizard 1995). So wurden eine Reihe von potentiell schädigenden Faktoren identifiziert, denen Sexualstraftäter in ihrer Kindheit ausgesetzt waren. Viele der untersuchten, sexuell aggressiven Jugendlichen und Männer berichteten im Vergleich zu Straftätern, die wegen nicht-sexueller Delikte inhaftiert wurden bzw. im Vergleich zu Männern klinisch unauffälliger Kontrollgruppen, häufiger von äußerst problematischen Familienverhältnissen. Hierzu gehören Alkohol- und Drogenmißbrauch sowie Kriminalität der Eltern, physische Mißhandlung und Vernachlässigung (z.B. Seghorn et al. 1987, Becker et al. 1991, Langevin et al. 1989; Harrison et al. 1990, Dhawan & Marshall 1996, Briggs & Hawkins 1996), psychische Probleme der Eltern (Bagley & Shewchuk-Dann 1996), der häufige Wechsel von Bezugspersonen und weniger Zeit, die diese Bezugspersonen mit den Jungen verbrachten (Prentky et al. 1989), ein hohes Maß an Familienkonflikten und mangelnde Konfliktlösekompetenz (Hanson et al. 1994), fehlende menschliche Wärme und Zuneigung (Hanson et al. 1994, Briggs & Hawkins 1996) und weniger unterstützende Beziehungen außerhalb der Familie (Dhawan & Marshall (1996). Pierce & Pierce (1987) und Ford & Linney 1995) stellten zudem fest, daß jugendliche Sexualstraftäter häufiger Zeuge abweichenden Sexualverhaltens

der Eltern waren bzw. früher pornographischen Materialien ausgesetzt waren bzw. diese konsumierten (vgl. auch Becker & Stein 1991).

Nur z.T. war das Ausmaß dieser schädigenden Einflüsse bei sexuell mißbrauchten Tätern höher als bei den nicht mißbrauchten, so daß Hanson et al. (1994) die Hypothese formulierten, diese widrigen Entwicklungsbedingungen könnten einen größeren Einfluß auf die Ausbildung von Täterverhaltensweisen haben, als der Faktor selbst erlittener sexueller Gewalt. Die Prävalenzraten in den untersuchten Tätergruppen scheinen zumindest die Hypothese zu bestätigen, daß selbst erlittene sexuelle Gewalterlebnisse keine notwendigen und andere traumatisierende Faktoren durchaus hinreichende Bedingungen für die Genese von Mißbrauchsverhalten sein können.

Solche schwierigen und traumatisierenden Umstände scheinen die späteren Täter in einer Art und Weise zu beeinflussen, welche sozial angemessene Interaktionen mit anderen Menschen erschweren. So weisen die Untersuchungsergebnisse u.a. von Katz (1990), Fehrenbach et al. (1986) und Becker et al. (1986) darauf hin, daß viele Sexualstraftäter ein geringes Selbstvertrauen haben, über geringe soziale Kompetenzen verfügen, häufig ein Gefühl der Bedrohung in sozialen Interaktionen empfinden und einen eher externalen Attribuierungsstil entwickelt haben.

Eine zusammenfassende Interpretation der referierten Daten legt nahe, daß sowohl sexuelle Gewalterfahrungen als auch andere, traumatisierende Kindheitsbedingungen der Ausgangspunkt einer Täterentwicklung sein können, wenn sie durch andauernde, einer gesunden Entwicklung entgegenwirkende Bedingungen begleitet bzw. nicht von protektiven Faktoren ausgeglichen (z.B. unterstützende Beziehungen außerhalb der Familie) werden. Dabei können Einflüsse der sozialen Umwelt (z.B. Milieu, Nachbarschaft), der Familie (s.o.) und auch individuelle Variablen (Vulnerabilität) die Täterentwicklung bestimmen. Unterschiedliche Entwicklungspfade (Cooper et al. 1996) scheinen möglich zu sein. So ist es, wie Katz (1990) formuliert, nicht notwendig, daß ein Kind sexuell mißbraucht wird, um Täterverhalten zu entwickeln. Andererseits kann sexueller Mißbrauch abweichende sexuelle Erregungs- und Beziehungsmuster verursachen, die das Erlernen eines angemessenes Beziehungs- und Sexualverhalten erschweren und somit sexuell aggressives Verhalten wahrscheinlicher machen.

Kapitel 3

Umstände sexuellen Mißbrauchs an Jungen

Im folgenden werden die bisher untersuchten Charakteristika bzw. Umstände sexuellen Mißbrauchs an Jungen dargestellt. Da ein diesbezüglicher Vergleich zwischen den Daten aus klinischen und nicht-klinischen Populationen vorgenommen werden soll, stellen wir die jeweiligen Ergebnisse der Dunkelfeldstudien und der klinischen Untersuchungen getrennt vor. Als Merkmalskategorien, welche die näheren Umstände der Mißbrauchssituation charakterisieren, unterscheiden wir TäterInnen- und Opfer-Merkmale, Merkmale der Beziehung zwischen TäterIn und Opfer, Merkmale der Art, Dauer und Häufigkeit des sexuellen Mißbrauchs, Merkmale des familiären Hintergrundes sowie die Mittel der TäterInnen, mittels derer die Jungen sowohl zur Teilnahme an den sexuellen Handlungen gebracht, als auch zum Schweigen verpflichtet wurden. Bisher untersuchte, statistische Beziehungen zwischen den einzelnen Kategorien, wie z.B. zwischen der Dauer sexueller Mißbrauchshandlungen und der Beziehung der Jungen zu den TäterInnen, werden in die Darstellung einbezogen.

3.1 Umstände sexuellen Mißbrauchs an Jungen in nicht-klinischen Populationen

3.1.1 Opfer-TäterIn-Beziehung

Wie aus Tabelle 5 hervorgeht, hat die Mehrzahl betroffener Jungen zu den TäterInnen bereits eine Beziehung entwickelt, bevor es zum sexuellen Mißbrauch kommt. Mit Ausnahme der frühen Studie von Landis (1957) kommen alle anderen Dunkelfelduntersuchungen zu ähnlichen Resultaten: 57%-84% der TäterInnen sind dem Opfer bekannte Personen. Legt man die Ergebnisse der von uns untersuchten Dunkelfeldstudien zugrunde, wird im Mittel nur etwa jeder vierte Junge von einer ihm fremdem Person mißbraucht.
Auch bei einer differenzierteren Betrachtung der TäterInnen, die den Jungen bekannt sind, ähneln sich die Daten. So werden nach den bisherigen Ergebnissen die meisten Jungen von TäterInnen aus dem außerfamiliären Nahraum mißbraucht. Die am häufigsten genannten Tätergruppen dieses sozialen Bereichs sind Nachbarn, Freunde der Familie/der Geschwister, Lehrer, Erzieher, Jugendgruppenleiter und Babysitter. Für mehrere dieser Gruppen liegt es nahe,

Tab. 5 Opfer-TäterIn-Beziehung

Studie	% Fremde	% dem Opfer bekannte Personen	davon: %Familienangehörige	%Personen außerhalb d.Familie
Bagley 1989	**27**	**73**	**3**	**n.a.**
Bagley et al. 1994	**9,2**	**90,8**	**39,8** davon: Vater: 3,8 Stiefvater: 19,6	soz. Nahraum **51**
Baker & Duncan 1985	**43**	**57**	(Eltern, Großeltern, Geschwister) 13	z.B. Freund der Familie, Nachbar od. Autoritätsperson: 44
Bange 1992	**36**	**64**	Cousin/e 18	**46**
Bendixen et al. 94	**20**	**80**	**n.a.**	**n.a.**
Finkelhor 1979	**30**	**70**	**17**	**57**
Finkelhor et al. 1990	**40**	**60**	**16** davon: Cousin: 5 Onkel/Tante: 5	Bekannte und Freunde 44
Fromuth & Burkhart 1987	**17/4**	**83/96**	**n.a.**	**n.a.**
Goldman & Goldman 1988	**24**	**76**	**18** davon: Eltern: 0.5 Bruder/Schwester: 5,5 Onkel/Tante: 2 Cousin/e: 10,3	**58**
Kloiber 1994	**39,5**	**60,5**	**16,3**	soz. Nahraum 44,2
Krugman et al. 1992	**19**	**81**	**19**	Nachbarn 53,4
Landis 1957	**68**	**30.5**	**n.a.**	**n.a.**
Lazartigues et al. 1989	**n.a.**	**n.a.**	**23**	**n.a.**
Lopez et al. 1995	**38%**	**62%**	**5**	**58** davon: Bekannte: 37 Mönche: 9
Raupp & Eggers '93	**20%**	**80%**	**25**	**55**
Risin & Koss 1987	**15.3**	**84.7**	**22** davon: Eltern: 7.4 Großeltern, Tanten, Onkel: 6.9 Bruder/Schwester: 6.0 Stiefeltern: 1.9	**62.7** davon: Nachbarn, Lehrer, Freunde d. Eltern: 25 Babysitter: 23.1 Freund der Geschwister: 8.8 Peers: 5.6
Siegel et al. 1987	**27,7**	**72,3**	**15,6**	**56,7**
Wetzels 1994	**n.a.**	**n.a.**		soz. Nahraum: 54,8

daß in der Beziehung der Jungen zu den TäterInnen sowohl die Machtverhältnisse, als auch die emotionalen Abhängigkeiten denen zwischen Familienangehörigen gleichen. So zählt denn auch Hirsch sexuelle Übergriffe von z.B. Lehrern, Erziehern und Therapeuten „wegen der praktisch immer entstehenden emotionalen Abhängigkeitsbeziehungen“ (1990, 10) im erweiterten Sinne zum intrafamiliären sexuellen Mißbrauch. Unter dem Aspekt der jeweiligen Machtverteilung und emotionalen Intensität der Beziehung zwischen TäterIn und Opfer verliert somit die üblicherweise gezogene Grenze zwischen intra- und extrafamiliärem Mißbrauch an Bedeutung.
Opfer sexuellen Mißbrauchs innerhalb der Familie werden nach den Daten der Dunkelfeldstudien etwa ein Fünftel der Jungen. Anders als bei klinischen Studien, deren Ergebnisse wohl zur vielfach geäußerten Meinung beigetragen haben, daß beim intrafamiliären Mißbrauch in erster Linie Väter die Täter sind, macht diese Tätergruppe in den Dunkelfelduntersuchungen einen eher geringen Anteil aus. Der Anteil der Väter und Stiefväter an den TäterInnen scheint somit, gemessen an der Gesamtbevölkerung, in klinischen Studien überrepräsentiert zu sein. Da gerade bei dieser Form des Mißbrauchs eine enge emotionale Beziehung zwischen Opfer und Täter besteht, der Mißbrauch häufig über Jahre andauert, und es sehr häufig zu analer und oraler Penetration kommt (s.u.), ist es wahrscheinlicher, daß diese Jungen in klinischen Zusammenhängen auffällig werden. Differenziert nach einzelnen Familienmitgliedern werden, nach den Ergebnissen der von uns untersuchten Dunkelfeldstudien, Jungen innerhalb der Familie am häufigsten von Onkel/Tanten, Cousins/Cousinen und Geschwistern sexuell mißbraucht.

3.1.2 Geschlecht der TäterInnen

Die bisherigen Dunkelfeldstudien zum Ausmaß sexuellen Mißbrauchs an Mädchen verweisen bezüglich des Geschlechts der TäterInnen auf recht eindeutige Ergebnisse: Sexueller Mißbrauch an Mädchen wird hauptsächlich von Männern verübt.
Dagegen stellen sich die Ergebnisse beim sexuellen Mißbrauch an Jungen alles andere als einheitlich dar. Zwar zeigen die Ergebnisse der bisherigen Studien übereinstimmend, daß Jungen häufiger von Frauen sexuell mißbraucht werden als Mädchen, darüber hinaus sind die Daten jedoch widersprüchlich. So werden nach den Ergebnissen von Bendixen et al. (1994), Finkelhor (1979 & 1990) und Landis (1957) etwa jeder fünfte bis sechste Junge von einer Frau sexuell mißbraucht, die Daten von Fritz et al. (1981), Goldman & Goldman (1988), Kloiber (1994) und Risin & Koss (1987) verweisen auf ein ungefähr ausgeglichenes Verhältnis, und in der Studie von Fromuth & Burkhart (1987) berichteten etwa 3/4 der betroffenen Männer heterosexuelle Mißbrauchserfahrungen. Die höchste Rate gleichgeschlechtlichen (93%) bzw. die niedrigste Rate gegengeschlechtlichen Mißbrauchs (7%) wurde in einer bundesdeutschen Dunkelfeldstudien (Bange 1992) ermittelt.

Tab. 6 Geschlecht der TäterInnen

Studie	% m	% w	Studie	% m	% w
Bange '92	93	7	Kloiber '94	40,5	56,7
Bendixen et al. '94	86	14	Krugman et al.'92	63,2	36,8
Finkelhor 79	84	16	Landis '57 84	16	
Finkelhor et al. '90	83	17	Raupp & Eggers '93	75	25
Fritz et al. '81	40	60	Risin & Koss '87	53	47
Fromuth & Burkhart '87	22/28	78/72	Wetzels '94	90	10
Goldman & Goldman '88	52	48			

Für eine Erklärung dieser extremen Streubreite kommen, neben wahren Unterschieden in den untersuchten Populationen, verschiedene weitere Ursachen in Betracht. So könnte die im Vergleich sehr niedrige Rate gegengeschlechtlichen Mißbrauchs, die in der ältesten bundesdeutschen Studie erhoben wurde, darauf zurückzuführen sein, daß im Gegensatz zur Bundesrepublik in den USA schon seit vielen Jahren über sexuellen Mißbrauch öffentlich diskutiert wird. Es ist anzunehmen, daß durch die damit verbundene, stärkere Enttabuisierung dieses Themas auch die Bereitschaft betroffener Männer steigt, über heterosexuelle Mißbrauchserfahrungen in einer Befragung zu berichten. So zeigt sich auch innerhalb der Gruppe der nordamerikanischen Studien, daß, mit Ausnahme der Ergebnisse von Fritz et al. (1981), frühere Befragungen einen geringeren Frauenanteil an den TäterInnen ermittelten. Diese Tendenz spiegelt sich auch in der Gruppe der bundesdeutschen Studien wieder. Die Ergebnisse der beiden neueren Untersuchungen weisen einen Anteil weiblicher Täterinnen von 25% (Raupp & Eggers 1993) und 56,7% (Kloiber 1994) auf. Ob dieser drastische Anstieg des hier ermittelten Anteils weiblicher Täterinnen ein primärer Effekt der seit etwa drei Jahren vorsichtig geführten, öffentlichen Diskussion über sexuellen Mißbrauch durch Frauen ist, ist jedoch unwahrscheinlich.

Die in den verschiedenen Studien jeweils verwendeten Definitionen scheinen nur einen geringen Teil der Varianz aufklären zu können. Um einen möglichen Effekt verschiedener Definitionskriterien zu identifizieren, glichen Risin & Koss (1987) ihre Definition sexuellen Mißbrauchs, die bei Anwendung von Zwang und Gewalt Gleichaltrige einschloß, retrospektiv an die engere Definition von Finkelhor (1979) an, in der diese Tätergruppe durch das Kriterium des Mindestaltersunterschiedes ausgeschlossen wurde. Allerdings sank der Frauen/-Mädchen-Anteil nur von 47 auf 35 Prozent und ist damit immer noch doppelt so hoch wie der von Finkelhor festgestellte. Fromuth & Burkhart (1987) verwendeten die gleiche Definition wie Finkelhor (1979) und erhoben sogar einen noch höheren Prozentsatz von Täterinnen (72%/78%).

Eine bedeutsamere Ursache für die große Streubreite in dem jeweils ermittelten Frauenanteil könnte in der Art der Fragestellung zur Identifikation sexueller

Mißbrauchserlebnisse liegen. Übereinstimmend zeigen die Ergebnisse einer größeren Anzahl von Untersuchungen (für die Dunkelfeldstudien: Baker & Duncan 1985; Finkelhor 1979; Fromuth & Burkhart 1987; Risin & Koss 1987), daß Jungen gleichgeschlechtlichen Mißbrauch negativer bewerten als sexuellen Mißbrauch durch Frauen. Dieses Ergebnis könnte auf die sicherlich von vielen Jungen verinnerlichte Geschlechtsrollenerwartung zurückzuführen sein, daß sexuelle Erlebnisse zwischen Jungen und Frauen als aufregend, als ein Abenteuer gelten. Sexuelle Übergriffe könnten in diesem Sinne, sowohl in der Situation selbst als auch retrospektiv, eher als Einführung in die Sexualität, denn als Mißbrauch bewertet werden.
Zudem scheint sich ein beträchtlicher Teil der Männer in Übereinstimmung mit dem klassischen Geschlechtsrollenstereotyp als aktive (Mit-)Initiatoren ihrer kindlichen heterosexuellen Erfahrungen mit Frauen oder Jugendlichen zu sehen. So gab etwa die Hälfte der betroffenen Männer in der Untersuchung von Risin & Koss (1987) an, aktiv mitgemacht zu haben, die meisten fühlten sich durch die sexuellen Handlungen mit Frauen/Mädchen nicht mißbraucht.
Sicherlich legt die geschlechtsspezifische Sozialisation eine solche Interpretation nahe. Ob es sich aber um eine Neubewertung von Mißbrauchshandlungen, oder um reale Begebenheiten in dem Sinne handelt, daß die Jungen aktiv sexuelle Kontakte zu Frauen oder älteren Mädchen initiiert haben bzw. freiwillig teilnahmen, ist schwer einzuschätzen.
Grundsätzlich läßt sich im Sinne der beschriebenen Bewertungstendenzen gegengeschlechtlicher sexueller Kontakte durch Jungen, Jugendliche und Männer vermuten, daß bei einer ausschließlichen Verwendung von Screen-Fragen, die auf der subjektiven Bewertung der Männer beruhen (z.B. Finkelhor et al. 1990*), ein niedrigerer Frauenanteil erhoben wird. Der in der bundesdeutschen Dunkelfeldstudie von Kloiber (1994) ermittelte hohe Anteil weiblicher Täterinnen, könnte, so der Autor selbst, ein Effekt der rein deskriptiven, nicht wertenden Frageform dieser Untersuchung sein.
Die Berücksichtigung subjektiver Bewertungen ist unumgänglich, wenn Mißbrauchshandlungen durch gleichaltrige oder wenig ältere Mädchen, oder weibliche Jugendliche von einvernehmlichen gegengeschlechtlichen Handlungen unterschieden werden sollen. Bedenkt man, daß es sich bei den Täterinnen in der Studie von Risin & Koss (1987) zur Hälfte um Babysitterinnen im Alter von 14 - 17 Jahren handelte, so läßt sich vermuten, daß hier eine ganze Reihe einvernehmlicher sexueller Kontakte zwischen Jungen und älteren Mädchen einbezogen worden sind.

Aber nicht nur sozialisationsbedingte Unterschiede in der Bewertung betroffener Jungen, Jugendlicher und Männer könnten Mißbrauchshandlungen durch Frauen verdecken. Von verschiedenen AutorInnen (Glöer & Schmiedekamp-

---

* *"When you were a child, can you remember having any experience you would now consider sexual abuse - like..."*

Böhler 1990; Justice & Justice 1979; Groth 1979 Watkins & Bentovim 1992) wurde in die Diskussion eingebracht, daß einige Formen sexueller Mißbrauchshandlungen durch Frauen, insbesondere durch Mütter, besser getarnt werden könnten, indem die sexuellen Handlungen in mütterliches Sorgeverhalten eingebunden werden (z.B. sexualisierte Körperpflege). Neben weiteren Gründen (vgl. Geheimhaltung Kap.4.4) sei es gerade diese Eingebundenheit in mütterliches Verhalten, die es dem Jungen erschwere, die dahinter versteckte sexuelle Ausbeutung zu erkennen und als solche zu bewerten. Spezifische Fragen zur Aufdeckung dieser Formen sexueller Übergriffe wurden unseres Wissens allerdings bisher weder in Fragebögen noch in Interviews verwendet.

Zusammenfassend zeigen die bisherigen Daten zum Geschlecht der TäterInnen, daß ein unerwartet hoher Anteil von Jungen, die Mißbrauchserfahrungen erlitten haben, diese Erfahrungen mit einer Frau gemacht haben. Die große Streubreite und die eingeschränkte Generalisierbarkeit mindern zwar die Aussagekraft (dies gilt jedoch ebenso für den Anteil männlicher Täter) der bisherigen Ergebnisse. Gleichzeitig aber verweisen die bisherigen Daten darauf, wie wichtig es für klinisch Handelnde ist, auch die Realität gegengeschlechtlicher Mißbrauchshandlungen an Jungen anzuerkennen. Dies gilt insbesondere für diagnostische Fragestellungen.
In zukünftigen Forschungsvorhaben sollten männer/jungen-spezifische Formen der Befragung realisiert werden, die der besonderen Problematik einer möglichen geschlechtsspezifischen Bewertung sexueller Kontakte von Frauen und älteren Mädchen mit Jungen gerecht werden.

3.1.3 Alter der TäterInnen; Altersunterschied zwischen Opfer und TäterIn

Hinsichtlich der Altersstruktur der TäterInnen finden sich in den verschiedenen Dunkelfeldstudien weitgehend ähnliche Ergebnisse. So liegt das jeweils ermittelte Durchschnittsalter der TäterInnen im Bereich von 20-30 Jahren (Tab.7). Während TäterInnen über 50 Jahre einen sehr geringen Anteil ausmachen, wird über ein Drittel der berichteten sexuellen Mißbrauchshandlungen von Kindern und Jugendlichen verübt.
Nach den Daten von Risin & Koss (1987), Bange (1992) und Goldman & Goldman (1988) fallen sogar etwa die Hälfte aller TäterInnen in diese Gruppe. Gestützt werden diese Ergebnisse eines hohen Anteils kindlicher und jugendlicher TäterInnen auch durch die Täterstudien (vgl. Kap.4).

Bezüglich des Altersunterschiedes zählen viele ForscherInnen, gemäß ihrer Definition, all diejenigen Fälle nicht zum sexuellen Mißbrauch, in denen dieser Unterschied weniger als fünf Jahre beträgt. So lassen sich nur aus den Studien von Bange (1992), Finkelhor et al. (1990), und Raupp & Eggers (1993) diesbezügliche Daten entnehmen.

Tab. 7 Alter der TäterInnen; Altersunterschied Opfer-TäterIn

Studie	Alter TäterIn		Altersunterschied	
Bagley 1989	< 18 J.:	30%	n.a.	
Bange 1992		27 J.*		
	< 18 J.:	46%	1-4 J. :	43%
	19-40 J.:	39%	Junge <14, Täter >21:	39%
			Junge <14, Täter <18,	
			aber >5 J. älter:	7%
			Junge 15-16, Täter >21:	11%
Finkelhor 1979		26,9 J. *		
	10-19 J.:	39%	Junge <12; Täter >18:	48%
	20-29 J.:	22%	Junge<12; Täter <18,	
	30-39 J.:	22%	aber >5 J.älter:	26%
	40-49 J.:	17%	Junge 13-16;	
			Täter >10 J. älter:	26%
Finkelhor 1990	n.a.		>10 J.:	61%
			4-10 J.:	34%
			< 3 J.:	3%
Goldman &		22.4 J.*		
Goldman 1988	10-19 J.:	62.5%	Junge <13; Täter >18:	34%
	20-29 J.:	15%	Junge <13; Täter <19,	
	30-49 J.:	20%	aber >5 J. älter:	60%
	50-59 J.:	2.5%	Junge 13-16;	
			Täter >10 J. älter:	6%
Landis 1957	10-20 J.:	15%	n.a.	
	21-30 J.:	36%		
	31-40 J.:	28%		
	1-50 J.:	13%		
	>51 J.:	3%		
Raupp & Eggers			bis 2 Jahre:	14,5%
1993			3-4 Jahre:	12,5%
			5 und mehr Jahre:	58%
Risin & Koss 1987		18-20 J.*	n.a.	
	<11 J.:	9.3%		
	12-13 J.:	8.9%		
	14-17 J.:	32.6%		
	18-20 J.:	15.6%		
	21-30 J.:	12.3%		
	31-40 J.:	13.3%		
	>40 J.:	8.1%		

* arithmetisches Mittel

Sexueller Mißbrauch durch Gleichaltrige (ein bis vier Jahre Altersunterschied) wurde in der Untersuchung von Bange von insgesamt 43%, und damit von doppelt so vielen männlichen wie weiblichen betroffenen Studenten berichtet.

Dieses Ergebnis ist jedoch, aufgrund der geringen Anzahl identifizierter männlicher Mißbrauchsopfer (n=28) in dieser Studie, mit Vorsicht zu betrachten. Wenn auch mit einem niedrigeren Prozentsatz, so zeigte sich allerdings auch in der Studie der Los Angeles Times (Finkelhor et al. 1990), daß die sexuell mißbrauchten Jungen fast doppelt so häufig (20%) wie die betroffenen Mädchen von Gleichaltrigen sexuell mißbraucht wurden. Dieses Datum stimmt in etwa mit dem Ergebnis der bundesdeutschen Studie von Raupp & Eggers (1993) überein, nach dem 27% der Jungen von TäterInnen mißbraucht werden, die kaum älter als sie selbst sind (0 bis 4 Jahre).
In allen anderen Studien zählen zum oben angeführten hohen Anteil kindlicher und jugendlicher TäterInnen nur jene, die mindestens fünf Jahre älter als die Jungen waren, die sie mißbrauchten. Berücksichtigt man, daß bei 40% der betroffenen Männer in der Studie von Bange (1992) sexuelle Übergriffe durch Gleichaltrige mit körperlicher Gewalt oder Drohungen durchgesetzt wurden, erscheint es bedenklich, diese Tätergruppe ganz auszuschließen.
Trotz des in den Dunkelfeldstudien konsistent ermittelten hohen Anteils von Kindern und Jugendlichen, die andere Kinder sexuell mißbrauchen, darf jedoch nicht übersehen werden, daß, nach den bisherigen Untersuchungen mit nichtklinischen Populationen, die überwiegende Anzahl der betroffenen Jungen von TäterInnen sexuell mißbraucht wird, die, bei einem Altersunterschied von mehr als 5 bzw. 10 Jahren, älter als 18 Jahre sind. Einzige Ausnahme bildet die Studie von Goldman & Goldman (1988), nach deren Ergebnissen 60% aller TäterInnen (bei einer Altersdifferenz von mindestens 5 Jahre) jünger als 19 Jahre sind.

3.1.4 Alter der Jungen bei Beginn des sexuellen Mißbrauchs

Sowohl in klinisch-beraterischen, als auch in therapeutischen Zusammenhängen hat sich gezeigt, daß Jungen häufig schon sehr früh Opfer sexueller Gewalt werden. So war z.B. die Hauptgruppe sexuell mißbrauchter Jungen, die einer Beratungsstelle zum sexuellen Mißbrauch in Norddeutschland von 1990-93 gemeldet wurden, im Alter von 6 - 10 Jahren.
Auch die Ergebnisse der nicht-klinischen Dunkelfeldstudien (Tab.8) belegen, daß das Alter bei Beginn des sexuellen Mißbrauchs an Jungen oft weit vor der Pubertät liegt. Jungen werden sowohl im Säuglings- und im Kleinkindalter als auch im Kindergarten- und Grundschulalter sowie in der Adoleszenz sexuell mißbraucht. Das jeweils ermittelte Durchschnittsalter schwankt zwischen 7 und 12,3 Jahren, wobei die Altersklasse der höchsten Mißbrauchsrate die der 10 - 12 jährigen Jungen ist. Etwa gleich viele Jungen werden, in weitgehender Übereinstimmung der Untersuchungsergebnisse, jedoch bereits bis zu diesem Alter Opfer sexueller Gewalt. Sexuelle Übergriffe in der Pubertät wurden in den meisten Studien von etwa einem Drittel der befragten Männer berichtet.

Tab. 8 Alter bei Beginn des sexuellen Mißbrauchs

Studie	Alter		
Bagley 1989		< 12 J.:	34%
Bagley et al. 1994	9.8J. (AM)		
Baker & Duncan 1985	12.03J. (AM)	< 11 J.:	27%
Bange 1992	11.5 J. (AM)	0-6 J.:	7%
		7-9 J.:	29%
		10-12 J.:	36%
		13-16 J.:	29%
Boudewyn & Liem 1995	9,3 J. (AM)		
Finkelhor 1979	11.2 J. (AM)	4-6 J.:	18%
		7-9 J.:	9%
		10-12 J.:	41%
		13-16 J.:	32%
Finkelhor et al. 1990	9.9 J. (M)	0-6 J.:	12%
		7-9 J.:	28%
		10-12 J.:	29%
		13-18 J.:	28%
Fromuth & Burkhart 1987		< 13 J.:	62.5%
Goldman & Goldman 1988	10.3 J. (AM)	4-6 J.:	10%
		7-9 J.:	23%
		10-12 J.:	62%
		13-16 J.:	5%
Kloiber 1994		5-6J.:	6.9%
		7-10J.:	31%
		11-12J.:	31%
		13-15J.:	31%
Krugman et al. 1992	7J. (M)	<7J.:	46%
Landis 1957		4-10 J.:	11%
		11-12 J.:	14%
		13-14 J.:	21%
		15-16 J.:	19%
Lazartigues et al 1989		<10J.:	14%
		10-12J.:	16%
		12-14J.:	28%
		14-16J.:	16%
López et al. 1995	12J. (M)	4-9J.:	24%
		10-13J.:	37%
		14-16J.:	38%
Raupp & Eggers 1993	10,7 J. (AM)	0-5J.:	7,7%
		6-9J.:	11,6%
		10-11J.:	23%
		12-13J.:	50%

_Fortsetzung Tab. 8	Alter	
Risin & Koss 1987	9.8 J. (AM)	
Siegel et al. 1987	9.5 (AM)	
Sariola & Uutela 1994		0-5J.: 0% 6-10J.: 4,3% 11-12J.: 2,7% 13-14J.: 40,6% 15-16J.: 52,2%

Die Gültigkeit dieser Ergebnisse zur Altersstruktur der Kinder bei Beginn des sexuellen Mißbrauchs wurden jedoch von verschiedenen AutorInnen angezweifelt (Bange 1992; Finkelhor & Baron 1986; Lison & Poston 1991; Sherwood 1991). Begründet wird diese skeptische Haltung vor allem damit, daß es für die Befragten sehr schwer sei, in der kurzen Zeit der Beantwortung eines Fragebogens, bzw. eines Interviews Zugang zu Erfahrungen der frühen Kindheit zu finden. Zumal, wie Bange (1992) feststellt, sexueller Mißbrauch im Säuglings- oder Kleinkindalter über den Weg der Sprache kaum zu erinnern ist, und vielen Opfern - als Ergebnis psychischer Abwehrstrategien - diese Erlebnisse nicht unmittelbar zugänglich seien.

3.1.5 Häufigkeit und Dauer der sexuellen Mißbrauchshandlungen

Sexueller Mißbrauch an Jungen beschränkt sich nach den Erhebungen in nichtklinischen Populationen in vielen Fällen auf einen einzigen sexuellen Übergriff. So berichteten die Hälfte bis zu drei Viertel der befragten Männer in den von uns analysierten Dunkelfeldstudien, daß der sexuelle Mißbrauch lediglich einmal stattgefunden habe (vgl. Tab. 9).
Bezüglich derjenigen Männer, die mehrfache sexuelle Mißbrauchshandlungen berichteten, ist die Tabellierung der Daten sehr unterschiedlich bzw. deren Wiedergabe nur sehr grob. So ist z.B. nicht nachvollziehbar, was wiederholter oder chronischer sexueller Mißbrauch im einzelnen bezeichnet. Dies macht die Vergleichbarkeit bzw. eine sinnvolle Interpretation für einen Großteil der Daten unmöglich. In einer vorsichtigen Zusammenfassung der bisherigen Ergebnisse werden etwa sieben Prozent der Jungen über einen Zeitraum von mehr als einem Jahr mißbraucht, etwa fünf Prozent sechs Monate bis zu einem Jahr und etwa gleich viele über einen Zeitraum von 1 - 6 Monaten. Etwa ein Viertel bis zur Hälfte der bisher identifizierten erwachsenen männlichen Mißbrauchsopfer haben in ihrer Kindheit multiple Mißbrauchserfahrungen erlitten. Eine statistische Zusammenhangsanalyse der Häufigkeit bzw. Dauer wurde in verschiedenen Studien bezüglich des Bekanntheitsgrades, des Alters der mißbrauchten Jungen und der Art der sexuellen Handlungen durchgeführt. Bange (1992) und Baker & Duncan (1985) differenzierten die Häufigkeit sexuellen Mißbrauchs nach Handlungen durch fremde TäterInnen, TäterInnen aus dem

Tab. 9 Häufigkeit / Dauer des sexuellen Mißbrauchs

Studie	Häufigkeit einmalig	 mehrmalig	Dauer
Bagley 1989	n.a.	> 2 mal: 54%	chronisch oder häufig: 26%
Bagley et al. 1994	55%	16%	durchschnittlich 3,5 Wochen (2Tage - 5,0 Jahre)
Bange 1992	73%	2-10 mal: 23% > 10 mal: 4%	n.a.
Baker & Duncan 1985	59%	wiederholt eine Person: 30% mehrere Personen: 11%	n.a.
Bendixen et al. 1994		2,8 (AM)	
Finkelhor 1979	60%	40%	> 1 Woche: 40%
Finkelhor et al. 1990	73%	27%	< 1 Monat: 9% 1-6 Monate: 5% 6-12 Monate: 3% > 1 Jahr: 8%
Fromuth & Burkhart 1987	51/50%	49/50%	n.a.
Goldman & Goldman 1988	51%	49%	> 1 Woche: 48%
Krugman et al. 1992	70%	2-5mal: 18% >5 mal: 12,5%	
Landis 1957	n.a.	> 3 mal: 60%	n.a.
Risin & Koss 1987	53.1%	2 mal: 15,8% 3 mal: 6.6% mal: 3.5% > 5 mal: 19.7%	1Tag - 1Monat: 6.9% 1-6 Monate: 4.1% 6 Monate - 1 Jahr: 8.7% 1 Jahr: 6.3%

* nicht nach Geschlechtern getrennt

Bekannten- und Freundeskreis und TäterInnen innerhalb der Familie. Erwartungsgemäß zeigte sich eine statistisch signifikante Abnahme der einmaligen Übergriffe bei steigendem Bekanntschaftsgrad zwischen TäterIn und Opfer.

Allerdings haben Baker und Duncan (1985) ihre Daten nicht nach Geschlechtern getrennt ausgewertet, und Bange berücksichtigt in seiner Analyse nur die Studentinnen. Fromuth und Burkhart (1987) untersuchten die Abhängigkeit der Häufigkeit sexueller Mißbrauchshandlungen vom Alter der Jungen. Im Vergleich von Kindern (Jungen < 13 Jahre) und Adoleszenten (13 - 16 Jahre) zeigte sich ein signifikanter Unterschied hinsichtlich der einmaligen Erfahrungen: Mißbrauchshandlungen vor dem 13. Lebensjahr waren in 60 Prozent der Fälle einmalige Übergriffe, während sexueller Mißbrauch an Adoleszenten in 68 Prozent der Fälle multiple Mißbrauchshandlungen beinhaltete.
Risin & Koss (1987) schließlich differenzierten die Häufigkeit und Dauer nach drei Kategorien von Mißbrauchshandlungen und stellten jeweils signifikante Unterschiede fest. Während viele Jungen Exhibitionismus und sexualisiertes Berühren nur einmal erlebten (67% und 55%), berichteten 35% der Befragten, die Penetrationserlebnisse angaben, mehr als fünf Übergriffe.
Ähnliche Unterschiede wurden auch für die Dauer der Mißbrauchshandlungen gefunden: Nur 31% der berichteten Penetrationserlebnisse geschahen im Rahmen von sexuellen Handlungen mit einer Dauer bis zu einem Tag, während dies bei 86% der exhibitionistischen Handlungen und 70% der Berührungserfahrungen der Fall war.

3.1.6 Art der sexuellen Mißbrauchshandlungen

Die Art der sexuellen Handlungen, die in den verschiedenen Dunkelfelduntersuchungen erfragt bzw. von den Männern berichtet wurde, haben wir entsprechend der in den meisten Studien verwendeten Tabellierung, formal in drei Kategorien eingeteilt.
In der ersten Spalte von Tabelle 10 sind sexuelle Mißbrauchshandlungen an und mit Jungen aufgeführt, die ohne Körperkontakt stattgefunden haben. Dazu zählen u.a. das Exhibieren der Genitalien vor einem Jungen, das Masturbieren vor einem Jungen, bzw. der Junge mußte seine Genitalien zeigen oder vor einer anderen Person masturbieren, das Zeigen pornographischer Filme, oder sexualisiertes Sprechen mit einem Jungen.
In der zweiten Spalte sind sexuelle Handlungen zusammengefaßt, die bei Ausschluß von Penetration oder versuchter Penetration Körperkontakt zum Täter voraussetzen. Die am häufigsten genannten Mißbrauchshandlungen dieser Kategorie, die von den TäterInnen ausgeführt bzw. zu denen das Opfer gezwungen wurde, betreffen masturbatorische Körperkontakte, sexualisiertes Küssen, sexualisiertes Berühren des Körpers, sexualisierte Umarmungen, das Anfassen der Genitalien sowie oral-genitale Kontakte ohne Penetration.
In der dritten Spalte schließlich finden sich sämtliche Formen versuchter und vollzogener penetrierender sexueller Handlungen. Sowohl die anale oder orale Penetration des Jungen, als auch eine erzwungene anale, orale oder vaginale Penetration durch den Jungen sind unter diese Kategorie subsummiert.

Tab. 10 Art des sexuellen Mißbrauchs

Studie	Art [1] Nichtkontakt	Kontakt	Penetration [2]
Baker & Duncan 1985	**48%** Exhibitionismus, verbale Belästigungen	**49%** Befummeln, Masturbieren	**5%**
Bagley et al. 1994	nicht erhoben	**79,5%** genitale Kontakte	**20,5%**
Bange 1992	**7%** Exhibitionismus, Zeigen von Pornos, Beobachten des Jungen beim Anziehen und Baden	**75%** sexualisiertes Küssen und Anfassen, Berühren der Genitalien, Masturbation	**18%**
Bendixen et al. 1994	**35%** v.a. Exhibitionismus	**59%**, davon 25% mit Genitalkontakt	**7%**
Elliger & Schötensack 1991	**38,5%** Exhibitionismus	**14%** Verbale Belästigungen	**25%**
Finkelhor 1979	**14%** Exhibitionismus	**55%** Berühren der Genitalien mit Hand oder Mund	**n.a.**
Finkelhor et al. 1990	**6.5%** Exhibitionismus, sexuelle Akte in Gegenwart des Jungen	**30%** Berühren, Küssen, Greifen	**65%** Geschlechtsverkehr: 62%[3] oraler/analer G.-verkehr: 3%
Fromuth & Burkhart 1987	**n.a.**	**26/33%** oral-genitaler Kontakt	**19/29%** G. -verkehr
Goldman & Goldman 1988	**20%** Exhibitionismus & verbale Belästigungen	**56%** davon 43% mit Genitalkontakt	**25%** Geschlechtsverkehr (15%),
Kloiber 1994[3]	**38%**	**54,5%**, davon 19,6% mit Genitalkontakt	**7,5%**.
Landis 1957	**5%** Exhibitionismus	**10%** Masturbation; sexuelles Befummeln; Versuche, das Kind auszuziehen:	**n.a.**
	84% „homosexuelle Annäherungen" (nicht näher definiert)		
Raupp & Eggers 1993	**38%** Exhibitionismus Zeigen von Pornos	**38%** manuelle Manipulationen	**24%** Geschlechts,-Anal-, Oralverkehr
Risin & Koss 1987 [4]	**35%** Exhibitionismus	**35%** Befummeln	**31%**

1 Penetration nicht unter Kontakt subsummiert
2 auch versuchte Penetration; sofern nicht anders angegeben sowohl vaginal, oral und anal
3 nach Nennungen, nicht prozentualer Anteil der Männer
4 jeweils die schwerwiegendste Form des sexuellen Mißbrauchs

Nach den Daten der meisten von uns untersuchten Dunkelfeldstudien findet etwa bei einem Fünftel bis zu einem Viertel aller Fälle sexuellen Mißbrauchs an Jungen versuchte, oder vollendete anale, orale oder vaginale Penetration statt.

Einen extrem hohen Anteil bezüglich dieser Art sexueller Mißbrauchshandlungen haben Finkelhor et al. (1990) ermittelt. Allerdings bezweifeln die AutorInnen die Gültigkeit dieses Ergebnisses aufgrund der in dieser Untersuchung verwendeten Screen-Fragen. So lautete die Frage nach sexuellen Handlungen, die Geschlechtsverkehr (intercourse) beinhalten:

> *„Können Sie sich an eine Erfahrung in Ihrer Kindheit erinnern, die sie jetzt als sexuellen Mißbrauch bewerten würden, - wie z.B., daß jemand irgendeine Form von Geschlechtsverkehr mit Ihnen hatte, oder dieses versuchte, oder irgend etwas ähnliches?" (Übers.d.Verf.).*

Besonders durch diesen letzten Zusatz, so die AutorInnen, könnten durch eine positive Beantwortung dieser Frage eine ganze Reihe nicht penetrierender, sexueller Handlungen, die von den Teilnehmern unter „etwas ähnliches" gefaßt wurden, in die Kategorie 'Geschlechtsverkehr' mit aufgenommen worden sein.
Eine vergleichsweise niedrige Quote sexueller Handlungen, die Penetration beinhalten, haben Baker & Duncan (1985; 5%), Bendixen et al. (1994; 7%) und Kloiber (1994; 7,5%) erhoben. Allerdings wurden im Gegensatz zu den anderen Studien in den Untersuchung von Baker & Duncan (1985) und Kloiber (1994) nur vollzogener und kein versuchter analer, oder vaginaler Geschlechtsverkehr in diese Kategorie einbezogen.

Den größten Anteil an den sexuellen Mißbrauchserfahrungen bilden, nach den Ergebnisse der meisten hier diskutierten Untersuchungen, diejenigen Handlungen, die bei Ausschluß von versuchter oder vollzogener Penetration Körperkontakt beinhalten.
Der ermittelte Anteil sexueller Handlungen ohne Körperkontakt schwankt, je nach Untersuchung, von 6,5% bis 48% und liegt im Mittel bei 25%.

Eine statistische Zusammenhangsanalyse der Art des sexuellen Mißbrauchs mit anderen der hier beschriebenen Umstände sexuellen Mißbrauchs an Jungen wurde in den von uns untersuchten Dunkelfeldstudien nur von Bagley et al. (1994) durchgeführt. Nach deren Ergebnissen fanden penetrative Mißbrauchshandlungen sowie sexuelle Handlungen, die oral-genitale Kontakte beinhalten, signifikant häufiger im Kontext multipler Mißbrauchshandlungen statt (vgl. S. 83).

3.1.7 Strategien der TäterInnen

Unter dem Oberbegriff 'Strategien der TäterInnen' sollen im folgenden jene Mittel beschrieben werden, mit denen die mißbrauchende Person den Jungen zum einen zu den sexuellen Handlungen und zum anderen in die Geheimhaltung zwingt. Leider beschränken sich die bisherigen Dunkelfeldstudien fast ausschließlich auf die Mittel der Anwendung von körperlicher Gewalt und/oder Drohungen. Damit wird jedoch nur ein kleiner Teil der aus klinischen Erfahrungen und Studien bekannten Strategien erfaßt. So wird mit Ausnahme der Untersuchungen von Bange (1992) und Risin & Koss (1987) z. B. nicht berücksichtigt, daß viele TäterInnen es gar nicht nötig haben, körperliche Gewalt anzuwenden bzw. diese anzudrohen, da sie aufgrund einer engen Beziehung zum Kind dessen emotionale Bedürftigkeit benutzen können, um es sexuell auszubeuten.

Strategien der TäterInnen, um die Jungen zur Teilnahme an sexuellen Handlungen zu bringen: Insgesamt finden sich in acht der 32 von uns untersuchten Dunkelfeldstudien geschlechtsspezifisch ausgewertete Daten zu den Strategien der TäterInnen, die diese angewendet haben, um Jungen zur Teilnahme an sexuellen Handlungen zu bringen (Tab.11).
Allein sechs dieser Studien beschränken sich auf die Kategorie 'körperliche Gewalt und Drohungen' bzw. Zwang.
Wie Tabelle 11 zeigt, gaben in den Studien von Bange (1992) und Finkelhor (1979) etwa die Hälfte der betroffenen Männer an, daß sie mit körperlicher Gewalt oder Drohungen zu den sexuellen Handlungen gezwungen wurden. In den Studien von Finkelhor (1990), Fromuth & Burkhart (1987), Goldman & Goldman (1988), Risin & Koss (1987) und Sariola & Uutela (1994) lagen die entsprechenden Quoten 'nur' zwischen 5,5 und 17 Prozent.
Als Erklärungsmöglichkeit dieser Varianz bieten sich zum einen stichprobenabhängige Unterschiede bezüglich des Bekanntheitsgrades zwischen Opfer und TäterIn an. So wurden die niedrigen Raten körperlicher Gewaltanwendung und Drohungen in jenen Studien erhoben, in denen auch die Anzahl der FremdtäterInnen niedrig war (vgl. Tab.11). Für die Hypothese, daß Täter, die ein emotional enges Verhältnis zu ihren Opfern haben, seltener Gewalt anwenden müssen, sprechen auch die Ergebnisse einer von Bange (1992) durchgeführten statistischen Zusammenhangsanalyse. In einer Differenzierung der TäterInnen nach dem Bekanntschaftsgrad zeigte sich, daß v.a. FremdtäterInnen, gefolgt von Tätern aus dem Bekannten- und Freundeskreis der Familie, wesentlich häufiger als Familienangehörige auf Drohungen und körperliche Gewalt zurückgreifen, um die Kinder sexuell mißbrauchen zu können. Allerdings untersuchte Bange diese Beziehung nur für die sexuell mißbrauchten Studentinnen. Obwohl sich der gleiche Zusammenhang auch in den klinischen Studien mit Jungen widerspiegelt, läßt sich derzeit noch nicht beurteilen, inwieweit dieses Ergebnis auf sexuell mißbrauchte Jungen übertragbar ist, die nicht in klinischen Zusammenhängen auffällig geworden sind.
Eine weitere Ursache könnte mit den jeweiligen Unterschieden in den Stichproben hinsichtlich des Geschlechts der TäterInnen zusammenhängen.

Tab. 11 Strategien der TäterInnen

Sudie	Strategie		(Initiative ging vom Jungen aus*)
Bange 1992	Drohungen:	26%	
	emotionale Zuwendung:	23%	
	körperliche Gewalt:	23%	
	Vorspiegelung falscher sexueller Normen:	10%	
	Geld, Geschenke:	7%	
	andere (v.a. Ausnutzen kindlicher Neugier):	7%	
Boudewyn & Liem 1995	Zwang:	25%	
Finkelhor 1979	körperliche Gewalt, Androhung von Strafe:	55%	'Initiative': 9%
Finkelhor 1990	körperliche Gewalt:	15%	
	keine körp. Gewalt:	83%	
Fromuth & Burkhart 1987	körperliche Gewalt oder deren Androhung:	10/17%	'Initiative': 24/33%
Goldman & Goldman 1988	körperliche Gewalt oder deren Androhung:	14.3%	
Risin & Koss 1987	Ausnutzen d. kindl. Neugier:	31.2%	
	Vorspiegelung falscher sexueller Normen:	15.9%	
	Ausnutzen der Autorität:	11.5%	
	Geschenke:	9.4%	
	Androhung körp. Gewalt:	5.2%	
	Emotionale Zuwendung:	4.7%	
	körperliche Gewalt:	4%	
	'felt good':**	11.3%	
Sariola & Uutela 1994	Anwendung von Zwang und Gewalt:	5,5%	

* gemäß Angabe der Befragten

** Risin & Koss fragten nach den Gründen des Mitmachens, nicht direkt nach den Strategien

In den Studien von Goldman & Goldman (1988), Risin & Koss (1987) und Fromuth & Burkhart (1987), die eine niedrige Quote von körperlicher Gewaltanwendung und Drohungen erhoben, lag der Anteil weiblicher Täterinnen mit 47, 48 bzw. 72/78 Prozent deutlich höher als bei Bange (1992) und Finkelhor (1979) mit nur 7 bzw. 16 Prozent.

Leider wurden in keiner der von uns untersuchten Dunkelfeldstudien die Strategien der TäterInnen nach Geschlechtern ausgewertet. Wie aber schon im Abschnitt zum Geschlecht der TäterInnen angeführt wurde, weisen Risin & Koss (1987) auf eine Beobachtung hin, die eine mögliche Deutung dieses Zusammenhanges liefert: Fast die Hälfte der von Täterinnen mißbrauchten Jungen gaben an, freiwillig mitgemacht bzw. die sexuellen Handlung initiiert zu haben. Gewalt oder Drohungen sind in diesen Fällen anscheinend nicht notwendig. Allerdings kann auch hier vermutet werden, daß ein Teil der befragten Männer sich nicht als Opfer sehen kann. Angewendete Zwangsmittel der Täterinnen werden u.U. geleugnet, um sich eine aktive Rolle zuzuschreiben.

Über die Mittel der Anwendung von Gewalt und Drohungen hinausgehend, wurden differenziertere Daten zu den Strategien nur von Bange (1992) und Risin & Koss (1987) erhoben. In beiden Studien wurden die emotionale Zuwendung der TäterInnen, das Vorspiegeln falscher sexueller Normen, Belohnung oder Bestechung in Form von Geschenken oder Geld sowie das Ausnutzen der Neugier des Jungen als Strategien der TäterInnen identifiziert. Risin & Koss (1987) nennen als zusätzlich berichtete Gründe, warum die Jungen an den sexuellen Handlungen teilnahmen, daß der/die TäterIn seine/ihre Autorität ausnutzten, und daß die Jungen sich in den sexuellen Interaktionen gut gefühlt* haben.
Diese Daten geben zwar einen ersten Einblick in die Strategien, welche Täter anwenden, damit Jungen an sexuellen Handlungen teilnehmen. Weitere Untersuchungen werden jedoch nötig sein, um ein genaueres Bild der Prävalenzen einer größeren Bandbreite von Täterstrategien zu erhalten. Dabei wäre es u.E. auch wichtig, zwischen einmaligem und mehrfachem bzw. kurz- und langandauernden Mißbrauch zu differenzieren. So mag es z.B. einem/r TäterIn möglich sein, für kurzfristige Mißbrauchshandlungen die Neugier des Jungen auszunutzen. Dauert der Mißbrauch aber über lange Zeit an, so dürfte diese Strategie kaum ausreichen, um die sexuellen Handlungen aufrechtzuerhalten.

Einer, im Zusammenhang der Strategien der TäterInnen, problematischen Fragestellung wandten sich Finkelhor (1979) und Fromuth & Burkhart (1987) zu, indem sie erfragten, wer die sexuellen Handlungen initiierte. In der Untersuchung von Finkelhor (1979) gaben 9% der betroffenen Männer an, die Initiatoren gewesen zu sein, nach den Daten von Fromuth & Burkhart (1987) 24% bzw. 33%. Zwar ist vom klinisch-psychologischen Standpunkt aus eine 'Initiative' der Jungen vorstellbar, zumal wenn es sich um Jugendliche handelt. Und auch Kinder können sich v.a. als Folge vorheriger Mißbrauchserfahrungen in der Beziehung zu einer älteren Person sexualisiert verhalten. Durch den Begriff der 'Initiative' kann jedoch leicht verschleiert werden, daß, aus einer normativen Perspektive heraus, eine ältere Person aufgrund ihrer Verantwortung gegenüber dem Kind auch dann sexuellen Mißbrauch begeht, wenn eine jüngere

* *felt good*

Person die sexuellen Kontakte (mit-)initiiert. Weiterhin gilt zu bedenken, daß es Erwachsenen relativ leicht fallen dürfte, die Kinder sich als Initiatoren fühlen zu lassen. Geht man darüber hinaus davon aus, daß viele Jungen, Jugendliche und Männer aufgrund ihrer geschlechtsspezifischen Sozialisation ein hohes Kontrollbedürfnis haben (vgl. Kap. 4), spiegeln die retrospektiv erfragten Einschätzungen der Männer, die sexuellen Handlungen selbst initiiert zu haben, u.U. eher das Bedürfnis nach Kontrolle wider, als die tatsächlichen Umstände.

Strategien der TäterInnen, um die Jungen in die Geheimhaltung zu zwingen: Es gibt verschiedene Gründe, die Jungen veranlassen, keinem Dritten etwas über ihren sexuellen Mißbrauch zu erzählen. Scham- und Schuldgefühle, die Angst vieler Jungen, daß ihnen nicht geglaubt wird, daß sie bei einer Eröffnung der Mißbrauchserlebnisse nicht mehr als 'richtige' Jungen gelten oder, daß sie als 'Schwule' beschimpft werden, sind nur einige Beispiele hierfür (Brockhaus & Kolshorn 1993; van Outsem 1993; Watkins & Bentovim 1992). Diese, auf zunächst klinischen Erfahrungen beruhenden, Beobachtungen werden durch Ergebnisse von Dunkelfeldstudien bestätigt. Übereinstimmend zeigen diese Daten, daß die meisten der befragten Männer weder in ihrer Kindheit und Jugend, noch im Erwachsenenalter jemandem von ihren Mißbrauchserfahrungen erzählt haben (Bange 1992; Bagley et al. 1994; Boudewyn & Liem 1995; Kloiber 1994). Nach den Gründen befragt, gaben jeweils über die Hälfte der Mißbrauchsopfer aus der Studie von Bagley et al (1994) an,
daß sie sich zu sehr geschämt haben (59,6%),
daß sie sich teilweise selbst verantwortlich gefühlt haben (64,1%),
daß sie Angst vor den Reaktionen anderer gehabt haben (80,8%),
daß sie nicht wollten, daß die mißbrauchende Person verurteilt werde, weil sie eine zu enge Bindung zu ihr hatten (59,6%),
daß sie Angst vor den Reaktionen des Täters gehabt haben (54,2%),
und daß es ihnen nichts ausgemacht habe, und/oder sie allein damit fertig werden konnten (77,6%).
Diese Ergebnisse weisen darauf hin, daß ein Großteil der TäterInnen es gar nicht nötig hat, das Kind ausdrücklich zur Geheimhaltung zu verpflichten. Bestätigt wird diese Vermutung durch ein Ergebnis der Dunkelfeldstudie von Bange (1992), nach dem nur 38% der mißbrauchten Männer berichteten, von den TäterInnen ausdrücklich zum Schweigen aufgefordert worden zu sein.
Konkrete Strategien, mittels derer TäterInnen Jungen zur Geheimhaltung zwingen, wurden bisher in keiner Dunkelfeldstudie untersucht.

3.1.8 Familiäre Hintergründe

Hinsichtlich der familiären Hintergründe sexuell mißbrauchter Kinder wurden in den Dunkelfeldstudien bisher verschiedene Faktoren isoliert, die sowohl über die Studien hinweg, als auch nach den Ergebnissen der einzelnen Untersuchungen mit einem erhöhten Risiko sexuellen Mißbrauchs assoziiert sind (Das Konzept der Risikofaktoren geht auf Mausner & Bahn 1974 zurück. Diese definier-

ten Risikofaktoren als Faktoren, deren Auftreten mit einer erhöhten Wahrscheinlichkeit verbunden ist, daß sich zu einem späteren Zeitpunkt eine Krankheit entwickelt. Kausale Zusammenhänge sind mit dem Konzept der Risikofaktoren nicht beschrieben, sondern lediglich Häufigkeiten des Miteinander-Vorkommens der beobachteten Variablen.)
Neben dem Aspekt der Gefährdung muß zum einen mitgedacht werden, daß familiäre Faktoren bezüglich der Folgen sexuellen Mißbrauchs an Jungen auch eine moderierende Funktion (im Sinne einer intervenierenden Variablen) haben können. Zum anderen können familiären Faktoren auch einen eigenständigen Einfluß auf die Genese psychischer Störungen von Kindern haben (vgl Kap.3.2). Die bisher untersuchten Faktoren des familiären Hintergrund sexuell mißbrauchter Jungen betreffen die Familienkonstellation, die Beziehung der Eltern untereinander sowie die Beziehung der Kinder zu den Eltern.

Familienkonstellation: Tabelle 12 zeigt die Zuordnung der in der Los Angeles Times-Studie (Finkelhor et al. 1990) ermittelten Mißbrauchsraten zu verschiedenen Konstellationen der Kernfamilie.

Tab. 12 Familienkonstellationen und Mißbrauchsrisiko

Familienkonstellation	%mißbraucht	[n]
Gesamt	15	[1143]
beide natürliche Eltern	13	[953]
nur Mutter	27	[75]
nur Vater	7	[15]
zwei nicht-leibliche Eltern	33	[24]
leibliche Mutter/Stiefvater	10	[29]
leiblicher Vater/Stiefmutter	14	[6]
andere	18	[40]

Im Vergleich mißbrauchter und nicht-mißbrauchter Männer zeigte sich für diejenigen Konstellationen, in denen mindestens ein leiblicher Elternteil fehlte, daß für Jungen eine größere Gefährdung sexuellen Mißbrauchs besteht, wenn sie mit zwei nicht-leiblichen Eltern oder mit ihrer Mutter allein lebten. Letzteres Ergebnis wird durch die Daten von Bagley et al. (1994) gestützt, nach denen die sexuell mißbrauchten Männer dieser Untersuchung signifikant häufiger als die nicht mißbrauchten Männer in Familien aufgewachsen waren, in denen der leibliche Vater fehlte. Eine Erklärung, warum gerade diejenigen Jungen signifikant häufiger sexuell mißbraucht wurden, die den größten Teil ihrer Kindheit in einer diesen beiden Konstellationen verlebten, wird von den AutorInnen nicht versucht. Auch die für eine nachträgliche Interpretation dieser Ergebnisse notwendigen Daten (z.B. von wem diese Jungen mißbraucht wurden) wurden nicht veröffentlicht.

Im Vergleich zur Los Angeles Times-Studie differenzierte Bange (1992) nicht nach einzelnen Familienkonstellationen, sondern lediglich nach der Herkunft der Studenten aus 'heilen Familien' oder 'broken homes'. Zwar kamen die sexuell mißbrauchten Studenten etwas häufiger aus Familien, in denen sich die Eltern getrennt hatten, geschieden wurden oder ein Elternteil gestorben war - die Jungen somit allein mit einem leiblichen Elternteil oder einem Stiefvater/einer Stiefmutter bzw. einem Partner der Mutter/einer Partnerin des Vaters lebten. Allerdings war dieser Unterschied statistisch nicht signifikant.

Zusammenfassend läßt die bisherige Datenbasis hinsichtlich einer größeren Gefährdung von Jungen in spezifischen Familienkonstellationen kaum Schlußfolgerungen zu bzw. empirisch abgesicherte Zusammenhänge erkennen.
Für eine besondere Gefährdung von Jungen aus sogenannten 'broken homes' lassen sich verschiedene Hypothesen formulieren, die jedoch bisher insbesondere im Zusammenhang sexuellen Mißbrauchs an Mädchen diskutiert wurden.
So sind nach allgemeiner Einschätzung emotional vernachlässigte Kinder besonders gefährdet, sowohl durch Familienangehörige als auch extrafamiliär, durch dem Kind bekannte TäterInnen sexuell mißbraucht zu werden (Bange 1992). Sowohl aus Täterstudien (z.B. Groth 1979) als auch aus Berichten von Mißbrauchsopfern (z.B. Berliner & Conte 1990) ist bekannt, daß viele TäterInnen zunächst eine enge emotionale Beziehung zum Kind aufgebaut hatten, bevor sie diese sexualisierten. Zwar müssen Kinder aus 'broken homes' nicht notwendigerweise emotional bedürftiger sein, es liegt jedoch nahe, daß aus der Scheidung der Eltern, dem Tod eines Elternteils oder einer Wiederheirat eines Elternteils besondere Bedürfnisse nach Nähe und Geborgenheit für das Kind erwachsen können. Weiterhin, so vermutet Bange (1992), könnten Kinder in einer solchen Lebenssituation weniger fähig sein, sexuelle Übergriffe abzuwehren sowie erlebte Übergriffe einem Elternteil anzuvertrauen. Auch wenn diese Annahmen einleuchtend erscheinen mögen, so können u.E. jedoch Familienkonstellationen, in denen ein leiblicher Elternteil fehlt, nur schwache Indikatoren einer emotionalen Bedürftigkeit der Kinder sein. Zudem dürfte auch für Kinder aus sogenannten 'heilen Familien' die Befriedigung des Bedürfnisses nach elterlicher Nähe und Geborgenheit nicht die Regel sein. Zukünftige Forschungsdesigns sollten u.E. deshalb bezüglich dieser Zusammenhänge spezifischere Faktoren untersuchen.
Nach den Ergebnissen verschiedener Studien (z.B. Finkelhor 1979; Russell 1986) besteht für Mädchen ein erhöhtes Risiko, intrafamiliär sexuell mißbraucht zu werden, wenn sie in einer Familie mit einem Stiefvater leben. So wurde z.B. nach den Daten einer Studie von Russell (1986) jedes sechste Mädchen, daß einen Stiefvater hatte, vor ihrem 14. Lebensjahr von diesem sexuell mißbraucht. Hingegen hatte nur etwa jedes fünfzigste Mädchen sexuelle Übergriffe vom Vater erfahren. Als Erklärung dieses Phänomens kommt zum einen in Frage, daß es offensichtlich Männer gibt, die gezielt Frauen mit Kindern heiraten, um diese sexuell mißbrauchen zu können. Zu anderen stellten

Finkelhor & Baron (1986) und Bange (1992) die Hypothese auf, daß ein Stiefvater oder Lebensgefährte der Mutter, der gewöhnlich die Entwicklung des Kindes nicht miterlebt hat, eine schwächere emotionale Bindung zum Kind habe, als ein leiblicher Vater. Deshalb sei es wahrscheinlicher, daß ein Stiefvater sich weniger um die Bedürfnisse des Kindes kümmere, sich schlechter in das Kind einfühlen könne und somit vielleicht weniger Hemmungen habe, es sexuell zu mißbrauchen. Zur Unterstützung dieser Hypothese führt Bange eine Studie von Parker & Parker (1986) an, in der 56 Väter bzw. Vaterfiguren, die ihre Töchter sexuell ausgebeutet hatten und 54 nicht-mißbrauchende Väter bzw. Vaterfiguren interviewt wurden. Verglichen mit der zweiten Gruppe waren die mißbrauchenden Väter bzw. Vaterfiguren während der ersten drei Lebensjahre des Kindes signifikant weniger zu Hause gewesen und hatten sich auch signifikant seltener an der Erziehung des Kindes beteiligt. Im Vergleich der Väter und Stiefväter hingegen, die während der ersten Lebensjahre ihrer Töchter zu Hause waren und die Kinder mit großgezogen hatten, zeigten sich keine Unterschiede hinsichtlich der Häufigkeit sexuellen Kindesmißbrauchs.
Wenn auch klinisch-empirische Daten für eine erhöhte Gefährdung sexuellen Mißbrauchs an Jungen in Stiefväterfamilien sprechen (z.B. Faller 1989), so konnte ein solcher Zusammenhang in den Dunkelfelduntersuchungen mit männlichen Populationen bisher nicht nachgewiesen werden.

Außer der realen Abwesenheit des Vaters oder der Mutter wurde als eine weitere Variable eine langandauernde oder häufige körperliche Erkrankung, oder die psychische Störung eines Elternteils als Risikofaktor, sowohl intra- als auch extrafamiliären sexuellen Mißbrauchs, isoliert. Wie das Fehlen der Mutter oder des Vaters, so Finkelhor & Baron (1986), könne auch diese Variable als ein Indikator der Nicht-Verfügbarkeit eines Elternteils für das Kind gelten und damit auf eine erhöhte Wahrscheinlichkeit einer emotionalen Mangelsituation hinweisen. Dieses Hypothese wird durch die Daten der Dunkelfeldstudie von Boudewyn & Liem (1995) gestützt, nach denen die sexuell mißbrauchten Männer dieser Studie, signifikant häufiger als die nicht mißbrauchten Männer, in Familien aufwuchsen, in denen ein Elternteil unter einer körperlichen Erkrankung oder einer psychischen Störungen litt.

Qualität der Elternbeziehung & Qualität der Beziehung zu den Eltern: Nach den Ergebnissen von Bange (1992), Collings (1995) und Finkelhor et al. (1990) schätzten im Vergleich mit den nicht betroffenen Männern die mißbrauchten Männer rückblickend die Beziehung ihrer Eltern häufiger als unglücklich oder belastet ein. Dies gilt sowohl für intra- als auch extrafamiliär mißbrauchte Männer. Zusätzlich untersuchte Bange (1992) die Mutter- und Vaterbeziehungen der von ihm befragten Studenten, die wiederum von den betroffenen Männern als signifikant schlechter beurteilt wurden. Nach den auf einer größeren Stichprobe beruhenden Daten von Finkelhor et al. (1990) war die Wahrscheinlichkeit, sexuell mißbraucht worden zu sein, für diejenigen Männer doppelt so hoch, welche die Beziehung ihrer Eltern als schlecht be-

schrieben. Ein ablehnendes Elternverhalten (erhoben mit Own Memories of Child rearing Behavior; EMBU) war in der Studie von Collings (1995) signifikant prädiktiv für berichtete sexuelle Mißbrauchserlebnisse.
Bange (1992) und Finkelhor et al. (1990) vermuten, daß ein unglückliches Familienleben eine emotionale Bedürftigkeit der Jungen zur Folge habe, und sie deshalb besonders verwundbar gegenüber den Manipulationen eines/einer TäterIn mache, der/die Ihnen Zuneigung und Aufmerksamkeit entgegenbringe.
Nicht zu beantworten ist bisher allerdings die Frage, ob die beschriebenen Beurteilungstendenzen der befragten Mißbrauchsopfer hinsichtlich der Beziehung ihrer Eltern, als auch ihrer eigenen Beziehung zur Mutter oder zum Vater, nicht vielleicht durch die sexuellen Mißbrauchserfahrungen (mit)bedingt sind. So könnten einige Opfer ihr früheres Familienleben im nachhinein als unglücklich beschreiben, weil sie innerhalb der Familie sexuell mißbraucht wurden, oder eine Mißbrauchserfahrung weder Mutter noch Vater anvertrauen konnten. Zur Klärung dieser Frage nach den kausalen Beziehungen untersuchten Finkelhor et al. (1990) die Beurteilungen getrennt für extrafamiliär mißbrauchte Männer, und für Opfer, die ihre Mißbrauchserfahrungen der Mutter oder dem Vater anvertraut hatten (letzteres allerdings nur für Mädchen, da es in dieser Stichprobe zu wenig Jungen gab, die einem Elternteil ihre Mißbrauchserfahrungen eröffnet hatten). Da in beiden Gruppen wiederum ein Großteil der Befragten berichtete, ein unglückliches Familienleben gehabt zu haben, schließen Finkelhor und Mitarbeiter, daß sich dieses Ergebnis kaum als Folge der sexuelle Mißbrauchserfahrung interpretieren läßt. Soweit die Befragungen retrospektiv sind, lassen sich u.E. jedoch mögliche Verzerrungen im o.g. Sinne kaum ausschließen. Bedenkt man, daß Erwachsene über ihre Kindheit befragt werden, und damit über einen lange zurückliegenden Zeitraum, so dürfte grundsätzlich die Validität der Daten bezüglich der erinnerten Beziehung zu den Eltern, als auch der Eltern untereinander als nicht besonders hoch einzuschätzen sein.

Geht man zusammenfassend davon aus, daß es sich bei den bisher untersuchten Variablen des familiären Hintergrunds sexuell mißbrauchter Kinder um Risikofaktoren handelt, bieten sich zwei hauptsächliche Erklärungsmöglichkeiten an, die eine erhöhte Gefährdung plausibel machen. Zum einen könnte es für Kinder, die in einer Familie mit nur einem Elternteil leben, deren Eltern eine belastete Beziehung zueinander haben, oder die eine schlechte Beziehung zu ihren Eltern haben, wahrscheinlicher sein, daß sie weniger beaufsichtigt werden und somit vor sexuellen Übergriffen schlechter geschützt sind. Zum anderen könnten schwach ausgeprägte Beziehungen zu den Eltern, falls diese eine emotionale Bedürftigkeit des Kindes bedingen, mit einer erhöhten Gefährdung sexuellen Mißbrauchs verknüpft sein. Emotional deprivierte Kinder scheinen nach den bisherigen Erkenntnissen besonders zugänglich für Strategien zu sein, mittels derer die TäterInnen zunächst durch Zuneigung, Freundschaft, Anerkennung und Belohnungen eine emotionale Beziehung zum Kind aufbauen, bevor sie

diese dann sexualisieren. Darüber hinaus könnte es diesen Kindern schwerer fallen, ihre Mißbrauchserlebnisse den Eltern, aus Angst vor mangelnder Unterstützung, zu eröffnen.
Es darf jedoch nicht übersehen werden, daß eine solche Interpretation der bisherigen Ergebnisse zu den familiären Hintergründen sexuell mißbrauchter Jungen nicht zwingend ist. Wie Finkelhor & Baron schon 1986 forderten, sollte in zukünftigen Forschungsvorhaben überprüft werden, ob es sich bei den genannten Variablen tatsächlich um Risikofaktoren, oder um Effekte der sexuellen Mißbrauchserfahrungen handelt. Dies betrifft neben den Einschätzungen der Elternbeziehungen auch die beschriebenen Familienkonstellationen. So ist in einigen Studien nicht einmal untersucht worden, ob z.B. der leibliche Vater bereits vor Mißbrauchsbeginn nicht mehr in der Familie war, oder ob er als überführter Täter die Familie verlassen mußte.

3.2 Umstände sexuellen Mißbrauchs an Jungen in klinischen Populationen

Im nun folgenden Abschnitt sollen die Ergebnisse der in klinischen Populationen erhobenen Umstände bzw. Charakteristika sexuellen Mißbrauchs an Jungen dargestellt werden. Dabei unterscheiden wir die gleichen Merkmalskategorien wie in den Dunkelfeldstudien mit nicht-klinischen Populationen.
Neben den bereits vorgestellten Untersuchungen klinischer Populationen stammen die Daten in erster Linie aus all denjenigen Studien, deren Stichproben sich ausschließlich aus sexuell mißbrauchten Jungen zusammensetzen. Durch die Art und Weise, wie diese Jungen mit KlinikerInnen in Kontakt gekommen sind, lassen sich zwei Gruppen von Stichproben unterscheiden.

Abb.1a Stichprobengruppe I

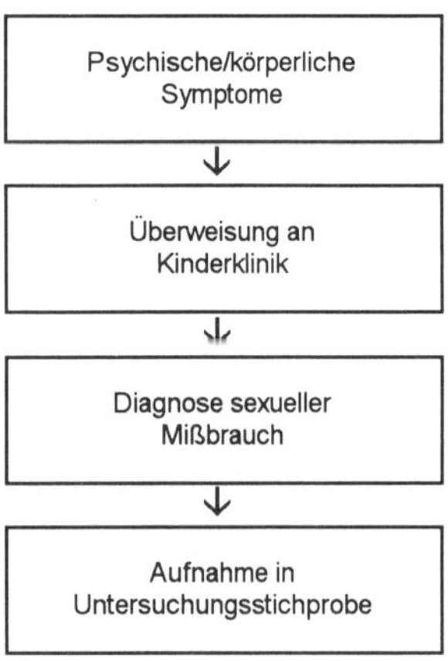

Studien

DeJong et al. 1982

Johnson & Shrier 1985

Johnson & Shrier 1987

Die erste Gruppe besteht aus Jungen, die aufgrund verschiedener psychischer und/oder körperlicher Symptome in Kinder- bzw. Jugendkliniken in therapeutischer Behandlung waren. Sie wurden in die Untersuchungsstichprobe aufgenommen, wenn im Rahmen der Anamnese sexueller Mißbrauch diagnostiziert wurde (Abb. 1a).
Die zweite Gruppe von Stichproben (Abb. 1b) besteht aus Jungen, die in erster Linie zur Begutachtung in einer Spezialeinrichtung (zumeist spezielle Abteilungen innerhalb von Kinderkrankenhäusern oder Universitätskliniken) waren. Größtenteils wurden die Kinder von anderen Institutionen wie z.B. Kinderschutzeinrichtungen, Schulen, Gerichten, Ärzten oder der Polizei überwiesen, wo der Mißbrauchsverdacht bereits in unterschiedlichem Maße bestätigt wurde. Ein weiterer Teil wurde von Eltern oder anderen sorgeberechtigten Personen der Kinder gemeldet. Bestätigte die Begutachtung in der Spezialeinrichtung den Verdacht des sexuellen Mißbrauchs, wurden die Kinder in die Untersuchungsstichprobe aufgenommen.

Abb. 1b Stichprobengruppe II

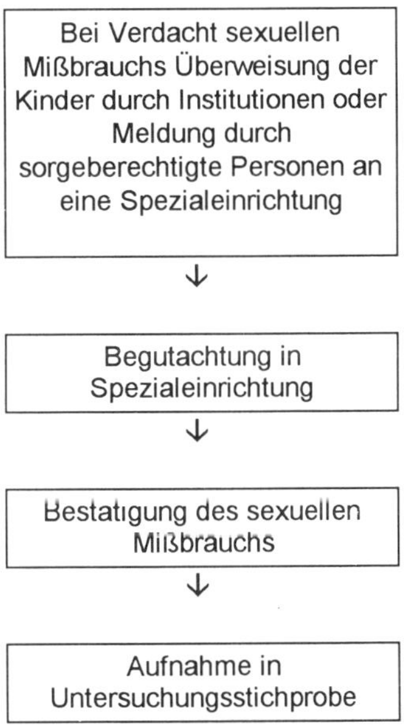

Studien

Burgess et al. 1984
Cupoli et al. 1988
Dubé & Hébert 1988
Ellerstein 1980
Faller 1989
Farber et al. 1984
Friedrich et al. 1988b
Huston et al. 1995
Levesque 1994
Pierce & Pierce 1985
Reinhart 1987
Runyan et al. 1988
Showers et al. 1983
Spencer & Dunklee 1986
Thomlison et al. 1991
Tong et al. 1987

Für beide Gruppen gilt also, daß das Vorliegen sexuellen Mißbrauchs die Kinder für die Teilnahme an der jeweiligen Untersuchung qualifizierte. Während aber in der ersten Gruppe eine Diagnose erst aufgrund von klinisch auffälligen Symptomen gestellt wurde, war es in der zweiten Gruppe vor allem die Tatsache der sexuellen Viktimisierung an sich, die zu Kontakten mit Institutionen

und zur Aufnahme in eine Untersuchung führte. In dieser zweiten Gruppe waren mögliche Symptome also kein ausdrückliches Kriterium, um in die Untersuchungsstichprobe aufgenommen zu werden. Allerdings ist nicht nachzuvollziehen, inwieweit z.B. Verhaltenssymptome zum Kontakt mit Kinderschutzeinrichtungen führten und damit implizite Aufnahmekriterien darstellen. Geht man von der Hypothese aus, daß es Jungen aufgrund innerer und äußerer Rollenanforderungen sehr schwer fällt, sexuelle Viktimisierungserlebnisse aktiv zu eröffnen (vgl. Finkelhor 1984; Huston et al. 1995; Johnson & Shrier 1985; Knopp 1986; Landis 1957; Nasjleti 1980; Porter 1986), liegt die Vermutung nahe, daß ein Großteil der Jungen erst aufgrund psychischer und/oder körperlicher Symptome von einem Erwachsenen zu Mißbrauchserfahrungen befragt wurde.
Eine Darstellung dieser Sachverhalte ist deswegen wichtig, weil der jeweilige Weg in eine Untersuchung einen Auswahlvorgang beinhaltet, der bei der Interpretation der Untersuchungsergebnisse bezüglich der erhobenen Umstände zu berücksichtigen ist.

Im nun folgenden Abschnitt werden zunächst die Ergebnisse der in klinischen Populationen erhobenen Daten zu den einzelnen Umstandsfaktoren dargestellt. In der Tabellierung und Beschreibung der Daten unterscheiden wir neben den bereits beschriebenen Stichprobengruppen eine weitere Gruppe: In Gruppe III finden sich die Prävalenzstudien mit jugendlichen und erwachsenen Sexualstraftätern sowie sexuell aggressiven Kindern, Ausreißern, Prostituierten, nichtsexuellen Straftätern und psychiatrischen Patienten, soweit in diesen Untersuchungen Daten zu den Umständen erhoben wurden. Diese Gruppe ähnelt hinsichtlich der Stichprobenauswahl der ersten Gruppe, da auch hier die Teilnehmer der Untersuchungen zunächst aufgrund von Symptomen klinisch auffällig wurden.

In Rahmen dieser Darstellung erfolgt für jeden Umstands-Faktor ein Vergleich mit den entsprechenden Daten nicht-klinischer Populationen, wie sie in den Dunkelfeldstudien ermittelt wurden. Ziel dieses Vergleichs ist es, mögliche Hinweise auf traumatisierende Faktoren zu erhalten. Zeigen sich nämlich im Vergleich nicht-klinischer und klinischer Populationen Unterschiede in den jeweiligen Umständen sexuellen Mißbrauchs, so liegt mit abweichenden Ausprägungen in den klinischen Stichproben ein Hinweis vor, daß diese mit einer stärkeren Traumatisierung assoziiert sind.
Dies setzt allerdings voraus, daß die Jungen der entsprechenden klinischen Stichproben aufgrund von psychischen Symptomen auffällig geworden sind. Inwieweit diese Bedingung jedoch für die Jungen, die zwecks Begutachtung an eine Spezialeinrichtung verwiesen wurden (Gruppe II) zutrifft, läßt sich nur schwer einschätzen. Zusätzlich wird die Gültigkeit des beschriebenen Vergleichs durch die Tatsache eingeschränkt, daß auch ein Teil der nicht-klinischen Dunkelfeldpopulationen klinisch auffällig geworden ist (z.B. Bange

1992), auch wenn diese Auffälligkeiten nicht zur Aufnahme in die Untersuchung führten. .
Weiterhin muß berücksichtigt werden, daß die ermittelte Ausprägung der jeweiligen Umstände in einer Stichprobe auch von verschiedenen methodischen Faktoren (z.B. Art der Stichprobenauswahl, Definition) abhängig sein kann. Unterschiede hinsichtlich der Umstände sexuellen Mißbrauchs zwischen klinischen und nicht-klinischen Stichproben sind somit nicht zwangsläufig mit dem Ausmaß des Traumas verbunden.

Zusammenfassend wird deutlich, daß die nun folgenden Rückschlüsse auf traumatisierende Faktoren nur hypothetischen Charakter haben können.

3.2.1 Opfer-TäterIn-Beziehung

Tabelle 13 zeigt die Ergebnisse der in klinischen Populationen ermittelten Daten hinsichtlich der Beziehung zwischen Opfern und TäterInnen. Wie die Ergebnisse der Dunkelfeldstudien für nicht-klinische Populationen, so weisen auch die Daten der klinisch-empirischen Studien darauf hin, daß bei der Mehrheit der sexuell mißbrauchten Kinder und Jugendlichen, die in klinischen Zusammenhängen auffällig wurden, bereits vor Beginn der Mißbrauchshandlungen eine Beziehung zu den TäterInnen bestand. Mit Ausnahme der Studien von Ellerstein & Canavan (1980 ; 56% Fremdtäter) und DeJong et al. (1982; 37% Fremdtäter) liegen die Anteile der den Opfern bekannten TäterInnen zwischen 70% und 100%. In allein elf der 26 von uns gesichteten Studien, in denen diese Variable erhoben wurde, waren über 90% der TäterInnen den Kindern bekannt. Damit liegt die in klinischen Populationen ermittelte Quote der FremdtäterInnen im Mittel noch niedriger bzw. der Anteil bekannter TäterInnen noch höher als in den nicht-klinischen Stichproben.

Eine genauere Analyse der den Jungen bekannten TäterInnen ergibt folgendes Bild:
Ein großer Teil der Jungen wurde innerhalb der Familie sexuell mißbraucht. Differenziert nach den einzelnen Studiengruppen zeigen sich jedoch gruppenabhängige Unterschiede. Während in der Gruppe der Jungen, die aufgrund psychischer und/oder körperlicher Symptome mit KlinikerInnen in Kontakt kamen (Gruppe I), ein Anteil intrafamiliären sexuellen Mißbrauchs von 15 - 21 Prozent erhoben wurde, weisen Gruppe II und Gruppe III mehrheitlich höhere Raten intrafamiliären Mißbrauchs auf. Bei einer Streubreite der Ergebnisse von 13 bis 96 Prozent ermittelten über die Hälfte dieser Untersuchungen eine intrafamiliäre Mißbrauchsquote von mindestens 40%.
Getrennt nach den einzelnen mißbrauchenden Familienmitgliedern zeigen diejenigen Studien, in denen diese Variable untersucht wurde, daß mit einem Anteil von 16% bis 64% Väter bzw. Vaterfiguren die größte Tätergruppe darstellen. Dabei ermittelten sieben dieser zwölf Studien einen Anteil der Väter bzw. Vaterfiguren an den TäterInnnen von 25% oder mehr.

Tab. 13 Opfer-TäterIn-Beziehung in klinischen Populationen

Studie	% Fremde	% dem Opfer bekannte Personen	davon: Familienangehörige		Personen außerhalb der Familie	
Gruppe I						
DeJong et al 1982	**37**	**59**		**21**		**38**
Johnson & Shrier 1985	**22.5**	**77.5**		**15**		**62.5**
			davon:		davon:	
			Cousin:	7.5	gute Bekannte:	47.5
			Vater:	5,0	entfernte Bekannte:	15.0
			Onkel:	2.5		
Johnson & Shrier 1987	von Frauen mißbrauchte Jungen: meist bekannte Personen (Nachbarin, Babysitter, andere weibliche Vertrauensperson) von Männern mißbrauchte Jungen: jeweils etwa gleiche Anteile von Verwandten, Bekannten und Fremden					
Gruppe II						
Ellerstein & Canavan 1980	**56**	**44**		**13**		**33**
Faller 1989	**0**	**100**		**63.2**		**36.8**
			davon:		davon:	
			Vater:	26.2	Lehrer, Erzieher, Jugendleiter:	28.6
			Stiefvater:	16.2	andere:	11.5
			Mutter:	10		
			Stiefmutter:	2.3		
			andere:	5.4		
Farber et al. 1984	**19.8** (2.4 % keine Daten)	**77.7**		**39.5**		**38.2**
Friedrich et al. 1988	**0**	**100**		**96**	männliche Nachbarn:	**3**
			davon:			
			Vater:	48		
			Stiefvater:	16		
			Mutter:	3		
			andere männliche Verwandte:	29		
Huston et al. 1995	**6**	**81**		**43**		**38**
			davon:		davon:	
			Vater:	14	Freund d. Mutter:	5
			Stiefvater:	6	Bekannter:	33
			andere Verwandte:	23		

Tab.13	%Fremde	%Bekannte	%Familienangehörige		%außerhalb d.Familie	
Levesque 1994	**9,2**	**90,8**		**41,4**		**49,4**
			davon			
			Vater:	8		
			Stiefvater:	14,9		
			andere Verwandte:	18,4		
Pierce & Pierce 1985	**0**	**100**		**60**		**40**
			davon:			
			Stiefvater:	28		
			Vater:	20		
			Geschwister:	8		
			Mutter:	4		
Reinhart 1987	**4**	**96**		**44**		**56**
			davon:		davon:	
			Vater:	25	Nachbarn:	12
			Stiefvater:	6	Freund der Mutter:	7
			Bruder:	4	Besucher:	6
			Cousin:	3	Babysitter:	5
			Onkel:	2	Freund	
			Großvater:	2	der Familie:	4
			andere:	2	des Kindes:	4
					andere:	9
Spencer & Dunklee 1986	**12** (4% keine Daten)	**83**		**49**		**34**
			davon:		davon:	
			Vater:	14	Nachbar:	15
			Stiefvater:	11	Bekannter:	9
			Freund d. Mutter:	11	Babysitter:	7
			Onkel:	6	andere:	3
			Cousin:	4		
			andere:	3		
Showers et al 1983	**19,8**	**80,2**		**37**		**43,2**
Thomlison et al. 1991	**0**	**100**		**50**		**50**
			davon:		(dem Jungen wichtige Personen)	
			Vater:	16		
			Stiefvater:	10		
			Mutter:	3		
			Bruder:	3		
			Onkel:	3		
			Cousin:	6		
			Großvater:	6		

Tab.13	%Fremde	%Bekannte	%Familienangehörige	%außerhalb d.Familie
Gruppe III				
Becker 1988	**11,1**	**88,9**	**15,8** davon Bruder: 3,7 Onkel: 3,7 andere Verwandte: 7,1	25,9 nichtverwandte Männer 33,3 nichtverwandte Frauen
Brannon et al. 1990	**16**	**102,5**	**47,5** davon Vater: 7 Stiefvater: 9 Mutter: 4,5 Stiefmutter: 2 Geschwister: 7 andere Verwandte: 18	**77** davon Freunde: 45,5 Nachbarn: 11 Babysitter: 20,5
Briggs & Hawkins 1996	**13**	**87**	**59** davon Kernfamilie: 41 andere Verwandte: 18	**86** davon Nachbarn: 73 Priester: 13
Condy et al. 1987 1) Sexualstraftäter	**18.5**	**81,5**	Mutter: 4.3 andere Familienmitglieder: 34 Nachbarinnen: 38	Lehrerinnen: 14 Babysitter: 27 Freundinnen: 63.5
2) Studenten	**21**	**79**	Mutter: 5.3 andere Familienmitglieder: 17.8 Nachbarinnen: 36.8	Lehrerinnen: 7 Babysitter: 24.3 Freundinnen: 50.9
Dhawan & Marshall 1996	**30**	**70**	**20** davon Kernfamilie: 10 weitere Familie: 10	**50**
Friedrich & Luecke 1988*	**0**	**100**	**88** davon: Vater/ Stiefvater: 55 Onkel: 33	**55** davon: Babysitter: 33 Nachbar: 22
Groth 1979	**12**	**80**	**47**	**33**
Jacobson & Herald 1990	**n.a.**	**n.a.**	**33**	**66**

Tab.13	%Fremde	%Bekannte		%Familienangehörige		%außerhalb d.Familie
Johnson 1988	**0**	**100**		**53**		**47**
			davon:		davon:	
			Vater:	31	Nachbar:	34
			Onkel/Tante:	22	Babysitter:	13
Petrovich & Templar 1984	**5**	**95**		**14**		**74**
					davon:	
					Nachbarinnen:	29
					Freundinnen d. Familie:	28
					Autoritäts-personen:	8
					Babysitter:	9
Pierce & Pierce 1987			intrafamiliär:	**89**		
Seghorn 1987	**n.a.**	**n.a.**		**30**	Fremde & flüchtige Bekannte:	50
Swett et al. 1990	**6**	**94**		**52**		**42**

* summieren sich nicht zu 100%, da Jungen, die von mehreren TäterInnen mißbraucht wurden, mehrfach aufgeführt sind

In den Untersuchungen von Johnson & Shrier (1985), Huston et al. (1995) und Brannon et al. (1990) machen Väter/Stiefväter die zweitgrößte intrafamiliäre Tätergruppe aus.
Außerhalb der Familie wurden die Jungen der klinischen Stichproben zumeist von Personen des sozialen Nahraums - wie z.B. Nachbarn, Freunden der Familie, Lehrern, Priestern und Babysittern mißbraucht. Dies entspricht den Ergebnissen der Dunkelfeldstudien für nicht-klinische Populationen.

Insgesamt sind die Beziehungen zwischen den Opfern und den mißbrauchenden Personen in klinischen Stichproben somit deutlich enger als in den nicht-klinischen Populationen der Dunkelfeldstudien. Dies gilt für den Anteil bekannter Personen ebenso wie für die Rate intrafamiliären Mißbrauchs und den Anteil an TäterInnen aus der Kernfamilie.
Unter dem Gesichtspunkt der Enge der Beziehung kann jedoch eine strikte Trennung zwischen intra- und extrafamiliären Mißbrauch u.U. irreführend sein. So ist durchaus vorstellbar, daß ein Junge zu einem außerfamiliären Bekannten eine emotional engere Beziehung hat als zu seinem Vater/Stiefvater, der z.B. aufgrund seiner Berufstätigkeit kaum zuhause ist, der seinen Sohn vernachlässigt oder mißhandelt.
Eine genaue Beurteilung der tatsächlichen Enge der jeweiligen Beziehungen lassen die bisherigen Daten nicht zu.

Die nun folgende Diskussion der beschriebenen Ergebnisse geht von der eingangs formulierten Hypothese aus, daß unterschiedliche Ausprägungen der Umstandsfaktoren in klinischen und nicht-klinischen Populationen auf mögliche traumatisierende Bedingungen hinweisen.
Wie dargestellt, ist der Zugang zur Stichprobe für die Gruppen I und III dadurch gekennzeichnet, daß die Jungen/Jugendlichen, (bzw. für die Gruppe III auch Männer) aufgrund psychischer und/oder körperlicher Symptome klinisch auffällig wurden und erst im Rahmen einer Diagnose bzw. Befragung als sexuell mißbraucht identifiziert wurden. Für die Gruppe der Jungen dagegen, die von anderen Institutionen primär zwecks Begutachtung an eine Spezialeinrichtung verwiesen bzw. von sorgeberechtigten Personen dort gemeldet wurden (Gruppe II), waren Symptome keine expliziten Aufnahmekriterien. Allerdings muß berücksichtigt werden, daß sich ein Verdacht auf sexuellen Mißbrauch häufig erst infolge von Verhaltensauffälligkeiten ergibt. Dies scheint im besonderen Maße für Jungen zu gelten, denen es aufgrund geschlechtsspezifischer Rollenanforderungen besonders schwer zu fallen scheint, sexuelle Viktimisierungserlebnisse zu eröffnen.

Differenziert nach den einzelnen Studiengruppen läßt ein Vergleich mit den Ergebnissen der nicht-klinischen Dunkelfeldstudien folgende Schlußfolgerungen zu: Die Daten aus Untersuchungsgruppe I gleichen hinsichtlich der 'Enge' der Beziehungen zwischen den mißbrauchten Jungen und den TäterInnen denen der Dunkelfeldstudien. Allerdings finden sich in Studiengruppe I nur zwei Untersuchungen mit den entsprechenden Daten.
Die Ergebnisse der Gruppe II hingegen weisen im Vergleich zu den Ergebnissen mit nicht-klinischen Populationen deutlich höhere Raten intrafamiliären Mißbrauchs auf und würden somit einen entsprechenden Hinweis liefern - allerdings nur, wenn der Effekt der Stichprobenauswahl in dieser Gruppe unberücksichtigt bleibt. Alle Jungen der Gruppe II wurden aufgrund eines bereits mehr oder weniger bestätigten Verdachts sexuellen Mißbrauchs in einer Spezialeinrichtung begutachtet, von wo aus sie in die Untersuchungsstichprobe gelangten. Der Weg in diese Spezialeinrichtung führte größtenteils über andere Institutionen. Nur ein kleiner Teil der Jungen wurde von sorgeberechtigten Personen gemeldet. Unter den Institutionen, welche die Jungen an die jeweilige Spezialeinrichtung verwiesen, machten die staatlichen Kinderschutzeinrichtungen den weitaus größten Teil aus. Besonders dieser Zugang zur Stichprobe kann jedoch eine starke Überrepräsentation intrafamiliär mißbrauchter Kinder bedeuten: Während der Schutz des Kindes bei extrafamiliärem Mißbrauch (z.B. Exhibitionismus) relativ leicht fällt, und der institutionelle Aufwand sich auf die Beratung und Unterstützung des Opfers und seiner Familie beschränkt (Dubé & Hébert 1988), sind im Falle intrafamiliären Mißbrauchs oft weiterreichende Interventionen wie z.B. die Trennung von Kind und (mutmaßlichem) Täter, Diagnostik und ausführliche Begutachtung nötig, um den Schutz des Kindes zu sichern. Dies gilt insbesondere für die USA, wo sämtliche hier dis-

kutierten Studien durchgeführt wurden. Dort muß jeglicher Verdacht auf sexuellen Mißbrauch den staatlichen Kinderschutzeinrichtungen gemeldet werden. Diese sind bei einer fortgesetzten Gefährdung des Kindes verpflichtet, kinderschützende Interventionen einzuleiten. Es ist offensichtlich, daß daher intrafamiliär mißbrauchte Kinder eher begutachtet und gegebenenfalls an Spezialeinrichtungen verwiesen werden als extrafamiliär mißbrauchte, und daß somit der Anteil intrafamiliären Mißbrauchs in Stichproben, die über Kinderschutzeinrichtungen Zugang zur Untersuchung fanden, relativ hoch sein wird. Die zu vermutende, künstlich hohe Rate intrafamiliären Mißbrauchs in Gruppe II schränkt die Vergleichbarkeit mit den entsprechenden Daten der Dunkelfeldstudien stark ein, - zumal auch eine retrospektive Einschätzung dieses Stichprobeneffekts aufgrund fehlender Angaben über die genauen Quoten der jeweiligen Institutionen, welche die Jungen an die Spezialkliniken verwiesen, nicht möglich ist.

Wie die erste Studiengruppe, so stellen auch die Untersuchungen der dritten Gruppe eine explizite 'Symptomgruppe' dar. Obwohl in der Stichprobenauswahl dieser Gruppe keine der für Gruppe II beschriebenen, filternden Effekte vorliegen, so sind dennoch die hier ermittelten Raten intrafamiliären Mißbrauchs ähnlich hoch (vgl. Tab.13). Allerdings muß beachtet werden, daß bei elf der dreizehn Studien der Gruppe III sehr spezifische Symptome zur Aufnahme in die Untersuchungsstichprobe führten. Bis auf zwei Studien (Jacobson & Herald 1990; Brannon et al. 1990) wurden alle Jungen, Jugendlichen oder Männer dieser Studien aufgrund sexuell aggressiven Verhaltens gegen Kinder oder Erwachsene klinisch auffällig bzw. inhaftiert.

Aus einem Vergleich der intra- und extrafamiliären Mißbrauchsraten zwischen Dunkelfelduntersuchungen und klinischen Studien, lassen sich somit Hinweise auf eine im Gruppenmittel stärker traumatisierende Wirkung intrafamiliären sexuellen Mißbrauchs an Jungen nur für die klinischen Gruppen der sexuell aggressiven Kinder sowie der jugendlichen und erwachsenen Sexualstraftäter, ableiten. Ob es sich hierbei um eine Besonderheit dieser klinischen Gruppen handelt, läßt sich noch nicht beurteilen. Zwar wurden im Vergleich mit den Dunkelfeldstudien auch in Studiengruppe II stark erhöhte Raten intrafamiliären Mißbrauchs erhoben. Ein entsprechender Hinweis auf eine stärkere Traumatisierung ließ sich jedoch nicht ableiten, da nicht einschätzen ist, inwieweit es sich bei diesen Unterschieden um methodisch bedingte Varianzen handelt. Ein Vergleich der klinischen Daten aus Gruppe II mit den Dunkelfelddaten läßt Rückschlüsse auf eine im Gruppenmittel stärker traumatisierende Wirkung intrafamiliären sexuellen Mißbrauch nur unter der Prämisse zu, daß ein Großteil der Jungen dieser Studiengruppe erst aufgrund von psychischen Symptomen auffällig wurde, bevor sie zu sexuellen Mißbrauchserlebnissen befragt wurden. Diese Annahme ist zwar berechtigt, da es Jungen aufgrund geschlechtsspezifischer Rollenanforderungen besonders schwer zu fallen scheint, sexuelle Viktimisierungserlebnisse zu eröffnen. Wie groß der Anteil der Jungen ist, die über diesen Weg in die Stichproben gelangten, ist jedoch kaum einzuschätzen.

3.2.2 Geschlecht der TäterInnen

Im Gegensatz zu den in nicht-klinischen Populationen erhobenen Daten bezüglich des Geschlechts der TäterInnen verweisen die Ergebnisse der klinischen Studien konsistent auf einen überwiegenden Anteil männlicher Täter. Darüber hinaus zeigt sich allerdings eine ähnlich große Varianz in den Ergebnissen, wie sie auch für die Dunkelfeldstudien beschrieben wurde (vgl. Tab.6 und Tab. 14).

Differenziert nach den einzelnen Studiengruppen findet sich in der Gruppe der Jungen, die aufgrund psychischer und/oder körperlicher Symptome klinisch auffällig wurden (Gruppe I) sowohl das zweithöchste als auch niedrigste Ergebnis hinsichtlich des Anteils männlicher Täter bzw. weiblicher Täterinnen. Allerdings ist zu vermuten, daß dieser Unterschied weitgehend auf den Effekt unterschiedlicher Definitionskriterien zurückgeht, da beide Ergebnisse mit ansonsten gleichen Methoden von der gleichen Forschergruppe (Johnson & Shrier 1985 und 1987) erhoben wurden. In beiden Untersuchungen wurden die Jungen bzw. Jugendlichen in einem klinischen Interview mittels der Screen-Frage

> *„Bist Du jemals vergewaltigt, sexuell mißbraucht oder gegen Deinen Willen zu sexuellen Handlungen gezwungen worden“ (Übers.d.Verf.)*

zu sexuellen Mißbrauchserlebnissen befragt. Während die Autoren aber in der Studie von 1987 per definitionem sowohl sexuelle Handlungen zum sexuellen Mißbrauch zählten, die mit Gewalt oder Drohungen erzwungen wurden, als auch solche, zu denen die Jungen verleitet bzw. überredet wurden (persuasion), sind in der früheren Studie von Johnson & Shrier (1985) sexuelle Handlungen, die nicht durch körperliche Gewalt oder Drohungen erzwungen wurden, explizit durch die Definition vom sexuellen Mißbrauch ausgeschlossen.

Obwohl die Autoren einräumen, daß in der früheren Untersuchung viele der Jungen und Jugendlichen von sexuellen Kontakten zu Frauen berichteten, zählen sie gemäß der engeren Definition, die körperliche Gewalt oder Zwang voraussetzt, keinen dieser Fälle zum sexuellen Mißbrauch. In der späteren Studie erhoben Johnson & Shrier (1987) mit der beschriebenen weiteren Definition eine Quote gegengeschlechtlichen Mißbrauchs von 44%.

Dieses Ergebnis ist zugleich ein Hinweis darauf, daß Mißbrauchshandlungen durch Frauen an Jungen seltener mit offener Gewalt oder Drohungen durchgesetzt, oder aber von den Jungen anders wahrgenommen bzw. neu bewertet werden.

Bis auf eine Ausnahme (Brannon et al. 1990) basieren alle Studien der Gruppe III, in denen Daten zum Geschlecht der TäterInnen erhoben wurden, auf Stichproben mit jugendlichen und erwachsenen Sexualstraftätern. Nach den Ergebnissen dieser Studien wurden im Mittel zwei Drittel der Jungen (AM:

68,8,2%) von einem Mann und ein Drittel der Jungen von einer Frau (AM: 32,2%) mißbraucht. Dieses Verhältnis ist mit dem durchschnittlichen Verhältnis von männlichen zu weiblichen TäterInnen der Dunkelfeldstudien vergleichbar.
In der Gruppe der Jungen, die von anderen Institutionen primär zwecks Begutachtung an eine Spezialeinrichtung verwiesen bzw. von sorgeberechtigten Personen dort gemeldet wurden (Gruppe II), zeigt sich im Vergleich zu den beiden anderen Studiengruppen die geringste Streubreite der Ergebnisse. Allein sechs der acht Studien ermittelten einen Männeranteil an den Tätern von 93% bis 100%. Eine höhere Rate gegengeschlechtlichen Mißbrauchs erhoben Pierce & Pierce (1985), nach deren Daten etwa jeder sechste betroffene Junge (16%) von seiner Mutter sexuell mißbraucht wurde. Die höchste Quote weiblicher Täterinnen in dieser Gruppe ermittelte Faller (1989): Aus einer Stichprobe von 87 sexuell mißbrauchten Jungen gaben 8% der Jungen in einem klinischen Interview an, ausschließlich von einer Frau mißbraucht worden zu sein; 28,7% der Jungen wurden sowohl von einer Frau als auch von einem Mann sexuell mißbraucht, wobei ein Teil dieser Täter und Täterinnen gemeinsam handelte.

Im Sinne der Eingangshypothese könnten diese niedrigen Raten sexuellen Mißbrauchs von Jungen durch Frauen auf eine größere traumatisierende Wirkung gleichgeschlechtlichen Mißbrauchs hinweisen. Bezieht man die Hypothese ein, daß Jungen auf dem Hintergrund einer geschlechtsspezifischen Sozialisation Mißbrauchshandlungen durch Frauen anders bewerten und wahrnehmen könnten (vgl. Kap. 3.1), bietet sich für eine Interpretation dieser klinischen Daten das klassische Paradigma der Lazarus'schen Streßtheorie an, nach der erst die subjektive Wahrnehmung ein Ereignis als Stressor qualifiziert (Lazarus 1990). Sollten die psychischen Folgen sexuellen Mißbrauchs primär durch die Wahrnehmung und Bewertung eines solchen Ereignisses determiniert sein, liegt es nahe, daß Jungen, die Mißbrauchshandlungen durch Frauen nicht als solche wahrnehmen und bewerten, weniger psychische Folgen zeigen - und damit in geringerer Anzahl in klinischen Stichproben vertreten sind.
Eine solche Interpretation auf dem Hintergrund der Lazarus'schen Streßtheorie ist aber nur dann sinnvoll, wenn die gegebene Datenbasis reale Unterschiede widerspiegelt.
Aufgrund des beschriebenen Zugangs der Jungen zu den Stichproben dieser Untersuchungsgruppe könnte der niedrige Anteil weiblicher Täterinnen aber auch auf den Umstand zurückgehen, daß Mißbrauchshandlungen von Frauen im Gruppenmittel nicht nur von den betroffenen Jungen selbst, sondern auch von anderen Institutionen oder den Eltern der Jungen anders - im Sinne von weniger schwerwiegend als homosexueller Mißbrauch - bewertet werden (Watkins & Bentovim 1992). Jungen, die heterosexuelle Mißbrauchserfahrungen erlitten haben, würden demnach in den Stichproben dieser Untersuchungsgruppe unterrepräsentiert sein.

Tab. 14 Geschlecht der Täter

Studie	%m		%w
Gruppe I			
De Jong et al. 1982	98		2
Johnson & Shrier 1985	100		0
Johnson & Shrier 1987	56		44
Gruppe II			
Ellerstein & Canavan 1980	100		0
Faller '89	63,2	28,7*	8
Friedrich et al. 1988	97		3
Pierce & Pierce 1985	84		16
Reinhart 1987	96	2 *	4
Showers et al. 1983	97	4 *	3
Spencer & Dunklee 1986	98,5		1,5
Thomlison et al. 1991	93		7

Studie	%m		%w
Gruppe III			
Burgess et al. 1988	48.8	12.9 *	32.3
Groth 1979	42		26
Petrovich & Templar 1984 u. Condy et al. 1987 untersuchten nur sexuellen Mißbrauch durch Frauen			
Dhawan & Marshall 1996	78		22
Briggs & Hawkins 1996	80		50**
Becker 1988	59,3		40,7
Brannon et al. 1990	66		34

* Mißbrauch durch beide Geschlechter
** Jungen z.T. von Frauen und Männern mißbraucht

Als weitere Möglichkeit einer Verzerrung der jeweils ermittelten Raten gleich- bzw. gegengeschlechtlichen Mißbrauchs, müssen eventuelle Zusammenhänge des Geschlechts der TäterInnen mit den anderen, hier diskutierten Umstandsfaktoren in Betracht gezogen werden.
So zeigen z.B. sowohl die Ergebnisse der bisherigen Dunkelfeldstudien als auch die Daten von Johnson & Shrier (1987), Pierce & Pierce (1985), Groth (1979), Petrovich & Templar (1984) und Condy et al. (1987) für die klinischen

Untersuchungen, daß Frauen, die Jungen mißbrauchten, zumeist aus deren außerfamiliären Nahraum kamen. Sollten TäterInnen aus diesem Bereich - wie vermutet - jedoch in den klinischen Studien unterrepräsentiert sein, zieht dieser Umstand gleichzeitig eine künstlich niedrige Rate gegengeschlechtlichen Mißbrauchs nach sich.
Die Gültigkeit einer Schlußfolgerung auf eine geringere Traumatisierung durch gegengeschlechtlichen Mißbrauch wird auch von den Ergebnissen der Gruppe III eingeschränkt, nach denen ein beträchtlicher Anteil der befragten Straftäter (v.a. Sexualstraftäter) als Kind von einer Frau mißbraucht worden war. Daß sexuelle Mißbrauchshandlungen durch Frauen traumatischen Charakter haben können, wird eindringlich durch die Schilderungen von Männern bezeugt, die von Frauen mißbraucht wurden (Glöer & Schmiedeskamp-Böhler 1990, Elliott 1995). Andererseits bewertete ein großer Teil der untersuchten Sexualstraftäter die erlebten heterosexuellen Mißbrauchshandlungen nicht als belastend oder schädigend. Ob diese Bewertung dem tatsächlich Erlebten entspricht und andere traumatisierende Einflüsse (vgl. Kap. 4) für die klinischen Auffälligkeiten verantwortlich sind, oder ob die Schilderung des erlebten Mißbrauchs als unbedeutend oder angenehm das Ergebnis einer radikalen Umbewertung - und damit im Lazarus'schen Sinne streßreduzierend - ist, läßt sich auf dem Hintergrund der bisherigen Datenbasis nicht beurteilen.

3.2.3 Alter der Jungen bei Beginn des sexuellen Mißbrauchs

Wie Tabelle 15 zeigt, liegt das arithmetische Durchschnittsalter bei Beginn der sexuellen Mißbrauchshandlungen in klinischen Populationen mit zwei Ausnahmen unter 10 Jahren (Johnson & Shrier 1987: 11,9 bzw. 10,0 Jahre; Condy et al. 1987: 12,25 Jahre).
Mit einem durchschnittlichen Alter bei Beginn des sexuellen Mißbrauchs zwischen 5,4 und 9,7 Jahren liegen die Ergebnisse der klinischen Studien deutlich unter den entsprechenden Altersangaben für nicht-klinische Populationen: Nach den Daten der bisherigen Dunkelfeldstudien streut das Durchschnittsalter bei Beginn der sexuellen Mißbrauchshandlungen von 7 bis 12,3 Jahren. Dieser Unterschied spiegelt sich auch in der Altersverteilung wieder. Während sich in den Dunkelfeldstudien die jeweils größte Anzahl mißbrauchter Jungen in der Klasse der 10-12jährigen findet, liegen die höchsten Mißbrauchsraten der klinischen Untersuchungen - sofern diese ihre Daten nach Altersverteilungen differenzierten - in wesentlich jüngeren Altersklassen (DeJong et al. 1982: 51% von 5 bis 9 J.; Johnson & Shrier 1985: 75% von 6 bis 8 J.; Faller 1989: 57,5% von 2 bis fünf Jahren; 98,2% bis 10 Jahre; Spencer & Dunklee 1986: 45% jünger als fünf Jahre; Reinhart 1987: keine genauen Angaben - höchste Mißbrauchsrate in der Altersgruppe der 3-5jährigen).
Im Sinne der Grundhypothese weisen diese Unterschiede zunächst darauf hin, daß eine größere Traumatisierung mit einem früheren Beginn der sexuellen Mißbrauchshandlungen verknüpft ist.

Tab. 15 Alter bei Beginn des sexuellen Mißbrauchs in klinischen Populationen

Studie	Alter (AM)		
Gruppe I			
De Jong et al. 1982	**8.1** (Median = 7)	5-9 J.:	51%
Johnson & Shrier 1985	**7.6**	6-8 J.:	75%
Johnson & Shrier 1987	**11.9** (nur von Frauen mißbraucht)		
	10.0 (von Männern mißbraucht)		
Gruppe II			
Burgess et al. 1984 *	**10.97****		
Cupoli & Sewell 1988	**7.4**		
Dubé & Hébert 1988	**7.4**		
Ellerstein & Canavan 1980	**9.7**		
Faller 1989	**6.3**	2-3 J.:	25.3%
		4-5 J.:	32.2%
		6-10 J.:	25.3%
		11-17 J.:	7.2%
Friedrich et al. 1988	**5.7**		
Pierce & Pierce 1985	**8.6**		
Reinhart 1987	**5.4**		
Showers et al. 1983	**7.89**		
Spencer & Dunklee 1986	**7.2**		
Thomlison et al. 1991	**8,0**		
Gruppe III			
Condy et al.	**12.25**		
Groth 1979		1-6J.:	15%
		7-12J.:	52%
		13-15J.:	33%

* in einem Sexring mißbrauchte Jungen

** Alter bei Aufdeckung; Aufdeckung lag 2 Jahre zurück, d.h. Alter bei Ende der Mißbrauchshandlungen 8.98 J.

Dies setzt allerdings die Annahme voraus, daß die beschriebenen Unterschiede zwischen Dunkelfeld- und klinischen Studien das Ergebnis eines gültigen Vergleichs sind und somit auf reale Unterschiede zurückgehen.

Dem widersprechen die beschriebenen Zweifel an der Validität der Dunkelfelddaten hinsichtlich der Altersstruktur der Jungen bei Beginn des sexuellen Mißbrauchs. Auf dem Hintergrund vermuteter Vergessens- und Verdrängungseffekte könnte es für die erwachsenen Befragten sehr schwer sei, in der kurzen Zeit der Beantwortung eines Fragebogens bzw. eines Interviews Zugang zu den Erfahrungen der frühen Kindheit zu finden.

Im Gegensatz zu den Dunkelfelduntersuchungen waren die Stichproben der klinischen Studien zum Zeitpunkt der ursprünglichen Datenerhebung häufig noch im Kindes- oder Jugendalter, so daß zum einen weniger Zeit zwischen der sexuellen Mißbrauchserfahrung und der Datenerhebung lag. Darüber hinaus wurden die Daten zu den Umständen der sexuellen Viktimisierungserlebnisse

zumeist im Rahmen diagnostischer, begutachtender oder therapeutischer Interventionen erhoben, durch medizinische Untersuchungen und Aussagen von Eltern und TäterInnen unterstützt und validiert. Es ist unmittelbar einsichtig, daß dies eine wesentlich 'intensivere' Art der Datengewinnung darstellt, durch die Vergessens- bzw. Verleugnungs- oder Verdrängungseffekten entgegenwirkt wird (Becker 1988).
Für reale Unterschiede zwischen den Stichproben der Dunkelfelduntersuchungen und den klinischen Studien spricht die statistisch relativ gut abgesicherte Hypothese, daß ein niedriges Alter als Opfer signifikant häufiger mit intrafamiliärem sexuellen Mißbrauch verbunden ist (s.o. für die hohen intrafamiliären Mißbrauchsraten in klinischen Populationen). So wurden z.B. in der Studie von Spencer & Dunklee (1986) nur 3% der Jungen, die jünger als neun Jahre alt waren, von einem Fremden mißbraucht. Ähnliche Ergebnisse zeigen auch die anderen hier diskutierten jungenspezifischen Studien, in denen der Zusammenhang dieser beiden Faktoren statistisch analysiert wurde (DeJong et al. 1982; Faller 1989; Reinhart 1987, Showers et al. 1983). Berücksichtigt man, daß jüngere Kinder in der Regel noch die meiste Zeit im innerfamiliären Kontext verbringen, und erst ältere Kinder - v.a. Jungen - größere Freiheiten in bezug auf Aktivitäten außerhalb der Familie haben, waren diese Ergebnisse zu erwarten.
Besonders durch diese enge Verknüpfung des Alters bei Beginn der sexuellen Mißbrauchshandlungen mit dem Faktor des intra- bzw. extrafamiliären Mißbrauchs ist es jedoch in dem groben und einfachen Vergleich zwischen den Dunkelfelduntersuchungen und den klinischen Studien nicht möglich, Aussagen über den unabhängigen Effekt des Alters auf das Ausmaß des Traumas abzuleiten.
Für klinisch Handelnde ist zu beachten, daß eine enge Verknüpfung von Alter und intra- bzw. extrafamilialem Mißbrauch nicht zwingend ist. So zeigen klinische Erfahrungen (vgl. Bange/Enders 1995), daß Jungen häufig die 'bevorzugten' Opfer von TäterInnen in Institutionen wie z.B. Kindergärten und Kindertagesstätten sind.

3.2.4 Alter der TäterInnen; Altersunterschied zwischen Opfer und TäterIn

Im Gegensatz zu den Ergebnissen der Dunkelfeldstudien, die ein relativ geschlossenes Bild boten, lassen sich die Daten der klinischen Studien hinsichtlich des Alters der TäterInnen nur schwer interpretieren. Dies liegt v.a. an deren uneinheitlicher Präsentation. So differenzieren in den Gruppen I bis III DeJong et al. (1983), Showers et al. (1983) und Spencer& Dunklee (1986) das Alter der TäterInnen lediglich nach dem Kriterium, ob diese jünger bzw. älter als 17/18 Jahre alt waren. Während Spencer & Dunklee (1986) zusätzlich den Median bestimmten, geben Johnson & Shrier (1987), Petrovich & Templar (1984) und Thomlison (1991) nur das Durchschnittsalter der TäterIn an.

Tab. 16 Alter der Täter; Altersunterschied zwischen Opfer und TäterInnen

Studie	Alter TäterIn		Altersunterschied	
Gruppe I				
DeJong et al. 1983	< 20 J.:	76%		
Johnson & Shrier 1987	**26 J.** (AM)*			
Gruppe II				
Showers et al. 1983	**17J.**(M)** (17 - 71)			
	< 18 J.:	57%		
Spencer & Dunklee 1986	< 17 J.:	21%		
	> 18 J.:	79 %		
Thomlison et al. 1991	**22,5 J**. (AM)*			
Gruppe III				
Petrovich & Templar (1984)	**28J.** (AM)			
Groth 1979			gleichaltrig:	30%
			5-10J.älter:	16%
			15-20J.älter:	30%
			30-50J.älter:	18%

* AM =arithmetisches Mittel
** Median

Groth (1979) schließlich tabelliert das Alter der TäterInnen nur nach dem Altersunterschied zwischen Opfer und Täter.
Ein Vergleich des Anteils erwachsener und jugendlicher TäterInnen der einzelnen Studiengruppen mit den entsprechenden Ergebnissen der Dunkelfelduntersuchungen zeigt, daß die Daten der Gruppe II in der Streubreite der Dunkelfelddaten liegen. Der einzige verfügbare Wert in Gruppe I (DeJong et al. 1983) verweist - auch im Vergleich zu den Ergebnissen der Dunkelfeldstudien - auf einen sehr hohen Anteil jugendlicher bzw. junger erwachsener (<20 J.) Täter. Da Gruppe I wie beschrieben eine reine 'Symptomgruppe' ist, deutet dieses Ergebnis zunächst im Sinne der Ausgangshypothese darauf hin, daß sexueller Mißbrauch an Jungen durch jugendliche und junge erwachsene Täter traumatischer wirkt, als sexueller Mißbrauch durch ältere Personen.
Diese Interpretation ist jedoch aus zweierlei Gründen problematisch. So muß zunächst bedacht werden, daß ein Vergleich, der nur das Alter der TäterInnen und nicht deren Altersunterschied zum Opfer berücksichtigt, in seinem Aussa-

gewert sehr beschränkt ist. Gerade der Altersunterschied zwischen Jungen und mißbrauchenden Personen könnte im Vergleich von Dunkelfeld- und klinischen Studien von Bedeutung sein, da die Jungen der klinischen Studien zur Zeit der sexuellen Viktimisierung nachweislich wesentlich jünger waren, und somit ein größerer Altersunterschied zum Täter wahrscheinlich ist.
Vor allem aber ist nicht auszuschließen, daß der ermittelte hohe Prozentsatz junger Täter in der Studie von DeJong et al. (1982) eine Besonderheit dieser, nicht zufällig ausgewählten, Stichprobe darstellt. Der große Anteil von Vaterfiguren und Autoritätspersonen in den anderen klinischen Studien, für die ein höheres Alter die Regel sein dürfte, ist ein Indikator für einen Stichprobenfehler in der Untersuchung von de Jong und MitarbeiterInnen.

Aber auch wenn es sehr unwahrscheinlich ist, daß ein jüngeres Alter der TäterInnen im Mittel mit einem größeren Trauma assoziiert ist - zumal sexuelle Mißbrauchshandlungen durch sorgeberechtigte und Autoritätspersonen zumeist mit einem höheren Alter der TäterInnen verknüpft sind - so zeigen die bisherigen Daten doch, daß sexuelle Mißbrauchshandlungen durch Jugendliche nicht von vornherein, durch eine zu enge Definition sexuellen Mißbrauchs, ausgeschlossen werden sollten.

3.2.5 Häufigkeit und Dauer der sexuellen Mißbrauchshandlungen

Intuitiv würde man erwarten, daß häufige und über einen großen Zeitraum fortgesetzte Mißbrauchserfahrungen mit einer stärkeren Traumatisierung der Jungen einhergehen. Die empirische Überprüfung dieser Annahme ist jedoch schwierig, da sich bisher nur wenige klinische Studien finden, deren Autoren Angaben zur Dauer bzw. Frequenz der Mißbrauchshandlungen veröffentlichten. Darüber hinaus ist die Tabellierung der Daten für diejenigen Jungen, die multiple Mißbrauchserfahrungen gemacht haben, sehr unterschiedlich bzw. deren Wiedergabe z.T. nur sehr grob. Dies macht die Vergleichbarkeit bzw. eine sinnvolle Interpretation für einen Großteil dieser Daten unmöglich.
Betrachtet man die in den klinischen Studien ermittelten Anteile einmaliger Mißbrauchserlebnisse, so streut diese Rate in vier der sieben Studien, in denen diese Variable erhoben wurde, zwischen 51 und 92,5 Prozent.
Aufgrund der geringen Anzahl von Studien macht ein Vergleich der einzelnen Studiengruppen wenig Sinn. Über die Studiengruppen hinweg zeigt sich jedoch, daß mit zunehmender Rate intrafamiliären Mißbrauchs der Anteil einmaliger Mißbrauchserlebnisse sinkt. Dieser Zusammenhang wird auch durch statistische Analysen innerhalb der Untersuchungen von Showers et al. (1983) und von Mian et al. (1986) bestätigt, wonach, intrafamiliärer Mißbrauch signifikant mit einer längeren Dauer bzw. einer größeren Häufigkeit sexuellen Mißbrauchs verknüpft ist.
Trotz der höheren Raten intrafamiliären Mißbrauchs in den klinischen Stichproben ist hier kein Trend in Richtung einer größeren Häufigkeit sexueller Mißbrauchserfahrungen auszumachen.

Tab. 17 Dauer und Frequenz der sexuellen Mißbrauchshandlungen

Studie	Häufigkeit einmalig	mehrmalig	Dauer
Gruppe I			
DeJong et al. 1982	87%	13%	n.a.
Johnson & Shrier 1985	92.5%	7.5% 2 mal:5%	2.5%: 6J.
Gruppe II			
Showers et al. 1983	62% davon: von mehreren Personen:14%	38% (>2 mal)	intrafamilial signifikant häufiger chronisch als extrafamilial
Spencer & Dunklee 1986	29%	53%	n.a.
Thomlison et al. 1991	13%	83% 15 Monate (AM)	
Gruppe III			
Dhawan & Marshall 1996	17%	83% (gesamt: Täter und Nicht-Täter)	
Groth 1979	51%	25%	24%: chronisch
Swett et al. 1987	durchschnittlich: 3.4 mal		n.a.

Zwar wurden in drei Studien sehr hohe Raten mehrmaliger Mißbrauchshandlungen erhoben, dem stehen jedoch die Ergebnisse von De Jong et al. (1982) und Johnson & Shrier 1985) gegenüber, nach denen die klinisch auffälligen Jungen dieser Untersuchungen weitaus häufiger einmalig mißbraucht wurden, als dies nach den Ergebnissen der bisherigen Dunkelfeldstudien der Fall war.
Aufgrund dieser Widersprüchlichkeit der klinischen Ergebnisse macht ein Vergleich der klinischen Daten mit den Dunkelfeldergebnissen wenig Sinn.
Darüber hinaus ist u.E. grundsätzlich in Frage zu stellen, ob es im Kontext einer Unterscheidung einmaliger vs. mehrmaliger bzw. langandauernder Mißbrauchserfahrungen sinnvoll ist, von einem höheren oder niedrigeren Grad der Traumatisierung zu sprechen. Wenn sich auch weiterhin bestätigen sollte, daß einmalige sexuelle Übergriffe eher von fremden Personen begangen werden und multiple Mißbrauchserfahrungen eher mit einer engen emotionalen Bezie-

hung der Jungen zu den TäterInnen verknüpft sind, so muß mitgedacht werden, daß es sich hier um *qualitativ* unterschiedliche Traumata handeln kann. Dabei dürfte der entscheidende Unterschied darin liegen, daß das Trauma des sexuellen Mißbrauchs im Kontext einer emotional engen Beziehung nicht von der Beziehung der Beteiligten zueinander getrennt werden kann. Auf dem theoretischen Hintergrund einer Theorie der Objektbeziehungen (z.B. Kohut, 1977; Kernberg 1980; vgl. auch Kap 4) ließe sich formulieren, daß im Gegensatz zu einem isolierten äußeren Trauma, das Trauma des sexuellen Mißbrauchs in einer Vertrauensbeziehung Teil der Objektbeziehungen selbst ist.

3.2.6 Art der sexuellen Mißbrauchshandlungen

Wie in der entsprechenden Tabellierung für die Dunkelfeldstudien haben wir die klinisch-empirischen Daten hinsichtlich der Art der sexuellen Mißbrauchshandlungen formal in drei Kategorien geteilt (Tab. 18):
So finden sich auch hier in der ersten Spalte sexuelle Mißbrauchshandlungen an und mit Jungen, die ohne Körperkontakt stattgefunden haben (z.B. exhibitionistische Akte).
In der zweiten Spalte sind wiederum die sexuellen Handlungen zusammengefaßt, die bei Ausschluß von Penetration Körperkontakt zum/zur TäterIn voraussetzen. Falls Mißbrauchshandlungen nicht ausdrücklich als penetrierende Handlungen gekennzeichnet wurden, haben wir diese unter Spalte II subsummiert*. Als häufigste Mißbrauchshandlungen dieser Kategorie finden sich oralgenitale Kontakte, das Masturbieren des Jungen bzw. der Junge mußte TäterIn masturbieren, Fellatio, Cunnilingus sowie die Manipulation des Anus des Jungen mit einem Finger, Gegenstand etc..
In der dritten Spalte schließlich finden sich alle sexuellen Mißbrauchshandlungen, die in den einzelnen Studien ausdrücklich als penetrierende Handlungen gekennzeichnet wurden. Sowohl die anale oder orale Penetration der Jungen als auch eine erzwungene anale, orale oder vaginale Penetration durch die Jungen sind in dieser Kategorie zusammengefaßt.

Im Gegensatz zu den Ergebnissen der Dunkelfelduntersuchungen zeigen die klinischen Daten übereinstimmend einen sehr hohen Anteil anal und oral penetrierender sexueller Mißbrauchshandlungen an und mit Jungen. In allein 14 der 20 von uns analysierten Studien, in denen diese Variable erhoben wurde, haben über 40% der Jungen in den jeweiligen Stichproben penetrierende Mißbrauchshandlungen erlitten (Streubreite für die Gruppen I bis III: 25% - 93%).

---

* *Es ist sehr wahrscheinlich, daß sich in dieser Kategorie weitere penetrierende Mißbrauchshandlungen verbergen. So ist es z.B. schwierig, den Begriff `Fellatio` eindeutig zuzuordnen. Für die Tabellierung der Daten haben wir aus formalen Gründen auch diejenigen Mißbrauchshandlungen, die in den Studien nicht ausdrücklich als penetrierende Handlungen gekennzeichnet wurden, unter dieser Kategorie subsummiert.*

Tab. 18 Art der sexuellen Mißhandlungen in klinischen Populationen

Studie	Nichtkontakt	Art Kontakt	Penetration
Gruppe I			
DeJong et al. 1982		7% oral-genitale Kontakte* 9% sexualisiertes Berühren	78% versuchte oder vollzogene anale Penetration 15% anale Penetration und oral-genitale Kontakte
Johnson & Shrier 1987	sexualisiertes Berühren, gegenseitiges Masturbieren, anale, orale und genitale Kontakte; dabei multiple Mißbrauchshandlungen die Regel, keine Prozentangaben	75% Masturbieren des Jungen, in 50% der Fälle bis zur Ejakulation	
Gruppe II			
Briggs & Hawkins 1996		Gefangene: n.a.	55% anal 57% oral 38% vaginal
		Nicht-Täter: n.a.	52% anal 57% oral 8% vaginal
Cupoli et al. 1988	0%	31% Fellatio, Junge mußte TäterIn masturbieren, sexualisiertes Berühren	81% Penetration davon. Penis/oral: 15% Penis/anal: 74% Gegenstand/anal: 8% Finger/anal: 2%
Ellerstein & Canavan 1980	n.a.	n.a.	50% anale Penetration
Farber et al. 1989	n.a.	43% orale-genitale Kontakte* 25% Manipulation der Genitalien oder des Anus mit Finger*	47% anale Penetration
Huston et al. 1995		27% oral-genitale Kontakte	44% anale Penetration

Tab. 18	Nichtkontakt	Kontakt	Penetration
Levesque 1994	20,7%	55,2% sexualisiertes Berühren	64% penetrative Handlungen 46% oral 39,1% anal
Pierce & Pierce 1985		40% Masturbation des Jungen 32% sexualisiertes Berühren	52% orale Penetration
	92% der Jungen erlitten drei oder mehr unterschiedliche Mißbrauchshandlungen		
Reinhart 1987	12% exhibitionistische Akte, pornografische Fotos/ Filme mit den Jungen	35% oral-genitale Kontakte 33% Kontakte mit Penis des Jungen durch Hand, Penis des Täters oder Gegenstand 10% Kontakte mit Anus des Jungen	40% anale Penetration (29% mit Penis, 8% mit Finger, 4% mit Gegenstand)
Showers et al. 1983	n.a.	47% oral-genitale Kontakte* 26% Manipulation des Genitals oder Anus des Jungen mit Finger*	40.7% anale Penetration mit Penis
	24% andere sexuell Handlungen, z.B. anale Penetration mit einem Gegenstand, heterosexueller Geschlechtsverkehr; nicht weiter differenziert		
Spencer & Dunklee 1986		11% Masturbation 6% Zungenküsse 9% Beschmieren mit Fäkalien (fecal soiling) 24% sexualisiertes Berühren	62% anale Penetration (53% mit Penis, 11% mit Finger, 9% versucht mit Penis, 5% mit Gegenstand)
Thomlison et al. 1991	10%	43% Manipulation der Genitalien 3% Cunnilingus 13% Fellatio	10% anale Penetration

Tab. 18	Nichtkontakt	Kontakt	Penetration
Gruppe III			
Brannon et al. 1990	0%	9%	41% vaginale Penetration 27% Fellatio 7% anale Penetration 11% sowohl anale als auch orale Penetration
Condy et al. 1987	0% 1.Wert für Sexualstraftäter, 2.Wert für Studenten	60/52% oraler Sex (oral sex)* 80/84% sexualisiertes Berühren der Genitalien	78/68% vaginaler Geschlechtsverkehr
Friedrich & Luecke 1988	0%	0%	88% orale Penetration 55%anale Penetration
Fehrenbach et al. 1988	8%	67%	25%
Groth 1979	n.a.	n.a.	31% vaginale, orale oder anale Penetration
Petrovich & Templar 1984	0%	6% Cunnilingus 5% Masturbieren des Jungen 3% Fellatio und Cunnilingus 2% Fellatio oder gegenseitiges Masturbieren	82% vaginale Penetration zusätzlich Fellatio und Cunnilingus: 36% zusätzlich Fellatio: 5%
Rohsenow et al. 1988	100% direkter physischer Kontakt mit Genitalien*		

Prozentsätze summieren sich bei mehreren Studien nicht zu 100%, da ein Großteil der Jungen Mißbrauchshandlungen aus mehreren Kategorien erlitten hatten; Prozentzahlen spiegeln in diesen Studien die Anzahl der Nennungen wider.

* falls nicht ausdrücklich als penetrierende Mißbrauchshandlung gekennzeichnet, unter dieser Kategorie subsummiert

In weitgehender Übereinstimmung zeigen die klinischen Daten weiterhin, daß ein großer Anteil der Jungen sexuelle Mißbrauchserfahrungen gemacht hat, die Körperkontakt beinhalten. Im Gegensatz zu den Dunkelfelddaten der gleichen

Kategorie beinhalten die Mißbrauchshandlungen mit Körperkontakt in den klinischen Stichproben fast ausschließlich den Kontakt mit primären Geschlechtsorganen.
Sexuelle Mißbrauchshandlungen ohne Körperkontakt wurden nur von einem geringen Anteil der Jungen, die mit KlinikerInnen in Kontakt kamen, berichtet. Mit 20,7% wird die höchste diesbezügliche Quote von Levesque (1994) angegeben.

Im Vergleich mit den Dunkelfelddaten machen die penetrierenden Mißbrauchshandlungen sowie die Mißbrauchshandlungen mit Genitalkontakt in den klinischen Studien somit einen weitaus größeren Anteil aus. Im Sinne der Eingangshypothese verweisen diese unterschiedlichen Ausprägungen auf eine stärker traumatisierende Wirkung eben dieser Mißbrauchshandlungen. Zwar läßt sich vermuten, daß Eltern oder Institutionen eher aktiv werden, wenn schwerwiegende sexuelle Übergriffe wie z.B. die anale Penetration eines Jungen bekannt werden, so daß für diese Art der Mißbrauchshandlungen in klinischen Populationen eine künstlich hohe Quote zu erwarten ist. Dies gilt aber nur für die Jungen der Gruppe II. Da sich aber in den anderen Gruppen vergleichbare Anteile penetrierender Mißbrauchshandlungen sowie Mißbrauchshandlungen mit Genitalkontakt finden, liegt hier ein relativ sicherer Hinweis vor, daß im Gruppenmittel bei dieser Art sexueller Mißbrauchshandlungen die Traumatisierung der Jungen größer ist.

3.2.7 Strategien der TäterInnen

Wie im gleichnamigen Abschnitt zu den Umständen der Dunkelfeldstudien, sollen unter dem Oberbegriff ‘Strategien der TäterInnen’ die in klinischen Studien erhobenen Mittel beschrieben werden, mit denen der/die TäterInnen die Jungen zum einen zu den sexuellen Handlungen und zum anderen zur Geheimhaltung zwingen. Leider wurde in keiner der hier vorgestellten klinischen Untersuchungen zwischen diesen beiden Zielen differenziert. Darüber hinaus beschränken sich die klinischen Studien fast ausschließlich auf die Exploration körperlicher Gewaltanwendung und/oder Drohungen, wobei zumeist offen bleibt, um welche Form konkreter Drohungen es sich handelt.
Durch diese grobe Form der Datenerhebung lassen sich zentrale Aspekte in der Dynamik des sexuellen Mißbrauchsgeschehens empirisch nicht erhellen. Wie schon Ferenczi (1932) formulierte, ist das durch den sexuellen Mißbrauch erlittene Trauma in den meisten Fällen nicht von der Beziehung der Beteiligten zueinander zu trennen. Erst auf diesem Hintergrund aber werden neben der körperlichen Gewaltanwendung und deren Androhung auch andere Strategien der TäterInnen möglich und verständlich. So nutzen nach klinischer Erfahrung und nach Aussagen mißbrauchter Kinder viele Erwachsene die emotionale Abhängigkeit oder Bedürftigkeit der Kinder aus, um diese zu den sexuellen Handlungen zu zwingen oder zum Schweigen zu verpflichten (Berliner & Conte 1990, Roberts & Tylor 1994). In diesem Sinne reflektiert z.B. die häufig zu beobach-

tende starke Bindung und Loyalität des Kindes zum Mißbraucher eine extreme Beziehungsdynamik, in der die 'Aufmerksamkeit und Zuwendung', die das Kind durch den Mißbrauch bekommt, häufig die einzige Form von elterlicher Aufmerksamkeit und Zuwendung darstellt, die das Kind nicht verlieren möchte (Bange & Enders 1995). Das Ausnutzen emotionaler Abhängigkeiten muß jedoch nicht auf intrafamiliären Mißbrauch beschränkt sein. Auch außerhalb der Familie ist es TäterInnen, die eine enge Beziehung zum Kind aufgebaut haben, möglich, auf die emotionale Bedürftigkeit der Jungen zu setzen.

> *„Der sexuelle Mißbrauch dauerte, bis ich dreizehn, vierzehn Jahre alt war. So mit elf, zwölf Jahren hatte ich trotzdem das Gefühl, daß er sich um mich kümmerte. Irgendwie war er für mich eine Art Elternersatz. Jemand, bei dem ich mich mit allem möglichen auch mal hätte aussprechen können, bei dem ich das Gefühl hatte, der hat eine persönliche Beziehung zu mir" (Auszug aus einem Interview mit einem 29jährigen Mann; Gloer & Schmiedeskamp-Böhler 1990, 51).*

Dieser Interviewauszug stimmt mit den Aussagen von Pädophilen selbst überein, nach denen diese bevorzugt Jungen ansprechen, bei denen sie merken oder wissen, daß sie emotional bedürftig sind (Lautmann 1994).
Auch in den hier diskutierten klinischen Studien finden sich verschiedene Hinweise auf diese Strategien. So konnte DeJong et al. (1982) und Showers et al. (1983) statistisch belegen, daß bei abnehmender Enge in der Beziehung von Jungen und TäterInnen ein steigender Grad der körperlicher Gewalt angewendet wurde. Die von Briggs & Hawkins (1996) untersuchten, als Kind mißbrauchten, Sexualstraftäter bewerteten die eigenen Mißbrauchserfahrungen selten negativ. Den Mißbrauchern waren sie nicht 'böse', wenn diese keine körperliche Gewalt angewendet hatten. Als Grund gaben die Männer die positiven Aspekte der 'Beziehung' zum Täter an: Geschenke, Zuneigung, Spaß.
Viele TäterInnen mit einer emotional engen Beziehung zu den Jungen haben es also offensichtlich gar nicht nötig, Gewalt anzuwenden (s.u.).

Auch die psychischen Folgen offener Drohungen sind häufig erst aus dem Wissen um die konkrete Form dieser Drohungen im Kontext der Beziehung zwischen Opfer und TäterIn verständlich. Drohungen wie „Wenn Du was erzählst, bringt sich Mama um" oder „Du kommst ins Heim und ich ins Gefängnis" sind für das Kind implizit oder auch explizit („Du bist allein Schuld, wenn ...") mit der Zuschreibung von Schuld und voller Verantwortung für diese Ereignisse verknüpft.
Diese Beispiele zeigen, daß es für eine differenziertere Erfassung der Mißbrauchsdynamik notwendig wäre, eine größere Bandbreite konkreter und nach Bekanntschaftsgrad differenzierter Strategien zu erheben, mittels derer die TäterInnen die Jungen zur Geheimhaltung oder zu den sexuellen Handlungen zwingen.
Hinsichtlich der beschriebenen Strategien der TäterInnen, die Jungen durch körperliche Gewalt oder Drohungen zu den sexuellen Handlungen zu zwingen,

Tab. 19 Strategien/Mittel der TäterInnen in klinischen Populationen

Studie	Strategie		Trends*
Gruppe I			
DeJong et al. 1982	Anwendung und/oder Androhung von körperlicher Gewalt:	**52%**	je älter der Junge und je entfernter die Beziehung zum Täter, desto mehr Gewalt
	davon:		
	Drohung:	**ca. 1/3**	
	Anwendung:	**ca. 2/3**	
	keine Gewalt/Androhung:	**48%**	
Johnson & Shrier 1987**	**90%** der Täterinnen 'überredeten' die Jungen, benutzten weder Gewaltanwendung noch -androhung		
Gruppe II			
Levesque 1994	körperliche Gewalt:	**23,1%**	
	Drohungen:	**27,6%**	
Pierce & Pierce 1985	körperliche Gewalt:	**45%**	
	Drohung:	**43%**	
Showers et al. 1983	körperliche Gewalt:	**23%**	je älter der Junge und je entfernter die Beziehung zum Täter, desto mehr Gewalt und Gewaltandrohung
	Drohungen (Ermahnungen bis Bedrohen mit Waffen):	**44%**	
	Belohnungen:	**16%**	
Gruppe III			
Becker 1988	körperliche Gewalt:	**29,6%**	
	verbaler Zwang:	**33%**	
	keinerlei Zwang:	**25,9%**	
Brannon et al. 1990	verbaler und/oder körperlicher Zwang:	**18%**	mit Zwang: nur männliche Täter, mehr anale Penetration
	Täuschung, Verführung, Manipulation:	**82%**	ohne Zwang: mehr weibliche Täterinnen, mehr Fellatio und vaginale Penetration
Groth 1979	körperliche Gewalt:	**45%**	
	Zwang durch Ausnutzung von Autorität:	**18%**	

* jeweils als statistisch siginifikant angegeben
** untersuchten von Frauen und von Männern mißbrauchte Jungen, machten aber keine Angaben zu Strategien der TäterInnen

oder zum Schweigen zu verpflichten, finden sich insgesamt sieben klinische Studien, in denen diese Variable untersucht wurde. Bis auf eine Ausnahme (Brannon et al. 1990; 18%) wurde in allen Studien ein relativ hohes Ausmaß an massiven Täterstrategien ermittelt: Bei 52 bis 88 Prozent der untersuchten Jungen, Jugendlichen oder Männer waren die sexuellen Mißbrauchserfahrungen mit körperlicher Gewalt oder Drohungen verbunden. Die Anwendung körperlicher Gewalt wurde von 23 bis 45 Prozent der Befragten berichtet.

Auffallend ist das von Johnson & Shrier (1987) ermittelte Ergebnis: 90% der Jungen dieser Untersuchung gaben an, daß sie zu den sexuellen Handlungen überredet (persuasion) wurden und keinerlei Gewaltanwendung oder deren Androhung stattgefunden habe. Dieses Ergebnis ist insbesondere deshalb interessant, da alle Jungen dieser Stichprobe von Frauen mißbraucht wurden.
Die Tendenz, daß Frauen im Mittel weniger Gewalt anwenden bzw. androhen, um die Jungen zu den sexuellen Mißbrauchshandlungen zu zwingen, wird auch durch die Daten der Untersuchung von Brannon et al. (1990) aus der Studiengruppe III bestätigt. Die Jungen dieser Stichprobe, die angaben, daß die sexuellen Handlungen ohne Zwang erfolgten, waren häufiger von Frauen mißbraucht worden. Ob Frauen im Mittel weniger Gewalt anwenden bzw. androhen, um Jungen zur Teilnahme an sexuellen Handlungen zu bringen, oder ob ein Teil der betroffenen Jungen Mißbrauchshandlungen durch Frauen anders wahrnimmt oder bewertet, läßt sich anhand der vorliegenden Daten retrospektiv nicht einschätzen.
Bis auf dieses Ergebnis lassen sich im Vergleich der einzelnen Studiengruppen keine auffälligen Unterschiede ausmachen.

Der Vergleich der klinischen Daten mit den entsprechenden Ergebnissen der Dunkelfeldstudien zeigt, daß der sexuelle Mißbrauch für Jungen, die mit KlinikerInnen in Kontakt kamen, wesentlich häufiger mit körperlicher Gewalt und Drohungen verbunden war. Im Sinne der Grundhypothese weisen diese Unterschiede auf eine stärker traumatisierende Wirkung hin, wenn sexuelle Mißbrauchshandlungen an Jungen durch körperliche Gewalt oder Drohungen erzwungen werden bzw. die Jungen durch diese Strategien zur Geheimhaltung verpflichtet werden.
Statistische Zusammenhangsanalysen dieser Strategien mit dem Bekanntschaftsgrad und dem Alter der Jungen in den Studien von DeJong et al. (1982) und Showers et al. (1983) legen nahe, daß der Grad der körperlichen Gewaltanwendung bzw. deren Androhung mit zunehmendem Alter der Jungen und abnehmender Enge in den Beziehungen steigt (siehe auch die entsprechenden Analysen der Dunkelfeldstudien). Diese Ergebnisse weisen zugleich darauf hin, daß mit zunehmender emotionaler Bindung der Jungen die TäterInnen subtilere Strategien anwenden können. Die Annahme, daß ältere Jungen in der Regel mehr Widerstand leisten, könnte den Zusammenhang zunehmender körperlicher Gewalt und Drohungen mit steigendem Alter der Jungen erklären.

Da weder ein höheres Alter der Jungen, noch sexuelle Mißbrauchshandlungen durch wenig bekannte oder fremde Personen, für sich genommen auf ein höheres Ausmaß des Traumas hindeuten, liegt hier ein Hinweis vor, daß die Anwendung von körperlicher Gewalt und Zwang mit einer stärkeren Traumatisierung der Jungen einhergeht.

3.2.8 Familiäre Hintergründe

In ersten Teil dieses Kapitels diskutierten wir die familiären Hintergründe, wie sie von den Forschergruppen der Dunkelfeldstudien erhoben wurden, unter dem Aspekt möglicher Risikofaktoren. Als einzelne Faktoren wurden die Familienkonstellationen und die Qualität der Beziehung der Eltern untereinander sowie deren Beziehung zu den Kindern untersucht. Ein erhöhtes Mißbrauchsrisiko könnte, so die zentrale Hypothese, mit der Abwesenheit einzelner Elternteile verknüpft sein, da diese wiederum eine mangelnde Beaufsichtigung sowie eine emotionale Bedürftigkeit der Kinder wahrscheinlicher machen könnte.
Die Daten der klinischen Studien sollen jedoch nicht nur unter dem Aspekt des Mißbrauchsrisikos betrachtet werden. Im Sinne der Eingangshypothese wird zu untersuchen sein, ob bestimmte familiäre Hintergründe auch ein höheres Maß an Traumatisierung bedingen.
Wie die Dunkelfelddaten, so beschränken sich auch die klinischen Daten zu den familiären Hintergründen weitgehend auf die Familienkonstellation der mißbrauchten Jungen. In einigen Studien (insbesondere Täterstudien) wurden auch Daten zu familienpathologischen Parametern erhoben. Die Einbeziehung solcher Variablen führt direkt zu der Frage, welche psychischen Störungen durch die Erfahrung des sexuellen Mißbrauchs selbst verursacht werden, und welche Folgen u.U. durch eine mißbrauchsunabhängige Familienpathologie begründet sind.
Darüber hinaus können belastende Familienverhältnisse als Mediatorvariablen betrachtet werden, welche die traumatisierende Wirkung von Mißbrauchserlebnissen beeinflussen. So z.B. mag ein Kind in einer Familie mit hohem Konflikt- und Aggressionsniveau inadäquate Bewältigungsmechanismen erlernen, oder die Familie unangemessen auf das Bekanntwerden des sexuellen Mißbrauchs reagieren (vgl. Gomes-Schwartz et al. 1990; Kap. 4).

In einer Analyse der klinischen Daten zur Familienkonstellation (Tab. 20), fällt zunächst auf, daß ein Großteil der sexuell mißbrauchten Kinder aus sogenannten 'broken homes' kam. In acht der neun Studien, in denen diese Variable erhoben wurde, lag der Anteil der Kinder, in deren Familien mindestens ein leiblicher Elternteil fehlte, über 60 Prozent (Streubreite: 58% - 95%).
Differenziert nach den einzelnen Studiengruppen zeigen sich folgende Ergebnisse:
Während sich in Gruppe I keine Untersuchung mit den entsprechenden Daten findet, ermittelten die Forschergruppen der Studiengruppe II in weitgehender Übereinstimmung, daß zum Zeitpunkt der Untersuchung weniger als ein Drittel der Jungen dieser Stichproben bei beiden leiblichen Eltern lebten.
Die Interpretationsmöglichkeiten dieses Ergebnisses ist jedoch stark eingeschränkt, da aus der Tabellierung der Daten nicht eindeutig hervorgeht, ob die

Trennung bereits vor dem Bekanntwerden des sexuellen Mißbrauchs stattgefunden hatte oder eine Folge der Aufdeckung bzw. Eröffnung des Mißbrauchs war. Dies ist um so bedeutender, da die Untersuchungen der Studiengruppe II sehr hohe Raten intrafamiliären Mißbrauchs aufweisen. Gerade aber bei Bekanntwerden intrafamiliären Mißbrauchs werden häufig kinderschützende Interventionen eingeleitet, die eine Trennung der Täter von der Familie zur Folge haben.

Alle Studien der dritten Gruppe, in denen Daten zur Familienkonstellation erhoben wurden, untersuchten sexuell aggressive Kinder bzw. jugendliche oder erwachsene Sexualstraftäter und jugendliche Ausreißer. Bei vier dieser sechs Studien muß allerdings beachtet werden, daß sich die Angaben zur Familienkonstellation auf die gesamte Stichprobe beziehen und somit keine isolierten Aussagen für die sexuell mißbrauchten Stichprobenanteile möglich sind. Die in diesen Untersuchungen jeweils ermittelten Anteile der Jungen bzw. Männer, die als Jungen mit beiden leiblichen Eltern lebten, streuen von 25 bis 33 Prozent (Awad & Saunders 1989; Fehrenbach et al. 1986; Johnson 1988). Nur Friedrich & Luecke (1986) ermittelten eine noch geringere Quote: Von den untersuchten 22 sexuell aggressiven Kindern lebte zum Zeitpunkt der Untersuchung nur ein Kind in einer Familie mit beiden leiblichen Eltern.
Die Daten der beiden Studien, die isolierte Angaben für die mißbrauchten Stichprobenanteile machen, unterscheiden sich kaum von den nicht-differenzierten Ergebnissen dieser Studiengruppe. Auch hier liegt der Anteil 'intakter' Elternhäuser der jugendlichen Ausreißer (Janus et al. 1987) bzw. erwachsenen Sexualstraftäter (Seghorn et al. 1987) bei nur 30% bzw. 27/42%.
Im Vergleich der klinischen Studiengruppen untereinander zeigt sich somit eine durchgängig hohe Rate von Jungen oder Jugendlichen, die aus 'broken -home'-Familien kamen: Im Mittel lebte nur etwa jedes dritte bis vierte sexuell mißbrauchte Kind bei seinen leiblichen Eltern.

Im Vergleich der klinischen Daten mit den Ergebnissen der Dunkelfeldstudien zeigt sich, daß ein weitaus höherer Anteil von Jungen, die klinisch auffällig geworden sind, aus 'broken home' - Familien kam. Dieser Unterschied weist im Sinne der Grundhypothese auf eine stärker traumatisierende Wirkung hin, wenn die sexuelle Mißbrauchserfahrung mit einer solchen Familienkonstellation verknüpft sind.
Allerdings läßt sich auf dem Hintergrund der beschriebenen Datenbasis nicht beurteilen, ob diese Variable eine traumatisierende Wirkung sexuellen Mißbrauchs moderierend beeinflußt, oder aber selbst ätiologische Relevanz besitzt. Wie wichtig die Einbeziehung solcher Zusammenhänge ist, zeigen z.B. die Ergebnisse einer Studie von Steinhausen, Aster & Göbel (1987), nach denen Kinder, die bei ledigen Eltern aufwuchsen, eine unverhältnismäßig hohe Anzahl von Verhaltensstörungen aufwiesen. Daß auch die Trennung der Eltern eine potentiell traumatische Situation darstellt, in dessen Folge Kinder psychische

Symptome entwickeln, und somit mit KlinikerInnen in Kontakt kommen können, zeigen die Ergebnisse von Jellinek & Slovik (1981).

Vereinzelt wurden in den hier vorgestellten klinischen Studien auch Daten zu verschiedenen familienpathologischen Parametern erhoben: So dokumentieren Pierce & Pierce (1985) bei 24% der nicht-mißbrauchenden Elternteile psychiatrische Störungsbilder (mental illness) und bei 14% körperliche Erkrankungen. 12% der Eltern der in dieser Studie untersuchten Jungen waren alkoholabhängig.
Friedrich & Luecke (1988) ermittelten, daß 66% der Mütter der sexuell mißbrauchten Jungen drogen- bzw. medikamentenabhängig waren. Die Jungen dieser Stichprobe waren aufgrund sexuell aggressiven Verhaltens klinisch auffällig geworden.
Ebenfalls in einer Stichprobe sexuell mißbrauchter, und aufgrund sexuell aggressiver Verhaltensweisen klinisch auffällig gewordener Jungen und Jugendlicher stellte Johnson (1988) fest, daß 73% der Eltern oder Großeltern alkohol- oder drogenabhängig waren. 67% der Eltern oder Großeltern waren darüber hinaus ihrerseits als Kinder sexuell mißbraucht worden.
Seghorn et al. (1987) teilten eine Stichprobe von 184 erwachsenen, inhaftierten Sexualstraftätern in die Untergruppen 'sexuell mißbraucht' und 'nicht-mißbraucht', und verglichen verschiedene demografische und lebensgeschichtliche Daten. Die mißbrauchten Sexualstraftäter waren in ihrer Kindheit signifikant häufiger vernachlässigt worden und kamen signifikant häufiger aus Familien, die durch Drogenmißbrauch sowie psychiatrische und kriminelle Vorgeschichten der Eltern belastet waren.
Da sich für diese Daten keine entsprechenden Erhebungen in den Dunkelfeldstudien finden, kann ein Vergleich im Sinne der Eingangshypothese nicht durchgeführt werden. Die hohen Ausprägungen familienpathologischer Parameter in den vorliegenden klinischen Studien weisen jedoch darauf hin, daß diese Variablen mit einer stärkeren Traumatisierung der sexuell mißbrauchten Jungen assoziiert sind. Ob diese Variablen eines dysfunktionalen familiären Hintergrunds sexuell mißbrauchter Jungen eine adaptive Bewältigung sexueller Mißbrauchserfahrungen erschweren, oder ob ihnen der Stellenwert eines eigenständigen ätiologischen Faktors bei der Genese der hier beschriebenen klinischen Auffälligkeiten (v.a. sexuell aggressives Verhalten) zukommt, läßt sich auf dem Hintergrund der bisherigen Datenbasis nicht einschätzen.

3.2.9 Zusammenfassung

Im vorliegenden Kapitel wurden die in klinischen und nicht-klinischen Populationen erhobenen Umstände bzw. Charakteristika sexuellen Mißbrauchs an Jungen dargestellt. Als Merkmalskategorien unterschieden wir TäterIn- und Opfer-Merkmale, Merkmale der Beziehung zwischen TäterIn und Opfer, Merkmale der Art, Dauer und Häufigkeit des sexuellen Mißbrauchs sowie die Strategien der TäterInnen, mittels derer die Jungen sowohl zur Teilnahme an den sexuel-

len Handlungen gebracht, als auch zum Schweigen verpflichtet wurden. Weiterhin wurden verschiedene Variablen des familiären Hintergrunds der Jungen untersucht.
Neben der Darstellung der klinischen Daten war es das Ziel dieses Kapitels, durch einen Vergleich von klinischen und nicht-klinischen Daten, für jeden Umstands-Faktor mögliche Hinweise auf traumatisierende Faktoren zu erhalten. Ein solcher Hinweis ließ sich allerdings nur für die Art der sexuellen Mißbrauchshandlungen und die Strategien der Täter isolieren. Demnach scheinen die Androhung und Anwendung körperlicher Gewalt zur Erzwingung und Geheimhaltung von Mißbrauchshandlungen sowie penetrierende Mißbrauchshandlungen und Mißbrauchshandlungen mit Genitalkontakt, die betroffenen Jungen im Gruppenmittel in einem höheren Ausmaß zu traumatisieren.
Zwar zeigten sich im Vergleich der klinischen mit den Dunkelfelddaten für eine Reihe weiterer Umstandsfaktoren 'zahlenmäßig' abweichende Ausprägungen, die für sich genommen auf eine stärkere Traumatisierung hinweisen. So ermittelten die Forschergruppen der klinischen Studien einen höheren Anteil intrafamiliärer TäterInnen, eine niedrigere Rate weiblicher bzw. eine höhere Rate männlicher TäterInnen, ein jüngeres Alter der Jungen bei Mißbrauchsbeginn sowie einen erhöhten Anteil von Jungen, die aus 'broken home'-Familien kamen.

Die identifizierten und anzunehmenden methodischen Einflüsse auf die erhobenen Ausprägungen, die methodischen Mängel, die an der Validität der Daten zweifeln lassen sowie die aufgezeigten und vermuteten Korrelationen der einzelnen Faktoren untereinander ließen es jedoch nicht zu, weitere Hinweise auf traumatisierende Faktoren abzuleiten.

Kapitel 4

Folgen sexuellen Mißbrauchs an Jungen

Bereits seit dem Ende des letzten Jahrhunderts weisen Veröffentlichungen klinischer Eindrücke und Beobachtungen darauf hin, daß Menschen, die sexuell mißbraucht werden, unter z.T. schwerwiegenden Konsequenzen leiden (z.B. Freud 1896; Ferenczi 1933, 1938; Lew 1988; Hirsch 1990, Shengold 1989; Summit 1983). Ein ähnliches Bild vermitteln auch jene Veröffentlichungen, in denen Mißbrauchsopfer auf die Folgen sexuellen Mißbrauchs aufmerksam machten, wobei autobiographische Berichte von Männern, die in ihrer Kindheit sexuell mißbraucht wurden, jedoch die Ausnahme darstellen (Bieler 1989, Gloer & Schmiedeskamp-Böhler 1990). Erst seit den späten siebziger Jahren unseres Jahrhunderts finden sich zunehmend auch empirische Untersuchungen zu den Folgen sexuellen Mißbrauchs. Empirische Studien, deren Stichproben sich aus reinen Jungen, Jugendlichen- oder Männerpopulationen zusammensetzen, sind bis heute allerdings noch rar.

Im vorliegenden Kapitel werden die bisher verfügbaren Daten über mögliche Mißbrauchsfolgen bei Jungen, Jugendlichen und Männern analysiert. Wie in den vorangangenen Kapiteln, so basiert auch die Analyse der bisherigen Datenbasis zu den Folgen sexuellen Mißbrauchs an Jungen auf einer kritischen Sichtung der verwendeten Methoden. Auf dem Hintergrund einer zunächst ausführlicheren Methodenkritik sollen die bisherigen Untersuchungsergebnisse bewertet werden.

In der Darstellung dieser Ergebnisse unterscheiden wir zum einen zwischen initialen Folgen und Langzeitfolgen. In Anlehnung an Finkelhor (1986) verstehen wir unter initialen Folgen (initial effects) solche Reaktionen oder Symptome, die im Zeitraum von zwei Jahren nach Beendigung des sexuellen Mißbrauchs erhoben wurden. In einer größeren Anzahl von Veröffentlichungen werden unter Verwendung des gleichen Zeitkriteriums diese Reaktionen bzw. Symptome als Kurzzeitfolgen (short-term-effects) bezeichnet. Dieser Begriff, so Finkelhor (1986) impliziere jedoch, daß diese Folgen nicht andauern würden. Dies sei aber eine Annahme, welche bisher noch nicht bestätigt werden konnte.

Symptome, die mindestens zwei Jahre nach Beendigung des sexuellen Mißbrauchs erhoben wurden, werden in der Fachliteratur übereinstimmend als Langzeitfolgen (long-term-effects) bezeichnet.

In einer weiteren Differenzierung der Initial- und Langzeitfolgen sind die bisher erhobenen Reaktionen und Symptome sexuell mißbrauchter Jungen nach deskriptiven Kriterien geordnet.

Im einzelnen unterscheiden wir affektive Symptome, psychosomatische Symptome, suizidale und selbstverletzende Verhaltensweisen, soziale Probleme und Beziehungsstörungen, Folgen für die Sexualität, Symptome einer gestörten Selbstwahrnehmung sowie erste emotionale Reaktionen.

4.1 Generelle methodische Einschränkungen

In vielen deutschsprachigen Veröffentlichungen zu den Folgen sexuellen Mißbrauchs an Kindern werden die Untersuchungsergebnisse zu den Initial- und Langzeitfolgen sexuellen Mißbrauchs zitiert, ohne die jeweils angewandten Untersuchungsmethoden zu berücksichtigen. So finden sich in verschiedenen Veröffentlichungen Symptomlisten, in denen empirisch relativ gut abgesicherte Ergebnisse gleichwertig neben solchen 'Folgen' aufgeführt werden, die auf klinischen Einzelbeobachtungen beruhen oder deren Quelle nicht nachvollziehbar ist.

Da mit der Erforschung der psychischen Folgen sexuellen Mißbrauchs eine Vielzahl von methodischen Probleme verknüpft ist, leiten wir dieses Kapitel mit einer kritischen Übersicht über die bisher verwendeten Forschungsmethoden ein. Im einzelnen diskutieren wir im folgenden die methodischen Probleme, die mit der Definition sexuellen Mißbrauchs, den Stichproben, den Kontrollgruppen, den Meßinstrumenten, dem Zeitpunkt der Datenerhebung, einer kausalen Interpretation der ermittelten Symptome als Folgen sexuellen Mißbrauchs sowie der Bildung des Gruppenmittels verbunden sind (vgl. Tab.21).

4.1.1 Definitionen

In der vorliegenden Arbeit wurde der mögliche Einfluß unterschiedlicher Forschungsdefinitionen bereits für die bisher erhobenen Daten zum Ausmaß und zu den Umständen sexuellen Mißbrauchs an Jungen diskutiert (vgl.Kap 2 & 3). Auch für die nun vorzustellenden Untersuchungsergebnisse bezüglich der Initial- und Langzeitfolgen sexuellen Mißbrauchs an Jungen ist zu erwarten, daß diese durch die zugrundegelegten Forschungsdefinitionen beeinflußt wurden. Dabei ist v.a. die jeweilige 'Weite' einer Definition von Bedeutung. Wie in Kapitel 2 beschrieben, sind die erhobenen Prävalenzraten sexuellen Mißbrauchs an Jungen nicht unabhängig von den verwendeten Forschungsdefinitionen. Je enger die Definition, desto weniger Menschen werden als Mißbrauchsopfer identifiziert. Nur solche Personen, die auf eine in der Definition festgelegten Art und Weise mißbraucht wurden, können in die Untersuchungsstichprobe gelangen. Damit haben die zugrundegelegten Forschungsdefinitionen zugleich einen wichtigen Einfluß auf die Stichprobenzusammensetzung. Werden z.B. mittels einer engen Definition sexuelle Handlungen ohne Körperkontakt oder sexuelle Handlungen zwischen Gleichaltrigen vom sexuellen Mißbrauch

ausgeschlossen, haben Personen mit solchen 'Mißbrauchs'-Erfahrungen keinen Zugang zur Stichprobe. Damit lassen sich deren Reaktionen und mögliche Symptome auch nicht erfassen (vgl. Peters et al. 1986; Bange 1992).
Darüber hinaus bedingen die zugrundegelegten Definitionskriterien über den Weg der Stichprobenzusammensetzung die Ausprägung potentiell traumatisierender Umstandsfaktoren in der jeweiligen Untersuchungsgruppe. So läßt z.B. eine enge Definition, die nur Mißbrauchshandlungen mit Körperkontakt oder gar nur genitalen Kontakt umfaßt, das Auftreten von penetrierenden Mißbrauchshandlungen wahrscheinlicher werden. Wie im vorangegangenen Kapitel diskutiert, ist die Erfahrung penetrierender Mißbrauchshandlungen mit hoher Wahrscheinlichkeit mit einer stärkeren Traumatisierung verknüpft, so daß zu erwarten ist, daß eine solch enge Definition zu einer Stichprobe führt, in der eine erhöhte Prävalenz und Schwere der Folgen erhoben wird.
Durch die Verknüpfung der Definitionskriterien mit den traumatisierenden Faktoren besteht für die Verwendung breiter Definitionen die Gefahr, daß schwerwiegende Symptome einer kleineren Anzahl stark traumatisierter Personen von den schwächer ausgebildeten bzw. andersartigen Symptomen einer größeren Anzahl geringer traumatisierter Mißbrauchsopfer verdeckt werden. Werden die Folgen sexuellen Mißbrauchs im Gruppenmittel erhoben, und nicht zumindest einzelnen Klassen unterschiedlicher Mißbrauchserfahrungen zugeordnet, bleiben die Aussagen bezüglich der Folgen sexuellen Mißbrauchs entsprechend unspezifisch und ohne großen Erkenntniswert.
Grundsätzlich erscheint in der Frage breiter oder enger Definitionen der Einsatz breiterer Definitionskriterien sinnvoll, da es bei einem entsprechenden Untersuchungsdesign möglich ist, im Zuge der Datenauswertung verschiedene restriktivere Definitionen anzulegen (vgl. Bange 1992). So ließen sich auch die definitionsabhängigen Effekte auf die gemessenen Folgen identifizieren*.

Wie zu erwarten war, wurden in den von uns analysierten Folgenstudien sehr unterschiedliche Definitionen verwendet. So haben z.B. einige Forschergruppen nur sexuelle Handlungen der Jungen mit älteren TäterInnen als mißbrauchend bewertet. In anderen Studien hingegen wurden auch erzwungene Sexualhandlungen durch gleichaltrige oder nur wenig ältere Personen per definitionem zum sexuellen Mißbrauch gezählt. In wiederum anderen Studien sind nur solche Fälle sexuellen Mißbrauchs untersucht worden, in denen Familienangehörige die TäterInnen waren und in einer größeren Anzahl von Veröffentlichungen schließlich finden sich überhaupt keine Definitionen. Diese fehlenden Informationen bzw. Unterschiede schränken die Vergleichbarkeit der verschiedenen Untersuchungsergebnisse stark ein. Um den Aussagewert der jeweils

* *Auf eine Identifikation definitionsabhängiger Effekte auf die Untersuchungsergeb -nisse durch einen Vergleich der einzelnen Studien verzichten wir in diesem Kapitel. Vor allem die fehlenden methodischen Informationen und die unterschiedlich operationalisierten Folgen dieser Studien lassen es nicht zu, diese Effekte zu isolieren und retrospektiv einzuschätzen.*

erhobenen Folgen zu erhöhen, geben wir in der Darstellung der Untersuchungsergebnisse die wesentlichen Definitionskriterien bzw. die wesentlichen Charakteristika der Stichprobenzusammensetzung mit an.

4.1.2 Stichproben

Im vorangegangenen Kapitel wurde deutlich, daß die jeweilige Zusammensetzung der Stichproben einen Auswahlvorgang beinhaltet, der bei der Interpretation der Untersuchungsergebnisse zu berücksichtigen ist. Wie für die Studien zu den Umständen sexuellen Mißbrauchs an Jungen, gilt auch für die Untersuchungen zu den Initial- und Langzeitfolgen, daß deren Ergebnisse durch Stichprobeneffekte verzerrt werden können.
Dabei liegt das Hauptproblem in der fehlenden Repräsentativität der bisherigen Stichproben. Zum einen ist in diesem Zusammenhang auf die bisher relativ kleinen Stichproben hinzuweisen. Allein 50 der 63 von uns analysierten Studien, welche Folgen sexuellen Mißbrauchs an Jungen erhoben, (vgl. Tab. 21) haben weniger als 50 mißbrauchte Jungen, Jugendliche oder Männer untersucht. Zum anderen basieren nur acht dieser Studien auf zufallsverteilten Stichproben. Für alle anderen Untersuchungen müssen vielfältige Selektionsmechanismen bei der Zusammensetzung der Stichproben angenommen werden.
In kaum einer der vorzustellenden Studien werden jedoch Art und Effekte der möglichen Selektionsmechanismen berücksichtigt, obwohl solche Informationen wertvolle alternative Erklärungen für einen Teil der erhobenen Daten liefern könnten.
Da die mit der Stichprobenauswahl verbundenen methodischen Probleme für die Erhebung von Initial- und Langzeitfolgen z.T. unterschiedlicher Art sind, diskutieren wir diese im folgenden getrennt.

Untersuchungen zu den *initialen Folgen* sexuellen Mißbrauchs basieren fast ausschließlich auf Stichproben von Kindern und Adoleszenten, die - allerdings in verschiedenen Zusammenhängen - als Mißbrauchsopfer identifiziert wurden. Nur ein kleiner Teil der bisherigen Daten zu den initialen Folgen stammt aus der retrospektiven Befragung erwachsener Untersuchungsteilnehmer.
Zwei Möglichkeiten der Stichprobenzusammensetzung wurden bereits im vorangegangenen Kapitel beschrieben. Auch in den Folgestudien - die zum Teil mit den Untersuchungen zu den Umständen sexuellen Mißbrauchs an Jungen identisch sind - ist ein großer Anteil der Kinder und Jugendlichen über den Weg von Begutachtungen in einer Spezialklinik in die Untersuchungsstichprobe gelangt. Der Weg in diese Spezialeinrichtung wiederum führte in der Regel über andere Institutionen, wobei die staatlichen Kinderschutzeinrichtungen den weitaus größten Teil ausmachten (vgl. Kap.3). Mögliche Stichprobeneffekte dieses Auswahlverfahrens wurden bezüglich der erhobenen Umstände sexuellen Mißbrauchs an Jungen im letzten Kapitel diskutiert: Vor allem durch den Weg über die Kinderschutzeinrichtungen scheinen intrafamiliär mißbrauchte Jungen sowie Jungen, die penetrierende Mißbrauchshandlungen erlitten haben, in die-

sen Stichproben überrepräsentiert zu sein. Weiterhin wurde vermutet, daß viele Jungen erst infolge von Verhaltensauffälligkeiten in Kontakt mit den verschiedenen Institutionen kommen. Jungen und Jugendliche, die extrafamiliär mißbraucht werden, keine penetrierenden Mißbrauchserfahrungen gemacht sowie keine klinisch auffälligen Symptome entwickelt haben, dürften also in diesen Stichproben unterrepräsentiert sein.
Eine weitere Gruppe von Kindern und Jugendlichen ist - wie beschrieben - explizit aufgrund von psychischen und/oder körperlichen Symptomen klinisch auffällig geworden. Erst im Rahmen der Anamnese wurde sexueller Mißbrauch diagnostiziert. Auch hier dürfte eine Selektion stattfinden, als deren Folge Kinder, die keine klinisch auffälligen Symptome entwickelt haben, unterrepräsentiert sind.
Als dritte Stichprobenquelle dienen den Untersuchungen der Initialfolgen spezielle Therapiegruppen für sexuell mißbrauchte Jungen und Jugendliche. Hinsichtlich eines möglichen Stichprobenfehlers läßt sich vermuten, daß Jungen, die nicht so stark durch den Mißbrauch beeinträchtigt werden, erst gar nicht mit TherapeutInnen in Kontakt kommen.
Für die Erhebung initialer Effekte sexuellen Mißbrauchs an Jungen wurden somit bisher nur Kinder und Adoleszente untersucht, die in den beschriebenen Formen mit KlinikerInnen in Kontakt kamen. Es ist wahrscheinlich, daß mit diesen Stichprobenverfahren stärker traumatisierte Jungen ausgewählt wurden, so daß die Prävalenz und Schwere der bisher ermittelten Symptome nicht repräsentativ sind.

Allerdings dürfte es v.a. wegen des Schweigegebots (vgl. Kap. 2; Bange 1992) sehr schwierig sein, eine auch nur annähernd repräsentative Stichprobe sexuell mißbrauchter Jungen und Jugendlicher auszuwählen. Denn das würde bedeuten, daß man auch Kinder und Jugendliche befragen müßte, deren Mißbrauch noch gar nicht aufgedeckt ist. Zukünftige Forschungsvorhaben sollten jedoch aufmerksamer gegenüber den möglichen Selektionsmechanismen in der Stichprobenauswahl sein und in der Interpretation der Untersuchungsergebnisse deren Effekte berücksichtigen. Da es hinsichtlich des Kriteriums der Repräsentativität besonders problematisch ist, wenn Stichproben sexuell mißbrauchter Jungen und Jugendlicher nur aus einer ganz bestimmten Einrichtung stammen, sollten in der Zusammensetzung der Stichproben zumindest mehrere Einrichtungen berücksichtigt werden. Dies mag zu etwas heterogeneren Stichproben führen (vgl. Finkelhor 1986). Die in den Studien über die *Langzeitfolgen* sexuellen Mißbrauchs an Jungen verwendeten Stichproben teilen sich zunächst in klinische und nicht-klinische Stichproben. Innerhalb der nicht-klinischen Stichproben wiederum lassen sich die zufallsverteilten von den freiwilligen Stichproben unterscheiden. Nur mittels zufallsverteilter Auswahlverfahren läßt sich jedoch die annähernd wahre Prävalenz einer bestimmten Bedingung ermitteln.

Tab. 21 Folgenstudien und Methoden

Studie	Gesamt N	davon: sexuell mißbraucht	Kontroll-gruppen	Stichprobenquelle
Kinder & Jugendliche				
AdamsTucker 1982	6	6	keine	S.M.-Spezialabteilung einer Universitätsklinik
Awad 1976	1	1	keine	klinische Praxis
Bagley & Chewchuck-Dann	60	32	keine	Jungen, die aufgrund aggressiven Verhaltens in therapeutischer Behandlung waren
Burgess et al. 1984	49	49	keine	von Polizei zur Beratung/ Therapie gemeldet
Burgess et al. 1987	17	17	17m nicht-klinisch, nicht s.m.	von Polizei zur Beratung überwiesen
Cooper et al. (1996)	301	112	klinisch nicht s.m- aus GS	jugendliche Sexualstraf - täter in ther. Behandlung
Frederick 1986	15	15	nein	n.a.
Friedrich et al. 1986	24	24	nein	in S.M.-Spezialeinrichtung ther. behandelte Kinder & allg. Krankenhaus
Friedrich et al. 1988a	7	7	nein	therapeutische Jungengruppe
Friedrich et al. et al. 1988b	64	31	33 verhaltens-gestörte Jun-gen;nicht s.m.	S.M.-Spezialeinrichtung (Begutachtung)
Harrison et al. (1990)	971	81	klinisch nicht s.m. aus GS	Jugendliche, die wegen Drogenabhängigkeit in stat. psychiatrischer Behandlung waren

Altersgruppe/ Zeit seit S.M.	Meßinstrumente/ -methoden	intra/extra-familiär	Längs-/ Quer-schnitt	Kontrolle von s.m.-spezifischen ätiologischen Faktoren
2,5-15,5J./ Beginn s.M. 2-15,5J:	Aktenanalyse, Interview mit Kindern, CBCL, DSM-II-Diagnose	i/e	Q	nein
14J./ 1J.	Therapiebeobachtungen	i	n.a.	nein
n.a./ n.a	Aktenstudie	i/e	Q	nein
6-16J./ bis 2 J.	Interview mit Kindern/Jugendlichen und Eltern	e	Q	nein
17-21J./ 6 Jahre	Interview mit Mißbrauchsopfern	e	L (Folgestudie zu Burgess 1984)	nein
n.a./ n.a.	MMPI, Interpersonal Behavior Survey; Family Adaptation & Cohesion Evaluation (FACES) Self-Reported Delinquent Behavior Checklist (SRDBC)	i/e	Q	nein
11-18J./ n.a.	DSM-III-R-Diagnose, Interview, Bender Gestalt, TAT, Reaktionstests	e	Q	nein
3-12J./ bis 2J.	ODOL	i/e	Q	nein
9-10J./ n.a.	Therapiebeobachtungen	i/e	4Sitzungen	nein
3-8 J./ max.18 Monate	CBCL	i/e	Q	nein
n.a./ n.a.	Interview	i/e	Q	nein

Fortsetzung Tab. 21

Studie	Gesamt N	davon: sexuell mißbraucht	Kontroll-gruppen	Stichprobenquelle
Hunter et al. 1985	81	9	Vergleich: 'offene' SM-Fälle mit 'maskierten' SM-Fällen *	Spezialabteilung einer allg. Universitätsklinik
Johnson & Shrier 1985	80	40	40m mit psy.-soz.& körp. Symptomen, nicht s.m.aus GS	allgemeine Kinder - und Jugendklinik
Johnson & Shrier 1987	50	25	25m mit psy.-soz. & körp. Symptomen, nicht s.m. aus GS	allgemeine Kinder- und Jugendklinik
Kiser et al. 1988	10	5	nein	in einer Kindertages - stätte mißbrauchte Vor-schulkinder/ Kinder und deren Eltern nahmen an einem Forschungsprojekt mit begleitender Psycho-therapie für Kinder und Eltern teil.
Kohan et al. 1987	1074	171	nein	Kinderpsychiatrie
Kolko et al. 1988	75	14	25 (aus GS) mißhandelt; 36m nicht klinisch 10 (aus GS) s.m.& mißhandelt	Kinderpsychiatrie (wegen Aggression, Depression, Suizidalität, u.ä. überwiesen)
Ligezinska et al. (1996)	19	19	nicht-klinisch nicht s.m- aus GS	allg Kinderkrankenhaus
Lindberg & Distad 1985	27	3	nein	Therapiegruppe

* 'offene' Präsentation = Klinikeinweisung aufgrund Mißbrauchsverdacht
'maskiert' = Klinikeinweisung wegen verschiedener psychischer, psychosomatischer Symptome

Altersgruppe/ Zeit seit S.M.	Meßinstrumente/ -methoden	intra/extra-familiär	Längs-/ Quer-schnitt	Kontrolle von s.m.-spezifischen ätiologischen Faktoren
4,9 - 13,5J./ n.a.	Aktenstudie Interview	i/e	Q	nein
15-21 J./ Alter bei S.M.: 5-12 J.	Interviews	i/e	Q	nein
14-24 J./ Alter bei S.M.: 5-16 J.	Interviews, 4-Punkt Ratingskala: selbsteingeschätzte Beeinträchtigung	i/e	Q	nein
4,2 J. (AM)/ 4-6 Monate	DSM-III-R Kriterien/PTBR; CBCL; FES; FILE; DAS; MCMI; Personality Inventory for Children	e	Q	nein
0-12J./ n.a.	SkF, von Klinikpersonal auszufüllen	i/e	Q	nein
5 -14J./ n.a.	SASC; Interview; Aktenstudie DSM-III	i/e	Q	phys. Mißhandlung
AM 9,7/ ∅ 12 Wochen seit Eröffnung des s.M.	Pierce-Harris Children's Self-Concept Scale; Depression Self-Rating Scale for Chilren; Children's Self - Efficacy for Peer Interaction Scale; Adolescent Social Self-Efficacy Scale; Children's Impact of Traumatic Events Scale (CITES); Fear Survey Schedule for Children (FSSC); Family Life Stress Form; CBCL	e	Q	nein
12 - 18J./ Mißbrauchs - beginn:4-17J.	Therapiebeobachtungen	i	(3-monatige Therapie)	nein

Fortsetzung Tab. 21

Studie	Gesamt N	davon: sexuell mißbraucht	Kontroll-gruppen	Stichprobenquelle
Merry et al. (1994)	11	11	keine	Kinder aus verschiedenen psychosoz. und med. Einrichtungen
Nasjleti 1980	9	9	keine	therapeutische Jungengruppe
Oates et al. 1985	37	23	keine	allg. Krankenhaus
Roane (1992)	77	77	keine	Jungen aus Kinderschutz-einrichtung
Spencer & Dunklee 1986	140	140	keine	S.M.- Spezialklinik (zur Begutachtung überwiesen von v.a. Gerichten und Kinder-schutzeinrichtungen)
Tong et al. 1987	24	12	12m nicht klinisch, nicht s.m. aus GS	S.M.- Spezialabteilung eines Kinderkrankenhauses
Wherry 1995	24	8	klinisch nicht s.m. aus GS	Jungen aus Kinder - psychiatrie
White et al. 1988	26	7	12 (aus GS) vernachlässigt 7 nicht klinisch, alle nicht s.m.	allg. Krankenhaus mit Spezialabteilung für s.m. Kinder
Young et al. (1994)	20	20	nicht-klinisch	Kinder, die wegen s.M. in Therape waren
ERWACHSENE				
Bagley et al.	750	117	nicht-klinisch nicht s.m. aus GS	männl. Einwohner aus (1994) Calgary, repräsentativ

Altersgruppe/ Zeit seit S.M.	Meßinstrumente/ -methoden	intra/extra-familiär	Längs-/ Quer-schnitt	Kontrolle von s.m.-spezifischen ätiologischen Faktoren
höchstens 6 Monate	DSM-III-R-Diagnose	i/e	Folgestudie nach 1 Jahr	nein
12-17 J./ n.a.	Therapiebeobachtungen, Skf zu psychischen Symptomen	i	22 monatige G.-therapie	nein
4,6 -14,4J./ 5,5J. (AM)	Interview Piers-Harris Self-Concept	n.a.	Q	nein
1-15 (AM: 8)	Aktenstudie	nur s.M. durch Sorge-berechtigte	Q	nein
1-17 J./ 1-16 J.	Aktenstudie bzgl.: a) Verhaltenssymptome b) medizinische Befunde	i/e	Q	nein
8 - 18J./ 2,6J. (AM)	Interview; Piers-Harris Self-Concept-Scale;CBCL;TRF (Lehrer-Form); YSR (Youth Self-Report)	i/e	Q	nein
4-18	CBCL; Child Dissociation Scale (CDC)	i/e	Q	nein
2 - 6.8J./ 6 Monate	4 Skalen des MCDI, kombiniert mit SAS	n.a.	Q	nein
8- 11/ ∅ 6 Monate seit Eröffnung	Personal Attributions for Children (PAIC); Depression Self-Rating Scale (DSRS); Index of Peer Relations (IPR); Children's Action Tendency Scale, Louisville Behavior Checklist (LBC)	i/e	Q	nein
18-27/ n.a.	CESD Depression Scale; Suicidal Ideas & Behaviors; Trauma Symptom Check - list (TSC); Current Sexual Interests and Activities Scale	i/e	Q	emotionaler Mißbrauch und physische Mißhandlung

Fortsetzung Tab. 21

Studie	Gesamt N	davon: sexuell mißbraucht	Kontroll-gruppen	Stichprobenquelle
Baker & Duncan 1985	970 m 2019w	77m 126w	Vergleich: s.m. m&w	repräsentative Stich-probe der Bevölkerung Großbritanniens >15J.
Bange 1992	343m	28	nicht klinisch nicht s.m. aus GS	StudentInnen/ nicht repräsentativ nicht s.m.
Bendixen et al. 1994	486	29	nicht klinisch nicht s.m.aus GS	Studenten aus Trondheim, Norwegen, repräsentativ
Bartholow & Doll (1994)	1001	343	nicht klinisch nicht s.m. aus GS	homo- und bisexuelle Männer aus Spezialklinik für Geschlechtskrankheiten
Becker et al. (1991)	246	68	klinisch phys. mißhandelte Jugendliche der GS	jugendliche Sexualstraftäter
Belkin et al. (1995)	58	29	nicht klinisch nicht s.m. aus GS	Patienten einer med. Rehabilitations-Klinik
Boudewyn & Liem (1995)	173	16	nicht.klinisch nicht s.m. aus GS	Psychologiestudenten
Briggs & Hawkins (1996)	84	78	s.m. Männer, die keine Sexual-straftäter waren	inhaftierte Sexualstraftäter (Kindesmißbraucher)
Briere et al. 1988	40	20	20m nicht s.m. aus GS nicht klinisch	KlientInnen aus einem Krisen-Beratungszentrum
Briere et al. (1994)	107	21	nicht klinisch nicht s.m. aus GS	Studenten verschiedener Fachrichtungen

Altersgruppe/ Zeit seit S.M.	Meßinstrumente/ -methoden	intra/extra-familiär	Längs-/ Quer-schnitt	Kontrolle von s.m.-spezifischen ätiologischen Faktoren
n.a/n.a.	Interview: selbsteinge - schätzte Folgen des s.M.	i/e	Q	nein
23,3J.(AM)/ Mißbrauchs - beginn: 11,5J. (AM)	SkF:selbsteingeschätzte unmittelbare emotionale Reaktionen und psy. & soz. Langzeitfolgen	i/e	Q	nein
16-58 (AM 22,7)/ n.a.	SkF/: selbsteingeschätzte psychische und psychoso - matische Symptome	i/e	Q	nein
(AM 32,5)/ n.a.	Interview ; SkF : emot. Reaktionen, Drogenmißbrauch, HIV - Risikoverhalten; zwischen - menschliche Beziehungen, sexuelle Identität	i/e	Q	nein
11-19 (AM 15.3)/n.a.	Beck Depression Inventory (BDI)	i/e	Q	nein
14-84 (AM 31)/ n.a.	MMPI	i/e	Q	nein
16-65 (AM 24,8)/n.a.	Beck Depression Inventory (BDI); Kelley Chronic Self - Destructiveness Scale (CSD)	i/e	Q	physische + emotio-nale Mißhandlung, Verlusterlebnisse in Kindheit&Erwachse - nenalter, Scheidung der Eltern; körperl Krankheit
n.a./n.a.	Interview	i/e	Q	nein
27.1 J.(AM)/ n.a	Interview, TSC-33	i/e	Q	nein
n.a./n.a.	SkF: sexuelle Fantasien	i/e	Q	nein

Fortsetzung Tab. 21

Studie	Gesamt N	davon: sexuell mißbraucht	Kontroll-gruppen	Stichprobenquelle
Carballo-Dieguez & Dolezal (1995)	182	65	nicht klinisch nicht s.m. aus GS	homosexuelle Männer aus Puerto Rica
Collings (1995)	284	84	nicht klinisch nicht s.m. aus GS	Studenten der Sozial wissenschaften
Dixon et al. 1978	10	10	nein	Kinderpsychiatrie
Finkelhor 1979	796 266m 530w	23m 119w	Vergleich: s.m. m&w	StudentInnen, nicht repräsentativ
Finkelhor et al. 1989	1145	169	973m, nicht klinisch nicht s.m. aus GS	nationale repräsentative Stichprobe (USA)
Fritz et al. 1981	412	20	312m nicht klinisch nicht s.m. aus GS	Psy.-StudentInnen
Fromuth & Burkhart 1987	582	126	nein	Psy.-Studenten
Fromuth & Burkhart 1988	582	126	456m nicht klinisch nicht s.m. aus GS	Psy.-Studenten
Goldman & Goldman 1988	911 388m 603w	35m 166w	Vergleich: s.m. m&w	StudentInnen

Altersgruppe/ Zeit seit S.M.	Meßinstrumente/ -methoden	intra/extra- familiär	Längs-/ Quer- schnitt	Kontrolle von s.m.-spezifischen ätiologischen Faktoren
9 19-59 (AM:29,4)/ n.a.	Sexual Practices Assessment Schedule, Interview	i/e	Q	nein
10 17-36 (AM:19,7)/ n.a.	Brief Symptom Inventory (BSI); Own Memories of Child-Rearing Experiences (EMBU)	i/e	Q	ablehnendes Elternverhalten
n.a./n.a.	n.a.	i	Q	nein
n.a./n.a.	SkF: selbsteingeschätzte Wirkung des s.M.	i/e	Q	nein
>18/ Mißbrauchs- beginn: (M:9,9J.)	telefonische Befragung: bzgl.Familienstand, Zufriedenheit mit Sexual- beziehungen, Religiosität	i/e	Q	Beziehung zu Mutter, Erziehungsstil der Eltern, Angemessenheit/Aufklärung Zusammensetzung/Familie Zufriedenheit mit Familien - leben
n.a./ n.a.	SkF: selbsteingeschätzte Folgen für Sexualität / retrospektive Bewertung des s.M.	n.a.	Q	nein
20J.(AM)/ n.a.	SkF: selbsteingeschätzte retrospektive Bewertung des s.M.	i/e	Q	nein
20J.(AM)/ n.a.	SCL-90; Beck Depression Inventory- Short Form; Locus of Control Scale; Rosenbergs Self-Esteem Scale; Finkelhors Sexual Self- Esteem Scale; Familien- hintergrund: Parental Support Scale; Parental Bonding Instrument SkF zu aktuellem Sexualver- halten und sexueller & psycho- sozialer Anpassung	i/e	Q	unterstützendes Elternverhalten, ablehnendes Elternverhalten
22J.(M)/ Mißbrauchs- beginn:10,3J (M)	SkF: selbsteingeschätzte unmittelbare emotionale Reaktion u. retrospektive Bewertung des s.M.	i/e	Q	nein

Fortsetzung Tab. 21

Studie	Gesamt N	davon: sexuell mißbraucht	Kontroll-gruppen	Stichprobenquelle
Jacobson & Herald	8	8	keine	Psychiatriepatienten
Kleiber 1991	176	20	nicht klinisch nicht s.m. aus GS	männl. Bevölkerung Berlins, (repräsentativ*)
Krug 1989	8	8	keine	therapeutische Praxis
Landis 1957	460m 490w	140m	Vergleich s.m. m&w	StudentInnen,
Laszig (1996)	16	16	keine	Männer aus Selbsthilfe - gruppen zu s.M. und Männer, die sich auf Anzeigen gemeldet haben
Lopez (1995)	913	137	nicht s.m aus GS	repräsentative Stichprobe der Bevölkerung Spaniens
Myers 1989	10	10	keine	therapeutische Praxis
Risin & Koss 1987	2972	216	keine	annähernd repräsen-tative Stichprobe von Studenten aus USA
Pothast & Allen (1994)	75	27	keine	Sexualstraftäter (Kindesmißbraucher)
Peters & Range (1995)	131	26	nicht klinisch nicht s.m. aus GS	Psychologiestudenten
Rush 1985	28	28	keine	
Sansonnet - Hayden 1987	25	6	klinisch nicht s.m. aus GS	Psychiatriepatinten
Sarrel & Masters 1982	6	6	keine	Patienten aus zwei Spezial-kliniken für Sexualtherapie
Widom & Ames (1994)	450			
Woods & Dean 1984	86	86		

Altersgruppe/ Zeit seit S.M.	Meßinstrumente/ -methoden	intra/extra-familiär	Längs-/ Quer-schnitt	Kontrolle von s.m.-spezifischen ätiologischen Faktoren
11 18-75 (AM: 29)/ n.a.	Interview	i/e	Q	nein
12.n.a./n.a.	SkF: selbsteingeschätzte psychische Symptome, Erleben des s.M.	i/e	Q	nein
22-35 J./ n.a.	Therapiebeobachtungen	i	n.a.	nein
n.a./ Mißbrauchs-beginn 4-18J.	SkF: selbsteingeschätzte unmittelbare emotionale Reaktion; emotionale Folgen	n.a.	Q	Zusammensetzung/Familie Beziehung: Mutter-Vater Beziehung: Kind-Eltern
14. 23-42 (AM: 31)/ Alter bei s.M. ∅ 10 Jahre	SkF: selbsteingeschätzte psychische und körperlich Symptome	i/e	Q	nein
n.a.	Interview	i/e		
18-35 J./ 5-22 J.	Therapiebeobachtungen DSM-III-Diagnose	i/e	n.a.	nein
21J.(AM)	Interview: selbsteinge - schätzte, unmittelbare emotionale Reaktion	i/e	Q	nein
15. n.a./n.a.	Bem Sex-Role Inventory (BSRI-s)	i/e	Q	nein
16 (AM: 20,7)	Suicide Behaviors Questionnaire (SBQ); Reason for Living Inventory (RFL)	i/e	Q	nein
n.a./n.a.	Interview	i/e	Q	nein
n.a./n.a.	Interview	i/e	n.a.	nein
13.2J.(AM)/ n.a.	Interview	i/e	Q	nein
16-30 (AM: 25,7)	Aktenstudie	i/e	Q	phys. + emot. Mißhandlung
n.a./n.a.	n.a.	n.a.	n.a.	n.a.

s.m.=sexuell mißbraucht; m=männl.; w=weibl.; GS=Gesamtstichprobe; Skf=selbst konstruierter Fragebogen; Stichproben ohne speziellen Vermerk sind nicht repräsentativ

Einschränkungen hinsichtlich des Kriteriums der Repräsentativität müssen für die zufallsverteilten Stichproben v.a. dann geltend gemacht werden, wenn durch eine hohe Verweigerungsrate (vgl. Kap.2) selbstwirkende Selektionsmechanismen wahrscheinlich werden.
Potentielle Untersuchungsteilnehmer freiwilliger Stichproben werden zum einen nach vorher definierten Gruppenkriterien (z.B. Studenten, Mitglieder einer Organisation etc.) ausgewählt. Dabei läßt sich als 'Faustregel' formulieren, daß eine Stichprobe hinsichtlich des Kriteriums der Repräsentativität um so besser ist, je heterogener sie zusammengesetzt ist (Finkelhor & Browne 1986). In den von uns analysierten Folgenstudien finden sich unter den freiwilligen Stichproben allerdings nur Untersuchungen mit Studenten. Da Studenten aber eine hochselektierte Bevölkerungsgruppe bilden, sind mit großer Wahrscheinlichkeit Stichprobeneffekte auch in bezug auf die erhobenen Langzeitfolgen zu erwarten. Dabei ist davon auszugehen, daß Studenten hinsichtlich Bildungsstand, Häufigkeit psychischer Störungen etc. nicht dem Bevölkerungsquerschschnitt entsprechen (vgl. Conte 1985; Bange 1992). Vor allem die am stärksten beeinträchtigten Opfer sexueller Gewalt, die als Folge dieser Erfahrung schwere psychische Symptome entwickelt haben, dürften somit kaum in Studentenstichproben vertreten sein.
Zum anderen lassen sich freiwillige Stichproben auch durch Anzeigen in Tageszeitungen oder Magazinen gewinnen, in denen zur Teilnahme an einer Studie aufgerufen wird. Als besondere Problematik dieser Sampling-Methode wurde kritisiert, daß sich kaum identifizieren läßt, welche Selektionsmechanismen beim Zustandekommen der Stichprobe wirksam sind (Finkelhor & Browne 1986). In den von uns untersuchten Folgenstudien wurde dieses Verfahren der Stichprobenauswahl nur einmal angewendet (Laszig 1995).
Die klinischen Stichproben der Folgenstudien setzen sich zum einen aus erwachsenen oder jugendlichen Patienten (zumeist Langzeitpatienten) zusammen, die aufgrund ihrer Mißbrauchserfahrungen in psychotherapeutischer oder psychiatrischer Behandlung waren. Es ist offensichtlich, daß diese Stichproben kaum geeignet sind, einen repräsentativen Querschnitt der Folgen sexuellen Mißbrauchs an Jungen zu erheben, da überdurchschnittlich viele Individuen mit sehr schweren Beeinträchtigungen in diesen Gruppen vertreten sein dürften. Zwar könnte dieser Stichprobeneffekt zum Teil dadurch kompensiert werden, daß auch Männer oder Jugendliche in die Stichprobe einbezogen werden, die z.B. nur einmal zur Beratung kamen (vgl. Finkelhor & Browne 1986) - solche Strategien wurden in den von uns analysierten Folgenstudien aber nicht angewendet. Die meisten Untersuchungen dieser Gruppe basieren auf Stichproben von Langzeitpatienten, die v.a. aufgrund intrafamiliären Mißbrauchs in therapeutischer Behandlung waren.
Zum anderen setzen sich klinische Stichproben in der Erforschung von Langzeitfolgen aus Jugendlichen und Männern zusammen, die aufgrund (zumeist spezifischer) klinischer Symptome auffällig geworden sind. Hierzu gehören Stichproben jugendlicher und erwachsener Sexualstraftäter, Ausreißer, alkohol-

und drogenabhängiger Jugendlicher/Männer sowie sich prostituierender Jugendlicher. Während in allen anderen Untersuchungen die Langzeitfolgen sexuellen Mißbrauchs für identifizierte jugendliche und erwachsene Mißbrauchsopfer mittels verschiedener Meßmethoden ermittelt wurden, basieren die Studien dieser klinischen Populationen auf einem einfachen Prävalenzdesign: Bei erhöhten Mißbrauchsraten in den verschiedenen klinischen Populationen wird von den Symptomen, durch welche die jeweilige Populationen auffällig geworden ist, auf die Folgen geschlossen. Daher wurden alle Studien dieser Gruppe bereits im Zusammenhang des Kapitels zum Ausmaß sexuellen Mißbrauchs in klinischen Populationen vorgestellt* (Kapitel 2). Es ist unmittelbar einsichtig, daß diese Populationen nicht repräsentativ für alle mißbrauchten Jungen sind. Wie bereits im zweiten Kapitel beschrieben, sind darüber hinaus die befragten Männer und Jugendlichen dieser klinischen Gruppen auch nicht repräsentativ für die jeweilige klinische Population.
Zusammenfassend lassen sich für die Stichproben der Langzeitfolgen-Studien folgende Fehlertendenzen feststellen: Während einerseits zu erwarten ist, daß sexuell mißbrauchte Jungen, die als Folge dieser Erfahrung schwerwiegende Langzeitfolgen entwickelten, in *nicht-klinischen* Stichproben unterrepräsentiert sind, so ist andererseits zu erwarten, daß Opfer sexueller Gewalt, die keine klinische Hilfe in Anspruch nehmen bzw. keine klinischen Auffälligkeiten entwickelt haben, in *klinischen* Stichproben unterrepräsentiert sind.

Ein weiteres methodisches Problem in der Zusammensetzung der Stichproben betrifft die Altersverteilung der Kinder und Jugendlichen in den Studien zu den Initialfolgen. Häufig wurden in diesen Studien Kinder aller Altersgruppen ohne Differenzierung untersucht. Sowohl auf einem entwicklungspsychologischen Hintergrund (z.B. Tharinger 1990; Gomes-Schwartz et al. 1990) als auch auf der Basis empirischer Daten ist es jedoch wahrscheinlich, daß es altersspezifische Effekte sexuellen Mißbrauchs gibt. So weisen z.B. die Daten der (allerdings nicht nach Geschlechtern getrennt ausgewerteten) empirischen Studien von Conte & Schuerman (1987) und Lusk & Waterman (1986) darauf hin, daß Schuldgefühle und damit verbundene Symptome unter Vorschulkindern im Vergleich zu Schulkindern und Adoleszenten wesentlich geringer ausgeprägt sind. Aus einer entwicklungspsychologischen Perspektive heraus lassen sich diese Ergebnisse z.B. aus der Piaget'schen Theorie zur moralischen Entwicklung des Kindes ableiten (Piaget 1973).
Mit einer nicht nach Altersklassen differenzierten Stichprobe bzw. einer Stichprobe, die sich nicht auf eine Altersgruppe beschränkt, sind v.a. zwei methodische Probleme verknüpft: Zum einen lassen sich altersspezifische Unterschiede nicht als solche identifizieren. Zum anderen steigt die Wahrscheinlichkeit, daß im Vergleich der im Gruppenmittel erhobenen Symptome mit einer Kontroll-

---

* *aus diesem Grunde sind diese Studien nicht noch einmal in Tab.21 aufgeführt.*

gruppe altersgebundene Effekte unter dem Signifikanzniveau bleiben, und somit nicht als Folgen sexuellen Mißbrauchs erkannt werden.

Wie eine fehlende Altersdifferenzierung in den Stichproben, so können auch gemischtgeschlechtliche Studien, welche ihre Daten nicht nach Geschlechtern getrennt ausgewertet haben, zu fehlerhaften Ergebnissen führen. Da in den meisten gemischtgeschlechtlichen Studien Mädchen oder Frauen den Großteil der Stichprobe ausmachen, können jungen- bzw. männerspezifische Folgen sexuellen Mißbrauchs in der Auswertung der Gesamtstichprobe überdeckt werden. Weiterhin besteht die Gefahr, daß mädchen- bzw. frauenspezifische Folgen beiden Geschlechtern zugeschrieben werden (vgl. White et al. 1988). Aus diesem Grund haben wir uns entschieden, keine gemischtgeschlechtlichen Studien in die Analyse aufzunehmen, in denen die Daten zu den Folgen sexuellen Mißbrauchs nicht nach Geschlechter getrennt ausgewertet wurden. Einzige Ausnahme bildet die Studie von Oates et al. (1985), da sich die Stichprobe dieser Untersuchung größtenteils aus Jungen zusammensetzt.
Eine Zwischenstellung nehmen diejenigen Studien ein, die hinsichtlich der erhobenen Folgen eine Signifikanzprüfung zwischen mißbrauchten Jungen/Männern und Mädchen/Frauen durchgeführt und keine Unterschiede festgestellt haben. Neben den reinen Jungen- bzw. Männerstudien und den getrennt ausgewerteten, gemischtgeschlechtlichen Studien werden die Daten dieser Untersuchungen vorgestellt. Da es jedoch bei den zumeist relativ kleinen Stichproben großer Unterschiede bedarf, um das Signifikanzniveau zu erreichen, ist auch für diese Studiengruppe nicht auszuschließen, daß jungen- bzw. männerspezifische Folgen sexuellen Mißbrauchs verdeckt werden, oder mädchen- bzw. frauenspezifische Folgen das Gesamtergebnis überproportional beeinflussen. Die Ergebnisse dieser Untersuchungen sind deshalb mit besonderer Vorsicht zu betrachten.

4.1.3 Kontrollgruppen

Das wohl schwerwiegendste methodische Problem der bisherigen Folgenstudien betrifft das Fehlen von Kontrollgruppen in vielen Untersuchungen. Dies gilt sowohl für die Studien, in denen Langzeitfolgen untersucht wurden, als auch im besonderem Maße für die Studien zu den initialen Folgen sexuellen Mißbrauchs an Jungen (Watkins & Bentovim 1992). Ohne den Vergleich der Untersuchungsstichprobe mit zumindest einer nach wesentlichen Faktoren parallelisierten Kontrollgruppe ist es kaum möglich, sinnvolle Schlußfolgerungen aus den erhobenen Daten abzuleiten. Diese Schlußfolgerungen betreffen v.a. die Beantwortung der Fragen, ob die ermittelten Folgen Ursache der sexuellen Mißbrauchserfahrung sind, und wie sich sexuell mißbrauchte von nicht mißbrauchten Kindern, Jugendlichen oder Erwachsenen unterscheiden. Für eine Beantwortung der letzteren Frage kann auch dann nicht auf den Einsatz von Kontrollgruppen verzichtet werden, wenn zur Messung der Folgen standardisierte Meßinstrumente verwendet werden, da für die Meßergebnisse bezüglich verschiedener Folgen keine Normwerte vorliegen. So ist zum Beispiel erst wenig erforscht, wie häufig sexualisiertes Spielen bei nicht sexuell mißbrauchten und nicht klinisch auffälligen Kindern ist.

Die meisten Studien zu den Langzeitfolgen sexuellen Mißbrauchs an Jungen wurden mit nicht-klinischen Bevölkerungsgruppen mittels zufälliger oder freiwilliger Stichproben durchgeführt. Das Problem der Kontrollgruppen stellt sich für diese Studiengruppe nicht in dem Maße wie bei den klinischen Stichproben, da automatisch Vergleichsgruppen in Form jener Teilnehmer vorhanden sind, die nicht von sexuellem Mißbrauch betroffen waren. Mittels solcher Vergleiche konnten bisher eine größere Anzahl von Symptomen isoliert werden, welche sexuell mißbrauchte Jugendliche und Männer von nicht mißbrauchten Kontrollgruppen unterscheiden. Eine kausale Interpretation dieser Unterschiede ist jedoch nur bei einer Parallelisierung von Mißbrauchs- und Kontrollgruppe hinsichtlich verschiedener Hintergrundvariablen möglich (für das Problem einer kausalen Interpretation der ermittelten Symptome siehe den gleichnamigen Punkt in der vorliegenden Methodendiskussion).

Schwerwiegender sind die methodischen Mängel bezüglich adäquater Kontrollgruppen für die Studien, in denen klinische Mißbrauchs-Populationen untersucht wurden. Da der kleinere Teil der Studien zu den Langzeitfolgen ihre Daten mittels klinischer Populationen erhoben haben, aber alle Untersuchungen zu den initialen Folgen auf solchen Stichproben beruhen, leidet besonders die Erforschung der Initialfolgen an diesen Mängeln. Als Kontrollgruppen klinischer Mißbrauchsstichproben können verschiedene Populationen dienen. Zum einen können Kinder, Jugendliche und Erwachsene als Vergleichsgruppen herangezogen werden, die nicht wegen sexueller Mißbrauchserfahrungen, sondern aus anderen Gründen in einer klinischen Einrichtung waren.
Solche Kontrollgruppen für sexuell mißbrauchte *Kinder und Jugendliche* wurden in den von uns analysierten Studien ausschließlich aus Kindern bzw. Jugendlichen derselben klinischen Einrichtung zusammengesetzt.
Die klinischen Kontrollgruppen *erwachsener Mißbrauchsopfer* stammen entweder aus nicht-mißbrauchten Patienten der selben klinischen Einrichtung oder aus nicht mißbrauchten Individuen der selben klinischen Population - wie z.B. erwachsene Sexualstraftäter, die Fragen nach Mißbrauchserlebnissen in ihrer Kindheit verneinten. Das Problem dieser klinischen Kontrollgruppen besteht v.a. darin, daß die in diesen Gruppen erhobenen psychischen Störungen in ihrer Genese Dynamiken mit den Folgen sexuellen Mißbrauchs gemein haben können (vgl. Finkelhor 1986). So mögen zum Beispiel emotional mißbrauchte Kinder z.T. gleiche Symptome entwickeln, wie sexuell mißbrauchte Kinder. Im Vergleich dieser beiden Gruppen lassen sich diese Symptome dann aber nicht mehr als Mißbrauchsfolgen identifizieren. Notwendig wäre es deshalb, eine weitere parallelisierte Vergleichsgruppe nicht-klinischer sowie nicht-mißbrauchter Kinder, Jugendlicher oder Erwachsener hinzuzuziehen.

Ein grundsätzliches und nur schwer zu lösendes Problem sowohl der klinischen als auch der nicht-klinischen Kontrollgruppen besteht allerdings darin, daß sich unter den jeweiligen Vergleichsgruppen nicht identifizierte Mißbrauchsopfer befinden können. Damit besteht die Gefahr, daß Gruppenunterschiede verdeckt werden.
Wie Tabelle 21 zeigt, verwendeten nur zwei der von uns analysierten klinischen Folgenstudien sowohl eine klinische als auch eine nicht-klinische Kontrollgruppe. Die Hälfte der Studien zu den initialen Effekten haben gänzlich auf eine Kontrollgruppe verzichtet. Unter den Studien zu den Langzeitfolgen, die ihre Daten in klinischen Populationen erhoben, finden sich nur zwei Untersuchungen, in denen eine Kontrollgruppe verwendet wurde. Dabei handelt es sich in beiden Fällen ausschließlich um eine klinische Vergleichsgruppe.
Da sich sowohl klinische als auch nicht-klinische Kontrollgruppen-Mitglieder u.U. nicht nur durch die Mißbrauchserfahrung, sondern auch aufgrund anderer Faktoren von den Personen der Untersuchungsstichprobe unterscheiden, ist die Auswahl adäquater Kontrollgruppen für die Identifikation der Folgen sexuellen Mißbrauchs an Jungen von zentraler Bedeutung. Auch hier weisen die bisherigen Untersuchungen z.T. grobe methodische Mängel auf. So vergleichen z.B. Conte & Schuerman (1987) die Verhaltenssymptome einer Gruppe sexuell mißbrauchter Kinder mit einer Kontrollgruppe von Kindern, die aus Familien mit einem durchschnittlich höheren Einkommen und höherem Bildungsstand kamen. Zudem gab es in den Familien dieser Kinder mehr intakte Ehen und weniger streßhafte Lebensereignisse als in der Untersuchungsstichprobe.

4.1.4 Meßinstrumente

Für die Erforschung der Folgen sexuellen Mißbrauchs an Jungen wurden bisher verschiedene Meßinstrumente verwendet. Wie die meisten Folgenstudien zum sexuellen Mißbrauch, so beruhen auch die Ergebnisse der von uns analysierten Untersuchungen, in denen Jungen, Jugendliche oder erwachsene Männer befragt wurden, entweder auf Selbsteinschätzungen der Opfer, standardisierten Tests oder klinischen Beobachtungen. Diese Instrumente unterscheiden sich vor allem im Grad ihrer Validität und Reliabilität. Darüber hinaus sind mit jedem Verfahren eigene Probleme in der Messung der Folgen sexuellen Mißbrauchs an Jungen verbunden.

Selbsteinschätzungen: Als alleiniges Instrument wurden Selbsteinschätzungen betroffener männlicher Mißbrauchsopfer nur in den Studien zu den Langzeitfolgen sexuellen Mißbrauchs an Jungen eingesetzt. Die Selbsteinschätzungen der erwachsenen Untersuchungsteilnehmer wurden zumeist mithilfe von Fragebögen erhoben. Dabei lassen sich die globalen Selbsteinschätzungen von jenen Verfahren unterscheiden, in denen konkretere Vorgaben hinsichtlich verschiedener in Frage stehender Symptome gemacht werden. Die Daten zu den globalen Selbsteinschätzungen wurden in der Regel mittels einer einzigen (zumeist 5-Punkte-) Rating-Skala erhoben, auf der die Untersuchungsteilnehmer die von ihnen empfundene Beeinträchtigung durch den Mißbrauch beurteilen. So wurden z.B. die Untersuchungsteilnehmer der Studie von Baker & Duncan (1985) gefragt:

> *„Empfanden Sie den sexuellen Mißbrauch als extrem, sehr, etwas, wenig oder nicht belastend?" (Übers.d.Verf.)*

Die globalen Selbsteinschätzungen der Männer können sich entweder auf eine retrospektive Beurteilung der unmittelbaren emotionalen Reaktionen (initiale Folgen), auf das empfundene Ausmaß des Traumas oder auf die Wirkung des sexuellen Mißbrauchs beziehen.
Wie diese globalen Verfahren so verwenden auch die spezifischeren Verfahren zur Selbsteinschätzung der Folgen sexuellen Mißbrauchs Ratingskalen, mittels derer zumeist Häufigkeiten affektiver Zustände
oder Verhaltensweisen erhoben wurden. So wurden z.B. die Studenten in der Studie von Bange (1992) gefragt:

> *„Fühlen Sie sich nie, selten, manchmal, oft, sehr oft, allgemein niedergeschlagen und traurig?" oder:" Trinken Sie 1x monatlich, 1x die Woche, alle 2-3 Tage, täglich Alkohol?"*

Beiden Verfahren zur Selbsteinschätzung der Folgen sexuellen Mißbrauchs ist gemein, daß sie vor ihrer Verwendung weder auf ihre Validität noch auf ihre Reliabilität hin überprüft wurden. Von Selbsteinschätzungen des Verhaltens ist jedoch bekannt, daß diese von einer Reihe von Faktoren beeinflußt werden können. (vgl. z.B. Conte 1985; Herkner 1983). Das dürfte auch für die retrospektive Einschätzung betroffener Personen hinsichtlich der Folgen sexuellen Mißbrauchs gelten. So ist v.a anzunehmen, daß Bewältigungs- bzw. Selbstschutzmechanismen dazu führen können, daß die negativen Folgen dieser Erfahrung heruntergespielt bzw. verleugnet werden. Für eine Untersuchung mit einer repräsentativen Stichprobe von Frauen (Russell 1983, 1986) konnte allerdings festgestellt werden, daß die Ergebnisse dieser subjektiven Meßinstrumente sehr hoch mit denen psychologischer Tests korrelierten. Derartige Vergleiche der Meßergebnisse verschiedener Instrumente wurden mit Stichproben sexuell mißbrauchter Männer bisher leider noch nicht durchgeführt. Aufgrund der Rollenerwartungen, die mit dem klassischen männlichen Geschlechtsrollenskript verbunden sind, dürften viele Männer allerdings eher dazu neigen, negativ empfundene Folgen sexueller Mißbrauchserfahrungen zu minimalisieren oder zu verleugnen (Kap. 4; vgl. auch Rush 1985). Die Gefahr einer Verzerrung der Ergebnisse durch diese Tendenzen dürfte besonders für die globalen Selbsteinschätzungsverfahren gelten.

Psychologische Tests*: Vor allem mit dem Hinweis auf mangelnde Validität und Reliabilität der Selbsteinschätzungsverfahren wird in der aktuellen Methodendiskussion den standardisierten Testverfahren für die Erhebung der Folgen sexuellen Mißbrauchs der Vorzug gegeben (Beitchman et al. 1990, 1991; Finkelhor et al. 1990, Gomes-Schwartz et al. 1990). Standardisierte Tests wurden in den von uns analysierten Studien sowohl zur Ermittlung der Initial- als auch der Langzeitfolgen verwendet. Der Vorteil der psychologischen Testverfahren liegt v.a. darin, daß sie vor ihrem Gebrauch in der Regel auf Validität und Reliabilität hin überprüft wurden. Weiterhin, so Bange (1992) eignen sich diese Testverfahren besonders als Explorationsinstrumente, da sie ein breites Spektrum möglicher Folgen erfassen und deshalb ggf. auf bisher nicht bedachte Auswirkungen sexueller Gewalt gegen Kinder hinweisen könnten. Gerade mit dem häufigen Breitband-Spektrum dieser Instrumente sind jedoch auch schwerwiegende Probleme in der Messung der Folgen sexuellen Mißbrauchs verknüpft. Bis auf einige Ausnahmen** sind die bisher verwendeten psychologischen Testverfahren wie z.B. die Child Behavior Checklist (CBCL) oder das Beck-Depressionsinventar nicht speziell entwickelt worden, um die Folgen sexuellen Mißbrauchs zu erfassen. Deshalb dürften diese Instrumentarien kaum sensibel genug sein, um auch subtilere Reaktionen auf sexuelle Mißbrauchserlebnisse zu erfassen (Beitchman et al. 1990, Conte 1985, Gomes-Schwartz et al. 1990). So zeigten sich z.B. in der Studie von Peters (1984) keine Unterschiede zwischen den mißbrauchten und nicht-mißbrauchten Frauen, wenn standardisierte Testverfahren eingesetzt wurden, während eine speziell von der Autorin entwickelte, auf den sexuellen Mißbrauch ausgerichtete Fragenreihe, dies ermöglichte (vgl. Bange 1992).
In den vorliegenden Folgenstudien wurden als Testverfahren häufig Elternfragebögen über das Verhalten von Kindern und Jugendlichen (z.B. Elternform der Child Behavior Checklist;CBCL) eingesetzt. Außer den bereits genannten, müssen für diese Verfahren zusätzliche Einschränkungen geltend gemacht werden. So könnten z.B. Eltern aufgrund der Tatsache, daß ihre Kinder sexuell mißbraucht wurden, eigene Schuld- und Versagensgefühle entwickeln, in deren Folge sie die Reaktionen der Kinder auf diese Erfahrung nicht wahrnehmen oder herunterspielen (Finkelhor 1986). Eine erste Bestätigung dieser Hypothese findet sich in der Studie von Everson et al. (1987), nach deren Ergebnissen Eltern mißbrauchter Kinder beim Ausfüllen der CBCL zur Minimalisierung neigen. Zur Kompensation dieser möglichen Verzerrungen sollten daher meh-

---

* *Für eine grundsätzliche Kritik psychologischer Testverfahren siehe Grubitzsch & Rexilius (1991). Im vorliegenden Kontext beschränken wir uns auf mißbrauchsspezifische Aspekte.*

** *Für diese müssen wiederum die gleichen Einschränkungen hinsichtlich Validität und Reliabilität geltend gemacht werden, wie sie für die Selbsteinschätzungsverfahren beschrieben wurden.*

rere Datenquellen (z.B. TherapeutInnen, SozialarbeiterInnen, LehrerInnen, Selbsteinschätzung des Kindes) zugrunde gelegt werden.
Ein weiterer methodischer Mangel, der die Verwendung von psychologischen Tests sowohl für die Erhebung von Initial- als auch von Langzeitfolgen kennzeichnet, betrifft deren atheoretischen Einsatz. Nur die wenigsten der von uns analysierten Studien basieren auf einem theoretischen Rahmenkonzept, welches die Ableitung von Hypothesen, deren Prüfung mittels einer gezielten Auswahl psychologischer Testverfahren sowie die Interpretation der so erhobenen Daten leitet. So entsteht der Eindruck einer gewissen Willkür in der Anwendung dieser Verfahren. Auch in der Konstruktion mißbrauchs-spezifischer Meßinstrumente, die, wie Finkelhor schon 1986 forderte, theoriegeleitet entwickelt werden sollten, hat es bis heute kaum Fortschritte gegeben.

Klinische Beobachtungen: Neben den Selbsteinschätzungen und psychologischen Tests stammt ein weiterer Teil der Daten zu den Initial- und Langzeitfolgen sexuell mißbrauchter Jungen aus klinischen Beobachtungen. Die klinischen Beobachtungen wurden zumeist im Kontext eines therapeutischen Settings oder einer Begutachtungssituation gemacht. Zudem finden sich spezielle klinische Beobachtungen zum Spiel sexuell mißbrauchter Kinder mit anatomisch korrekten Puppen.
Während ein Teil der klinischen Beobachtungen von den Forschergruppen selbst durchgeführt wurde, stammt ein anderer Teil dieser Daten aus klinischen Akten, die in der Regel von verschiedenen KlinikerInnen einer oder mehrerer Einrichtungen angelegt wurden. Darüber hinaus unterscheiden sich klinische Beobachtungen darin, daß es sich zum einen um 'freie' Beobachtungen (z.B. Nasjleti 1980) handelt, die nicht explizit auf einer Theorie bzw. einem Klassifikationssystem beruhen, während zum anderen die Daten klinischer Beobachtungen im Kontext einer DSM-II/-III-Diagnose erhoben wurden (z.B. Adams-Tucker 1982).
Vom methodischen Standpunkt aus gesehen, müssen alle bisherigen Daten, welche mittels klinischer Beobachtungen erhoben wurden, mit Vorsicht betrachtet werden. So wurde in keiner der von uns analysierten Studien, deren Daten auf klinischen Beobachtungen beruhen, eine Interrater-Reliabilitätsprüfung vorgenommen. Besonders für die unsystematischen klinischen Beobachtungen besteht aber die Gefahr, daß diese im hohen Maße schlußfolgernd sind. So dürften z.B. die jeweiligen theoretischen Modellvorstellungen von KlinikerInnen die Art der beobachteten Symptome beeinflussen.
Die Wahrscheinlichkeit subjektiver Verzerrungen könnte sich sowohl für die freien als auch für die DSM-II/-III-R geleiteten klinischen Beobachtungen noch dadurch vergrößern, daß die KlinikerInnen in der Regel vor der Datenerhebung bereits von dem sexuellen Mißbrauch wußten.

4.1.5 Zeitpunkt der Datenerhebung

Vor allem klinische Erfahrungen, aber auch empirische Ergebnisse legen nahe, daß einige Kinder keine offenen Symptome* zeigen, solange der Mißbrauch andauert. Andere Kinder zeigen Symptome zum Zeitpunkt der Eröffnung oder kurz nach der Eröffnung. Wiederum andere Kinder entwickeln erst zu einem späteren Zeitpunkt bzw. nach Erreichen einer bestimmten Entwicklungsstufe Symptome. Weiterhin werden in klinischen Veröffentlichungen Langzeitfolgen erwachsener Mißbrauchsopfer beschrieben, ohne daß diese über Initialfolgen berichteten. (vgl. Conte 1985, Finkelhor 1990). Es liegt somit nahe, daß Opfer sexuellen Mißbrauchs zu sehr unterschiedlichen Zeitpunkten seit Beginn der Mißbrauchshandlungen Symptome entwickeln können.

Bis auf wenige Ausnahmen basieren die vorliegenden Studien auf einem Querschnittsdesign. Die Interpretation so gewonnener Daten wird durch die wahrscheinliche Abhängigkeit der Symptome von der Entwicklung erschwert. Eine zusätzliche Schwierigkeit ergibt sich bei den von uns analysierten Studien daraus, daß in einer größeren Anzahl dieser Untersuchungen der Zeitpunkt der Datenerhebung seit dem letzten Mißbrauchserlebnis bzw. seit der Eröffnung nicht angegeben wurde, oder aber dieser Zeitpunkt für die Untersuchungsstichprobe in einem nicht weiter differenzierten Zeitrahmen von z.T. über zehn Jahren liegt (vgl. Tab. 21). Diese methodischen Mängel schränken die Aussagekraft der erhobenen Ergebnisse dahingehend ein, daß nicht zu beurteilen ist, ob die unterschiedlichen Reaktionen der Mißbrauchsopfer auf unterschiedlichen Zeitpunkten der Datenerhebung seit dem Mißbrauchsende bzw. seit der Eröffnung beruhen. Wurden zum Beispiel bei einem Jungen sechs Monate nach der Eröffnung keine Symptome festgestellt, heißt das noch nicht, daß dieser Junge auch zu keinem späteren Zeitpunkt Symptome entwickelt. Aussagen zu den Initial- und Langzeitfolgen sollten deshalb immer unter Angabe relevanter Fallinformationen bezüglich des Zeitpunktes der Datenerhebung (v.a. Zeit des letzten Mißbrauchserlebnisses, Zeit seit der Eröffnung) gemacht werden.

Für ein optimales Design, welches die obigen Überlegungen einbezieht, müßten Kinder über einen längeren Zeitraum seit Ende der Mißbrauchshandlungen begleitet werden. So konnten z.B. Gomes-Schwartz et al. (1990) in einer Längsschnittstudie über den Zeitraum von einem Jahr sowohl Symptomverschlechterungen bei zuvor symptomfreien Kindern als auch Symptomverbesserungen feststellen. Aussagekräftige Längsschnittstudien zu den Folgen sexuellen Mißbrauchs über einen längeren Zeitraum stehen bisher leider noch aus. Daß für die Ermittlung der Folgen sexuellen Mißbrauchs an Jungen auch solche Studien sehr wichtig sind, verdeutlicht eine Längsschnittuntersuchung mit Scheidungskindern von Wallerstein (1983), nach dessen Ergebnissen sich einige Effekte erst nach einem Zeitraum von 15 Jahren zeigten.

---

* *Mit dem Begriff offene Symptome sind die bisher gemessenen Symptome bezeichnet. Der Begriff meint nicht, daß die Kinder keine Symptome entwickelt haben.*

Unabhängig von der Problematik des Zeitpunktes der Datenerhebung bleibt allerdings die Frage offen, ob symptomfreie Jungen, Jugendliche oder Erwachsene zum Zeitpunkt der Untersuchung psychisch gesund waren, oder aber unter 'verdeckten' Mißbrauchsfolgen litten, die mit den bisherigen Meßinstrumenten bzw. -methoden nicht ermittelt werden konnten.

4.1.6 Sexueller Mißbrauch als Ursache von psychischen und sozialen Auffälligkeiten

Auch wenn bisher mit den verschiedenen Meßinstrumenten bzw. -methoden sowohl in den Kinder- und Jugendlichen- Populationen, als auch in den Erwachsenenstichproben bei Mißbrauchsopfern, eine Reihe von Symptomen ermittelt werden konnten, so ist die Frage nach den ursächlichen Zusammenhängen zwischen sexuellem Mißbrauch und den beobachteten psychischen und sozialen Verhaltensauffälligkeiten bisher kaum geklärt. So ist z.B. mit Ausnahme der sexualisierten Verhaltensweisen der überwiegende Teil der bisher identifizierten Initialfolgen charakteristisch für klinische Stichproben von Kindern und Jugendlichen im allgemeinen. Der hohe Anteil von Scheidung und Trennung sowie Psychopathologie in den Familien sexuell mißbrauchter Kinder (vgl. Kap.3) macht es schwierig, die spezifischen Folgen sexuellen Mißbrauchs zu bestimmen. Besonders Kinder von benachteiligten oder dysfunktionalen Familien zeigen häufig Verhaltensprobleme, Probleme in der Schule und ein niedriges Selbstwertgefühl. Internalisierende Verhaltensweisen wie Schlafstörungen, somatische Beschwerden, Angststörungen und Rückzugsverhalten sind ebenso häufige Symptome in generellen klinischen Kinder- und Jugendlichenstichproben und können daher nicht automatisch als Folgen sexuellen Mißbrauchs konzeptualisiert werden (Beitchman et al. 1991). Noch komplexer wird das Problem einer kausalen Interpretation der erhobenen Symptome, wenn außer den hier skizzierten Familienfaktoren auch antezedente Merkmale des Kindes als (mit-) verursachende Faktoren berücksichtigt werden. Einige der als Effekte sexueller Mißbrauchserfahrungen angenommenen Symptome könnten auf Bedingungen zurückgehen, die bereits vor der sexuellen Viktimisierung wirksam waren und die zugleich die Vulnerabilität gegenüber einer sexuellen Mißbrauchserfahrung erhöhen. So mag z.B. ein Junge vor dem sexuellen Mißbrauch emotional depriviert gewesen sein, und in erster Linie dieser Umstand könnte für die später beobachteten depressiven oder aggressiven Verhaltensweisen verantwortlich sein (vgl. Finkelhor 1986). Ein optimales Design, welches die obigen Überlegungen mit einbezieht, wäre eine Längsschnittstudie, in welcher eine größere Gruppe von Kindern mit einem erhöhten Mißbrauchsrisiko über einen längeren Zeitraum begleitet wird (Finkelhor 1986). Ein solches Vorgehen wirft jedoch schwerwiegende ethische Fragen bezüglich des Vorenthaltens von Interventionen (z.B. präventive Maßnahmen) auf und ist u.E. nicht zu vertreten.

Im Kontext von Querschnittsstudien lassen sich Daten zu antezedenten Variablen z.T. aus Arztberichten, Schulakten etc. isolieren. Liegen solche Datenquellen nicht vor, ist es möglich, diese retrospektiv zu erheben. Die Validität und Reliabilität solcher Daten dürfte jedoch grundsätzlich eingeschränkt sein. Dabei könnte von besonderer Bedeutung sein, daß bei Kindern, die Opfer sexuellen Mißbrauchs werden, durch diese Erfahrung die Beziehung zu den Eltern als auch andere Hintergrundvariablen verändert werden. Somit wäre es kaum möglich, mittels einer retrospektiven Befragung von kindlichen, jugendlichen oder erwachsenen Mißbrauchsopfern, unkontaminierte Daten hinsichtlich antezedenter Faktoren zu erhalten. Gleiche Einschränkungen müssen auch in der Befragung von primären Bezugspersonen des Kindes gemacht werden (vgl. Gomes-Schwartz et al. 1990).

Außer den Antezedenzien müssen, für eine kausale Interpretation der Folgen sexueller Mißbrauchserfahrungen, auch die dem Mißbrauch folgenden Ereignisse berücksichtigt werden. Verschiedene psychische Folgen sexuellen Mißbrauchs könnten nicht so sehr mit der Erfahrung des sexuellen Mißbrauchs in Verbindung stehen, sondern vielmehr mit den sozialen Reaktionen auf dessen Bekanntwerden. Obwohl viele Studien Informationen darüber erheben, wie lang der Mißbrauch gedauert hat, wer die TäterInnen waren oder ob es zur Penetration gekommen ist oder nicht (vgl. Kap.3), haben vergleichsweise wenige Forschergruppen danach gefragt, wie der Mißbrauch bekannt wurde, ob die Jungen vor dem öffentlichen Bekanntwerden jemandem von dem Mißbrauch berichtet haben, und ob ihnen geglaubt wurde, wie die Bezugspersonen der Jungen auf den Mißbrauch reagierten, ob die Jungen für den Mißbrauch verantwortlich gemacht wurden oder nicht, ob es zu Polizeiverhören und einer Gerichtsverhandlung kam, ob die Jungen schon therapeutische Unterstützung erhalten hatten, etc. (vgl. Bange 1992).

Es wird deutlich, daß die bisher ermittelten Symptome der verschiedenen Mißbrauchspopulationen nicht per se der Erfahrung des sexuellen Mißbrauchs zugeschrieben werden können. Zur Beantwortung der Frage, inwieweit diese Symptome in kausaler Beziehung zum sexuellen Mißbrauchs stehen, müssen sowohl die antezedenten Merkmale des Kindes, antezedente bzw. konkurrente Faktoren des Familienhintergrundes als auch Ereignisse, die dem Mißbrauchsgeschehen folgen, kontrolliert werden. Hierzu bedarf es klinischer sowie nicht-klinischer Kontrollgruppen, die nach den beschriebenen Variablen zu parallelisieren sind sowie der Auswertung durch multivariate Analyseverfahren, um den Einfluß dieser Variablen kontrollieren zu können. Dies gilt sowohl für die Erhebung der Initial- als auch der Langzeitfolgen.

Mißt man die bisherigen Folgenstudien mit sexuell mißbrauchten Jungen, Jugendlichen und Männern an diesen Forderungen, so lassen deren Forschungsergebnisse kaum eine kausale Interpretation zu. Unter den von uns analysierten Folgenstudien finden sich nur sechs Untersuchungen, in denen der Einfluß

verschiedener Hintergrundvariablen auf das Untersuchungsergebnis durch statistische Analysen kontrolliert wurde.
Alle anderen Studien weisen den schwerwiegenden methodischen Mangel auf, daß der mögliche Einfluß der oben beschriebenen Faktoren auf die erhobenen Symptome nicht kontrolliert wurde. Zudem ließ sich in mehreren Studien (z.B. Gomes-Schwartz et al. 1990, Sansonett-Hayden et al. 1987) für einige der ermittelten Symptome nicht ausschließen, daß diese bereits vor der sexuellen Viktimisierung vorhanden waren.
Da sich in keiner der Studien zu den initialen Folgen ein Untersuchungsdesign findet, welches die o.g. Bedingungen für eine kausale Interpretation der ermittelten Symptome sexuell mißbrauchter Jungen und Jugendlicher erfüllt, sind die Ergebnisse dieser Studiengruppe besonders von den hier beschriebenen methodischen Mängeln betroffen.
Damit sind Spekulationen und der Auslegung dieser Ergebnisse nach subjektiven Interessen Tür und Tor geöffnet. Als 'pervertierte' Form einer solchen Interpretation der bisherigen Forschungsergebnisse sei an dieser Stelle der Standpunkt vieler Pädophilenorganisationen wiedergegeben, nach dem sexuelle Handlungen eines Erwachsenen mit einem Kind förderlich für dessen Entwicklung sein sollen, und erst die sozialen Reaktionen auf eine Aufdeckung das Trauma und die daraus resultierenden Folgen bedingen soll.

4.1.7 Bildung des Gruppenmittels

Überall da, wo untersuchte Personen zu Gruppen und die Einzelergebnisse zu Mittelwerten zusammengefaßt werden, droht der Verlust wertvoller Einzelinformationen. So kritisieren z.B. White et al. (1988) das frühe Zusammenfassen von Daten, die bei Jungen und Mädchen getrennt erhoben wurden. Ein Mittelwert bezüglich der Verhaltensfolgen mißbrauchter Kinder läßt mögliche geschlechtsspezifische Unterschiede u.U. nicht mehr erkennen. Das gleiche Problem gilt für Vergleiche von Untersuchungs- und Kontrollgruppen, bei denen das Gruppenmittel der jeweils zu untersuchenden abhängigen Variablen (Symptome, Umstände, usw.) zugrundegelegt wird. So gehen zwangsläufig individuelle Ausprägungen verloren (Haugaard & Repucci 1988).
Dies gilt insbesondere dann, wenn ein Vergleich statistisch nicht signifikante Unterschiede ergibt. So wird durch die Überprüfung der statistischen Signifikanz zwar die Generalisierbarkeit der erhobenen Daten auf die Gesamtpopulation geprüft. Zudem erlaubt erst der Einsatz von adäquaten Kontrollgruppen und entsprechenden statistischen Auswertungsverfahren Rückschlüsse auf kausale Zusammenhänge (z.B. traumatogene Faktoren).
Gleichzeitig darf aber nicht übersehen werden, daß individuelle Ausprägungen und bedeutsame Einzelinformationen, die zum Verständnis der Folgen sexuellen Mißbrauchs an Jungen beitragen können, im Gruppenmittel nicht mehr abgebildet werden.

4.2 Initialfolgen

Die nun folgende Darstellung der bisherigen Untersuchungsergebnisse gliedert sich, durch die beschriebene Unterscheidung von Initial- und Langzeitfolgen, in zwei Teile. Im ersten Teil werden die bisher gemessenen Reaktionen bzw. Symptome sexuell mißbrauchter Jungen referiert, die im Zeitraum von zwei Jahren nach Mißbrauchsende erhoben wurden. Reaktionen bzw. Symptome von Jungen, Jugendlichen oder Männern, deren sexueller Mißbrauch mehr als zwei Jahren zurücklag, sind im zweiten Teil als Langzeitfolgen beschrieben. Für einige Studien wurde der Zeitpunkt der Datenerhebung allerdings nicht angegeben, so daß eine eindeutige Zuordnung nicht möglich war.

In einer weiteren Differenzierung der Initial- und Langzeitfolgen haben wir die bisher erhobenen Symptome nach deskriptiven Kriterien geordnet. Im einzelnen unterscheiden wir affektive Reaktionen bzw. Symptome, suizidale und selbstverletzende bzw. selbstgefährdende Verhaltensweisen, psychosomatische Symptome, soziale Probleme und Beziehungsstörungen, sexuelle Symptome sowie Selbstwahrnehmungsstörungen. Da die Folgen sexuellen Mißbrauchs in mehreren Studien als Manifestation einer posttraumatischen Belastungsstörung konzipiert wurden, betrachten wir die Ergebnisse dieser Studien gesondert.

Für jede Kategorie folgt im Anschluß an die Darstellung eine methodenkritische Bewertung der Daten, welche sich jedoch auf die wichtigsten methodischen Aspekte beschränkt. Für weitere Informationen verweisen wir auf die tabellarische Auflistung der methodischen Details (Tab. 21) sowie deren Diskussion in der einführenden Methodenkritik.

4.2.1 Affektive Reaktionen und Symptome

Sowohl die Ergebnisse empirischer als auch klinischer Untersuchungen weisen auf verschiedene negative emotionale Reaktionen sexuell mißbrauchter Jungen hin. Die bisher am häufigsten untersuchten und ermittelten Emotionen sind Schuldgefühle, Angst oder Furcht, Traurigkeit bzw. 'Depression' sowie Wut- und Ärgergefühle.

Schuldgefühle bzw. das Gefühl der Jungen, für den sexuellen Mißbrauch verantwortlich zu sein, wurden in den Studien von Nasjleti (1980) und Burgess et al. (1984) untersucht. In einer Stichprobe von neun Jungen, die aufgrund intrafamiliären sexuellen Mißbrauchs in therapeutischer Behandlung waren, entwickelten nach den Therapiebeobachtungen von Nasjleti (1980) besonders diejenigen Jungen Schuldgefühle, die von ihrer Mutter mißbraucht wurden. Da Müttern in der westlichen Kultur die Rolle eines 'asexuellen Wesens' (nonsexual beings) zugeschrieben werde, so Nasjleti, liege es für Jungen nahe, die Schuld und Verantwortung für den Mißbrauch bei sich selbst zu suchen.

In einer methodisch etwas anspruchsvolleren Studie befragten Burgess et al. (1984) in einem halbstrukturierten Interview 49 Jungen und deren Eltern. Alle 49 Jungen wurden über einen Zeitraum von mindestens einem Jahr in einem 'Sexring'* mißbraucht. In der Auswertung der klinischen Beobachtungsdaten ordnete ein Expertenteam alle Jungen zunächst einer von vier Gruppen zu. Die Kategorisierung dieser Gruppen basierte auf vier Reaktionsmustern, die zuvor aus den klinischen Daten isoliert wurden. Als einzelne Reaktionsmuster unterschieden Burgess und Mitarbeiterinnen die 'Integration der Mißbrauchserfahrung', die 'aktive Vermeidung der Jungen, sich mit ihren Mißbrauchserfahrungen auseinanderzusetzen', die 'Manifestierung von Symptomen' sowie die 'Identifikation mit dem Aggressor'. Während die Gruppe der Jungen, welche die Mißbrauchserfahrung integriert hatten, den Tätern die volle Verantwortung und Schuld für die sexuellen Mißbrauchsereignisse zuschrieben, fühlte sich der Großteil (genauere Daten wurden nicht veröffentlicht) der Jungen aller anderen Gruppen schuldig und verantwortlich für den sexuellen Mißbrauch. Unsere eigenen klinischen Erfahrungen sowie die Erfahrungen anderer KlinikerInnen (Fegert 1993; Bange & Enders 1995) zeigen, daß Jungen insbesondere dann Schuldgefühle entwickeln, wenn sie durch die Mißbrauchshandlungen sexuell erregt werden, und wenn sie von einer vertrauten Person über einen längeren Zeitraum mißbraucht werden.

Angstgefühle: Insgesamt sieben der von uns analysierten Studien, in denen mögliche Initialfolgen sexuellen Mißbrauchs an Jungen erhoben wurden, untersuchten konkrete Ängste bzw. Furcht, phobische Reaktionen sowie eine allgemein erhöhte Ängstlichkeit bei sexuell mißbrauchten Jungen.
Konkrete Ängste der Jungen, welche mit der männlichen Geschlechtsrolle assoziiert sind, wurden von Nasjleti (1980) und Frederick (1986) ermittelt. So berichten sowohl Nasjleti für die von ihr begleitete Therapiegruppe (n=9), als auch Frederick, der diesbezügliche Daten mittels klinischer Interviews von 15 extrafamiliär mißbrauchten Jungen erhob, daß der überwiegende Teil (keine genaueren Angaben) der mißbrauchten Jungen große Ängste hatte, homosexuell zu sein, oder als homosexuell bzw. unmännlich zu gelten.
Klinische Erfahrungen (Knopp 1986; Rogers & Terry 1984; Sebold 1987) weisen darauf hin, daß gleichgeschlechtlich mißbrauchte Jungen besonders dann annehmen, sie könnten homosexuell sein, wenn die sexuellen Handlungen mit einer physiologischen Erregung verknüpft waren. Eine andere Dynamik nimmt Knopp (1986) bei heterosexuell mißbrauchten Jungen an. Fürchtet sich der Junge vor der Mißbraucherin, oder ekelt er sich vor den erlebten sexuellen Handlungen und wird nicht erregt, so widerspreche dies der internalisierten

---

* *'Sexring' bezeichnet die sexuelle Ausbeutung ganzer Gruppen von Kindern durch einen oder mehrere Erwachsene. Häufig sind Sexringe organisiert, Kinder werden weitervermittelt und zur 'Rekrutierung' neuer Opfer angehalten. Weiterhin beinhalten die sexuellen Mißbrauchsaktivitäten dieser Ringe häufig die Produktion pornographischen Materials.*

Erwartung, daß Sexualität mit einer Frau etwas Aufregendes sei. Die entgegen gesetze Erfahrung könne dann zur Angst vor Homosexualität führen bzw. zur Angst, als homosexuell zu gelten.

„Jungen sollten so etwas mögen. Wenn ich darüber spreche, und andere wissen lasse, daß ich es hasse, oder daß ich Angst hatte, denken sie, daß ich ein Schwuler bin. Schwule hassen es nämlich mit Frauen zusammen zu sein und haben Angst vor Sex mit Frauen (12-jähriger Junge, der von einer Frau sexuell mißbraucht wurde; Colao 1986; zit.n. Knopp 1986; Übers. d. Verf.).

Als weiteres geschlechtsspezifisches Angstgefühl sexuell mißbrauchter Jungen berichtet Nasjleti (1980), daß die Mehrheit der von ihr untersuchten Jungen u.a. deshalb Angst hatte, den Mißbrauch zu eröffnen, weil sie glaubten, daß die Inanspruchnahme von Fremdhilfe ein Beweis ihrer Unfähigkeit sei, sich selbst zu helfen.

Ängste, selbst zum Täter zu werden und andere Kinder zu mißbrauchen, nannten mehrere Jungen (keine genauen Daten) in klinischen Interviews der Studie von Frederick (1986).

Ob diese Ängste geschlechtsspezifisch sind, läßt sich allerdings aufgrund des Fehlens entsprechender Untersuchungen mit Mädchen bisher nicht beurteilen.

Konkrete Ängste, die sowohl bei sexuell mißbrauchten Jungen als auch Mädchen festgestellt wurden, und somit nicht an die Geschlechtsrolle gebunden sind, wurden von Burgess et al. (1984), Friedrich et al. (1988a), Kiser et al. (1988) und Nasjleti (1980) erhoben. Sowohl Burgess und Mitarbeiterinnen als auch Nasjleti berichten, daß ein Großteil (keine genaueren Angaben) der Jungen Angst vor den vom Mißbraucher angedrohten Konsequenzen hatten (daß sie geschlagen, getötet werden, ins Heim kommen, ihre Familie auseinanderbricht etc.). Nasjleti berichtet zudem, daß 'ein Teil der Jungen' Angst hatte, daß ihnen nicht geglaubt bzw. nicht geholfen wird. Kiser et al. (1988) ermittelten bei einer Stichprobe von fünf Jungen, die in einer Kindertagesstätte von verschiedenen Betreuern mißbraucht und von der Forschergruppe über einen längeren Zeitraum therapeutisch begleitet wurden, Ängste, die durch traumaspezifische Reize (z.B. Angst vor rotem Lippenstift) ausgelöst wurden. Erhoben wurden diese Daten in klinischen Interviews mit den Eltern, welche ebenfalls an der Therapie teilnahmen. Friedrich und Mitarbeiter (1988a) beobachteten in der von ihnen geleiteten therapeutischen Jungengruppe starke Vermeidungstendenzen der Jungen, sich an das Mißbrauchstrauma zu erinnern. Wurden die Jungen mit ihren Mißbrauchserlebnissen konfrontiert, zeigten sie große Ängste, welche die Autoren aus verschiedenen gezeigten Verhaltensweisen der Jungen während der Therapiesitzungen schlossen: So versteckten sich z.B. mehrere Jungen unter den Stühlen, andere hielten sich die Ohren zu, etc..

Ängste sexuell mißbrauchter Jungen, die nicht unmittelbar mit der sexuellen Mißbrauchssituation bzw. deren Bewertung in Verbindung stehen, wurden in den Studien von Burgess et al. (1988), Frederick (1986) und Kiser et al. (1988) untersucht. Mittels Therapiebeobachtungen und klinischer Elterninterviews er-

mittelten Kiser et al. (1988) bei den von ihnen untersuchten Vorschuljungen stark ausgeprägte allgemeine kindliche Ängste (z.B. Angst vor Dunkelheit).
Burgess et al. (1984) beschreiben unkontrollierbare Angstzustände für die Gruppe derjenigen mißbrauchten Jungen, welche eine manifeste Symptomatik entwickelt hatten (s.o.).
Frederick (1986) schließt aus Zeichnungen der von ihm untersuchten Stichprobe, daß 'ein Teil' der Jungen allgemeine Ängste vor Menschen entwickelt hatte.

Psychologische Testverfahren, in denen verschiedene Symptome (z.B. Angst, mit Erwachsenen allein zu sein, Angst bei Berührungen) zu einer Dimension bzw. Subskala 'Angst' zusammengefaßt wurden, verwendeten Kolko et al. (1988) und Kiser et al. (1988) in ihren Studien:
Kolko et al. (1988) untersuchten 103 Kinder (75 Jungen, 28 Mädchen) im Alter von 5 bis 14 Jahren, die primär aufgrund aggressiver Verhaltensweisen, depressiver Symptome oder eines Suizidversuches bzw. suizidaler Gedanken an eine kinderpsychiatrische Abteilung eines Krankenhauses überwiesen wurden. Auf der Basis der amnestischen Daten (klinische Interviews mit den Kindern sowie deren Eltern) wurden alle Kinder einer von vier Gruppen zugeordnet, die sich durch den jeweiligen Mißbrauchs-/Mißhandlungsstatus unterschieden: 22 Kinder (12 Jungen und 10 Mädchen) wurden als sexuell mißbraucht (intra- oder extrafamiliär) und physisch mißhandelt eingestuft, 7 Kinder (2 Jungen und 5 Mädchen) als 'nur' sexuell mißbraucht (intra- oder extrafamiliär). Die beiden klinischen Kontrollgruppen bestanden aus 30 physisch mißhandelten Kindern (25 Jungen und 5 Mädchen) sowie 44 Kindern (36 Jungen und 8 Mädchen), die weder sexuell mißbraucht noch physisch mißhandelt worden waren. Erhoben wurden die möglichen Folgen sexuellen Mißbrauchs mit einem eigens für diese Untersuchung entwickelten Eltern-Fragebogen, der Sexual Abuse Symptom Checklist (SASC). Die SASC dient der Quantifizierung von Verhaltenssymptomen sexuell mißbrauchter Kinder, die von den AutorInnen aus der Literatur isoliert wurden. Zusätzliche Daten stammen aus einer systematischen Auswertung der Klinikakten (quantifiziert in einem sog. Hospital Chart Review/HCR).
Auf den Angst-Subskalen dieser Instrumente zeigten sich im Vergleich mit beiden klinischen Kontrollgruppen signifikant höhere Werte für die sexuell mißbrauchten Jungen. Zu beachten ist allerdings, daß 12 der 14 Jungen zusätzlich physisch mißhandelt wurden.
Die Vorschuljungen der Stichprobe von Kiser et al. (1988) wiesen signifikant erhöhte Werte auf der Angstskala des PIC (Personality Inventory for Children) auf.
Ligezinska et al. (1996) untersuchten 41 Kinder, die außerhalb der Familie sexuell mißbraucht worden waren. Unter diesen Kindern waren 19 Jungen im Alter von 5,5 bis 14,8 Jahren (AM: 9,7 Jahre). Die sexuellen Mißbrauchserfahrungen der Kinder lagen höchstens ein Jahr zurück; in einem Zeitraum von bis zu drei Monaten vor Untersuchungsbeginn war der sexuelle Mißbrauch auf-

gedeckt worden. Im Vergleich zu den nicht mißbrauchten Kindern einer nichtklinischen Kontrollgruppe, die nach Alter und Familienkonstellation parallelisiert war, hatten die sexuell mißbrauchten Jungen nach eigenen Angaben signifikant mehr Ängste (diese Daten wurden mittels dem Fear Survey Schedule for Children, FSSC-R; der Sexual Abuse Fear Evaluation Scale, SAFE sowie mittels der Subskala 'Ängstlichkeit' der Pierce-Harris Children's Self-Concept Scale erhoben). Diejenigen Kinder dieser Studie, welche die sexuellen Mißbrauchserfahrungen als traumatisch bewerteten, und die sich schuldig und selbst verantwortlich für den sexuellen Mißbrauch fühlten, berichteten über mehr Ängste (sowie über eine größere Anzahl weiterer Symptome, die in dieser Studie ermittelt wurden, s.u.). Diese subjektiven Bewertungen der Mißbrauchssituation durch die Kinder waren in dieser Studie ein besserer Prädiktor für ein niedriges Niveau psychischer Gesundheit als die objektiven Ereignismerkmale des Mißbrauchsgeschehens, wie zum Beispiel die Häufigkeit oder Art der sexuellen Handlungen.

Traurigkeit/'Depression': 'Traurigkeit' (sadness) und depressive Symptome sexuell mißbrauchter Jungen wurden in den bereits vorgestellten Studien von Frederick (1986), Kiser et al. (1988), Kolko et al. (1988), Ligezinska et al. (1996) sowie von Young et al. (1994) untersucht.
Bei allen fünf Vorschuljungen ermittelten Kiser et al. (1988) erhöhte Werte auf der Depressions-Subskala der Child Behavior Checklist (CBCL), die von den Eltern der Kinder ausgefüllt wurde.
Frederick (1986) setzte den Thematischen Apperzeptionstest (TAT) ein und interpretierte 'Traurigkeit' (pervasive sadness) als eines der zentralen Themen der von ihm untersuchten sexuell mißbrauchten Jungen.
Im Vergleich zu den Jungen der beiden klinischen Kontrollgruppen hatten die sexuell mißbrauchten Jungen in der Stichprobe von Kolko et al. (1988) signifikant höhere Werte auf der Traurigkeit/Depressions-Skala des HCR. Allerdings zeigten sich in der parallel angewendeten Sexual Abuse Symptom Checklist (SASC) keine erhöhten Werte auf der entsprechenden Skala für die sexuell mißbrauchten Kinder. Ob diese Unterschiede auf die unterschiedlichen Items der beiden Testverfahren zurückgehen, oder eine Minimalisierungstendenz der Eltern widerspiegeln, aus deren Befragung die Daten der SASC stammen, läßt sich nicht beurteilen.
Mit der Depression Self-Rating Scale (DSRS) wurde ein weiterer Fragebogen zur Erfassung depressiver Symptome eingesetzt. Young et al. (1994) verglichen mit diesem Instrument die Selbsteinschätzungen von 20 sexuell mißbrauchten Jungen im Alter von 8 - 11 Jahren, die in einer Kinderschutz-Einrichtung therapeutisch behandelt wurden, mit den Selbsteinschätzungen von 20 nicht mißbrauchten Jungen einer nach Alter parallelisierten Kontrollgruppe.
Auch Ligezinska et al. (1996) verwendeten die Depression Self-Rating Scale zur Erhebung depressiver Symptome. In beiden Studien erhielten die sexuell

mißbrauchten Jungen im Vergleich zu den nicht mißbrauchten Jungen der Kontrollgruppen signifikant höhere Depressions-Werte.

Wut/Ärger: Wut- und Ärgergefühle sexuell mißbrauchter Jungen wurden in vier der von uns analysierten Studien untersucht.
Von konkreten Wutgefühle der Jungen, die auf die mißbrauchende Person gerichtet waren, berichten Frederick (1986) und Friedrich et al. (1988a). In klinischen Interviews mit dem Autor äußerten die Jungen der Stichprobe von Frederick, daß sie starke Wutgefühle gegenüber dem Mißbraucher empfanden und wünschten, daß diesen „schreckliche Konsequenzen" träfen. Friedrich und Mitarbeiter spielten mit den Jungen der von ihnen geleiteten Therapiegruppe eine fiktive Gerichtsverhandlung durch, in welcher die Jungen den Mißbraucher verurteilen konnten. In Sätzen wie „auf den elektrischen Stuhl mit ihm", „Ins Gefängnis mit ihm für 1000 Jahre" und „Schneidet ihm den Schwanz ab" (Übers.d.Verf.) drückten die Jungen ihre Wutgefühle auf die Mißbraucher aus. Eigene klinische Erfahrungen bestätigen die z.T. massiven Wutgefühle der Jungen auf den/die TäterIn. Ein siebenjähriger Junge, der ein Bild seines ihn sexuell mißbrauchenden Stiefvaters malte, schlug zum Beispiel, nachdem er gefragt wurde, was er am liebsten mit der fertigen Zeichnung machen würde, solange mit einem Lineal auf das Bild ein, bis dieses vollkommen zerstört war. Darüber hinaus zeigen unsere klinischen Erfahrungen sowie die Berichte anderer KlinikerInnen (Bange & Enders 1995; Fürniss 1992; Bolton et al. 1989), daß von Vertrauenspersonen mißbrauchte Jungen nicht nur Wut, sondern häufig starke Ambivalenzgefühle in bezug auf den/ die MißbraucherIn entwickeln. So ließ z.B. Fürniss (1992) eine Gruppe von Jungen, die von dem gleichen Mann über einen längeren Zeitraum mißbraucht wurden, aufschreiben, was ihnen zu diesem Mann einfiel. Fast jeder Junge, so Fürniss, schrieb sowohl Begriffe wie: 'asshole', 'bastard', 'gay', oder 'bent' (umgangsspr. für 'schwul') als auch Aussagen wie 'missing him', 'good to talk with' auf diese Liste.
Derselbe Junge, der die von ihm angefertigte Zeichnung seines Stiefvaters als Ausdruck seiner Wut total zerstörte, wiederholte, direkt nachdem er den sexuellen Mißbrauch eröffnet hatte, immer wieder weinend: „Ich will aber wieder zu meinem Papa zurück". Empirische Untersuchungen dieser Ambivalenzen bei sexuell mißbrauchten Jungen gegenüber dem/der MißbraucherIn stehen bisher allerdings noch aus.
Wut- und Ärgergefühle sexuell mißbrauchter Jungen, welche nicht direkt auf die mißbrauchende Person gerichtet waren, wurden von Kiser et al. (1988) und Schacht et al. (1990) untersucht. Kiser und MitarbeiterInnen berichten, daß sich die Wut- und Ärgergefühle der von ihnen untersuchten Jungen auf die Eltern, Geschwister der Jungen sowie auf andere Kinder richteten. Diese Wutgefühle schließen die AutorInnen vor allem aus Verhaltensweisen der Jungen, die von den Eltern beobachtet wurden (strukturiertes Interview, CBCL). Die Daten von Schacht und MitarbeiterInnen, die eine Therapiegruppe sexuell mißbrauchter Jungen leiteten, basieren auf einer Analyse der Gegenübertragungsgefühle

und -reaktionen, die sich bei den AutorInnen im therapeutischen Prozess mit den Jungen eingestellt hatten. Neben starken Wutgefühlen der Jungen beschreiben Schacht et al. (1990) massive Gefühle von Hilflosigkeit, Verrat, Ekel und Scham der Jungen. Dieser Gefühle seien sich die AutorInnen über die Analyse der eigenen Gegenübertragungen bewußt geworden; die Jungen selbst hätten diese Gefühle dissoziiert.

Zusammenfassend weisen die referierten Untersuchungsergebnisse auf vielfältige belastende emotionale Reaktionen und Symptome der untersuchten, sexuell mißbrauchten Jungen hin: Schuld- und Angstgefühle, Traurigkeit bzw. depressive Gefühle sowie Wut- und Ärgergefühle wurden in mehreren Studien ermittelt. In der Bewertung dieser Daten müssen jedoch die vielfachen methodischen Mängel der beschriebenen Studien berücksichtigt werden. So ist zunächst aufgrund der kleinen und selektiven Stichproben die Generalisierbarkeit der Ergebnisse stark eingeschränkt. Es ist anzunehmen, daß mit diesen Verfahren der Stichprobenauswahl die Prävalenz und Schwere der erhobenen emotionalen Reaktionen und Symptome nicht repräsentativ für alle mißbrauchten Jungen ist. Für die methodischen Probleme, welche mit den verwendeten Meßinstrumenten bzw. -methoden verbunden sind, sei auf den entsprechenden Abschnitt der Methodenkritik des vorliegenden Kapitels verwiesen.
Weiterhin verwendeten nur Kolko et al. (1988) sowohl eine klinische als auch nicht-klinische Kontrollgruppe. Im Vergleich mit beiden Kontrollgruppen zeigten die sexuell mißbrauchten Jungen signifikant ausgeprägtere Ängste und depressive Symptome. Zwei weitere Studien (Young et al. 1994; Ligezinska et al. 1996) verwandten nicht-klinische Kontrollgruppen. Auch hier unterschieden sich mißbrauchte und nicht-mißbrauchte Jungen signifikant. Die anderen Untersuchungen verzichteten gänzlich auf Kontrollgruppen. So erhobene Daten lassen keine Schätzungen darüber zu, inwieweit sich die untersuchten, sexuell mißbrauchten Jungen von nicht sexuell mißbrauchten Jungen hinsichtlich derjenigen emotionalen Symptome unterscheiden, die nicht eindeutig auf den Mißbrauch zurückgehen (z.B. Angst vor den angedrohten Konsequenzen einer Eröffnung). Zudem läßt sich nicht beurteilen, inwieweit die erhobenen emotionalen Symptome auf andere Hintergrundfaktoren (z.B. Faktoren des familiären Hintergrundes) zurückgehen oder mit antezedenten Merkmalen des Kindes oder Reaktionen auf die Eröffnung assoziiert waren, da die entsprechenden Variablen nicht erhoben bzw. nicht kontrolliert wurden.

Unmittelbare emotionale Reaktionen: Bei den im vorangegangenen Abschnitt beschriebenen Initialfolgen handelt es sich um solche emotionalen Reaktionen und Symptome, welche bei den sexuell mißbrauchten Jungen innerhalb der ersten zwei Jahre seit Ende der Mißbrauchshandlungen erhoben wurden. Die Kategorie 'unmittelbare emotionale Reaktionen' leiteten wir aus den Studien ab, die Gefühle von Mißbrauchsopfern untersuchten, welche in unmittelbarer zeitlicher Nähe zu den Mißbrauchshandlungen ausgelöst wurden. (immediate emotional reactions; emotional reaction at time of experience). Von den Autoren selbst wird diese Kategorie jedoch nicht definiert, so daß eine inhaltliche Präzisierung dieses Begriffs nicht möglich ist. Die in den Fragebogenuntersuchungen vorgegebenen Gefühlsarten lassen vermuten, daß mit diesem Begriff unterschiedliche Formen emotionaler Reaktionen bezeichnet sind. So dürften Gefühle wie 'Lust' oder 'Überraschung' eher mit den subjektiv erinnerten Reaktionen von Mißbrauchsopfern zum Zeitpunkt der sexuellen Handlungen selber verknüpft sein. Gefühle wie 'Schuld' oder 'Traurigkeit' hingegen dürften eher auf eine emotionale Bewertung der gesamten Mißbrauchssituation abzielen, welche nicht auf das gefühlsmäßige Erleben während des Mißbrauchsgeschehens beschränkt ist.

'Unmittelbare emotionale Reaktionen' betroffener Jungen sind bisher ausschließlich im Rahmen von Dunkelfeldstudien und damit retrospektiv untersucht worden. Dabei wurden entweder die Häufigkeit ausgewählter Gefühle ermittelt oder zusätzlich deren Intensität mittels Rating-Skalen bestimmt. Mit den Gefühlen Angst, Furcht, Wut, Ärger, Haß, Ekel, Traurigkeit, Depression, Schuld, Scham, Schock, Opfergefühle, Hilflosigkeit, Verwirrung, Sprachlosigkeit, Überraschung, Interesse, Neugierde, Vergnügen, Stolz, Freude und Lust findet sich eine insgesamt große Bandbreite vorgegebener Gefühle. Zwischen den einzelnen Dunkelfeldstudien ist die Übereinstimmung allerdings gering, so daß ein direkter Vergleich der Ergebnisse nur partiell möglich ist (vgl. Tab. 22). Zudem könnten - wie beschrieben - mit den unterschiedlichen Gefühlsarten unterschiedliche emotionale Bewertungsprozesse bezeichnet sein. So zielen u.E die von Fromuth & Burkhart (1987), Landis (1957) und Goldman & Goldman (1988) vorgegebenen Gefühle eher auf die erinnerte emotionale Befindlichkeit der Jungen während der sexuellen Handlungen selber, die von Bange (1992), Risin & Koss (1987) und Lopez et al. (1995) vorgegebenen Emotionen könnten sich sowohl auf die emotionale Befindlichkeit während des Mißbrauchsgeschehens als auch auf die subjektiv erinnerte, emotionale Bewertung der gesamten Mißbrauchssituation beziehen.

Tabelle 26 ist zu entnehmen, daß in der Studie von Landis (1957) die Anzahl der Männer, die über positive vs. negative emotionale Reaktionen berichteten, in etwa gleich ist. Dagegen überwiegen nach den Daten von Fromuth & Burkhart (1987) und Goldman & Goldman (1988) deutlich die positiven emotionalen Reaktionen. In der Untersuchung von Bange (1992) hingegen äußerte nur ein geringer Teil der sexuell mißbrauchten Männer positive emotionale Reaktionen. Nur 7% dieser Männer gaben an, keine unangenehmen Gefühle verspürt zu haben, 74% hatten mindesten zwei unangenehme Gefühle intensiv empfunden. Nur 3% berichteten, „ein wenig Freude" erlebt zu haben. 37% der Männer berichteten allerdings Neugier und 22% körperliche Lust.

Offenbar empfand ein Teil der Manner sowohl angenehme als auch unangenehme Gefühle. Auch in den Studien von Risin & Koss (1987) und Lopez et al. (1995) lassen die Prozentzahlen für die einzelnen Gefühlsarten erkennen, daß viele Männer sowohl mit positiven Gefühlen als auch mit negativen Gefühlen reagierten.

Tab. 22 Unmittelbare emotionale Reaktionen *

emotionale Reaktion	Studie					
	Bange 1992**	Fromuth& Burkhart 1987	Goldman& Goldman 1988	Risin & Koss 1987**	Landis 1957	Lopez et al.1995
Angst/Furcht	27%	6%	21%	17,8%	25,7%	45%
Wut/Ärger	39%	n.u.	n.u.	7.4%	n.u.	46%
Haß	26%	n.u.	n.u.	n.u.	n.u.	n.a.
Traurigkeit/ Depression	9%	n.u.	n.u.	6,7%	n.u.	n.a.
Schuld	5%	n.u.	n.u.	14,9%	n.u.	19%
Scham	48%	n.u.	n.u.	n.u.	n.u.	48%
Schock	n.u.	6%	6%	n.u.	12,9%	n.u.
Verwirrung	5o%	n.u.	n.u.	n.u.	7,2%	n.u.
Hilflosigkeit	48%	n.u.	n.u	n.u.	n.u.	n.u.
Opfergefühl	n.u.	n.u.	n.u.	14%	n.u.	n.u.
Sprachlosigkeit	35%	n.u.	n.u.	n.u.	n.u.	n.u.
Überraschung	0%	28%	32%	n.u.	32.9%	n.u.
Interesse	n.u.	29%	21%	n.u.	6,4%	n.u.
Neugierde	37%	n.u.	n.u.	n.u.	n.u.	n.u.
Vergnügen	n.u.	31%	18%	n.u.	n.u.	27%
Freude	0%	n.u.	n.u.	n.u.	n.u.	n.u.
Lust	22%	n.u.	n.u.	n.u.	n.u.	n.u.
Stolz	n.u.	n.u.	n.u.	6,4%	n.u.	n.u.

n.u. = nicht untersucht
* Doppelnennungen waren in allen Studien möglich
** auf Rating-Skalen als intensiv bzw. sehr intensiv eingestufte emotionale Reaktionen

Wie eine klinische Untersuchung von Sarrel & Masters (1982) belegt, reagieren Männer u.U. auch bei gleichzeitigem Empfinden unangenehmer Emotionen mit körperlicher Erregung und Lust. Es ist wahrscheinlich, daß die Wahrnehmung sich widersprechender Gefühle auch eine größere emotionale Verwirrung bedingt.

Trotz der eingangs beschriebenen Einschränkungen, liefert ein Vergleich dieser Untersuchungsergebnisse wertvolle Hinweise auf Abhängigkeiten der unmittelbaren emotionalen Reaktionen der Jungen von einzelnen Umstandsfaktoren. Unter Berücksichtigung der erhobenen Umstandsfaktoren (vgl. Kap. 3) fällt in einer weitergehenden Analyse der hier beschriebenen Dunkelfelddaten ein Zusammenhang zwischen dem Ausmaß negativer emotionaler Reaktionen und dem Anteil weiblicher Täterinnen auf. Sowohl in der Stichprobe von Goldman & Goldman (1988) als auch in den beiden Stichproben von Fromuth & Burkhart (1987) liegen die Anteile weiblicher Täterinnen sehr hoch (siehe Tab.10). In der Untersuchung von Bange (1992) dagegen gaben nur 7% der Männer heterosexuelle Mißbrauchserfahrungen an. Da in den beiden erstgenannten Studien zugleich der Großteil der Befragten über positive emotionale Reaktionen berichtete, in der Studie von Bange (1992) hingegen nur ein geringer Anteil der Männer, liegt mit diesem Vergleich ein Hinweis vor, daß sexuelle Mißbrauchshandlungen durch Frauen weniger negative Emotionen bei den betroffenen Jungen auslösen.

Unterstützt wird diese Annahme durch die folgenden Ergebnisse von Risin & Koss (1987) und Fromuth & Burkhart (1987): Fromuth & Burkhart (1987) untersuchten die Umstände derjenigen sexuellen Mißbrauchserfahrungen, die von den befragten Männern mit negativen Emotionen in Verbindung gebracht wurden. Als einzelne Umstandsfaktoren dieser Kategorie konnten die Autoren einen deutlich erhöhten Anteil männlicher Täter sowie eine größere Gewaltanwendung isolieren. In der Studie von Risin & Koss (1987) gab die Hälfte aller von weiblichen Täterinnen mißbrauchter Männer an, die sexuellen Handlungen freiwillig mitgemacht und sich nicht als Opfer gefühlt zu haben.

Selbst bei intensiven Mißbrauchsarten wie z.B. penetrierenden sexuellen Handlungen scheint die Abhängigkeit der emotionalen Reaktion vom Geschlecht der TäterInnen zu gelten. So erhoben Risin & Koss (1987) nicht nur die Häufigkeiten emotionaler Reaktionen, sondern verglichen zudem diese Häufigkeiten in Abhängigkeit von der Art der erlebten sexuellen Handlung (Exhibitionismus, sexualisiertes Berühren, Penetration). Während sich für die emotionalen Reaktionen 'Angst', 'Schuld', 'Wut' und 'Depression' keine Unterschiede zeigten, wurden 'Opfergefühle' (feelings of victimization) signifikant häufiger von Männern berichtet, deren Mißbrauchserfahrungen 'sexualisiertes Berühren' oder 'Penetration' beinhaltete. Interessanterweise berichteten diejenigen Männer, die penetrative sexuelle Handlungen erlebt hatten, auch am häufigsten, stolz auf die sexuelle Erfahrung gewesen zu sein. Die Autoren gehen nicht davon aus, daß diese Männer sich gleichzeitig stolz als auch als Opfer gefühlt hatten. Sie interpretieren dieses Ergebnis vielmehr dahingehend, daß die verwendete Screen-Frage nicht zwischen Männern, die selbst penetriert wurden und Männern, die als Junge eine andere Person (wahrscheinlich eine Frau) penetriert hatten, differenzierte. Somit seien vermutlich zwei qualitativ unterschiedliche Arten von penetrativen Mißbrauchserfahrungen erhoben worden: Da zugleich über die Hälfte der Männer dieser Studie angab, daß die penetrativen Sexualhandlungen in ihrer Kindheit mit einer Frau auf freiwilliger Basis stattgefunden hatten, ist zu vermuten, daß es sich dabei vorwiegend um

diese Erfahrungen handelt, welche eher zu Gefühlen wie Stolz und weniger zu Opfergefühlen führten.
Allerdings läßt sich auf dem Hintergrund der gegenwärtigen Datenbasis nicht beurteilen, ob heterosexuelle Mißbrauchserfahrungen von Jungen tatsächlich geringere, negative emotionale Reaktionen bedingen, oder ob die Ergebnisse eine Folge kognitiver Neubewertungen sind: So ist es denkbar, daß die befragten Männer gemäß der traditionellen Geschlechtsrolle nicht schwach erscheinen wollen. Sie können nicht zugeben, daß sie das Opfer einer Frau wurden, und daß Sexualität mit einer Frau unangenehm war. Daher werten sie diese Erfahrung um, und stellen sie als positiv dar.
Untersuchungen, in denen die unmittelbaren emotionalen Reaktionen von Frauen und Männern verglichen wurden (Landis 1957; Finkelhor 1979; Fromuth & Burkhart 1987; Goldman & Goldman 1988; Bange 1992, Lopez et al. 1995), stellten übereinstimmend fest, daß Männer signifikant seltener negative Gefühle als Reaktion auf die Mißbrauchshandlungen angaben als Frauen. Ob diese Ergebnisse geschlechtsspezifische Bewertungsprozesse oder tatsächliche empfundene Gefühle widerspiegeln, läßt sich ebenfalls nicht beurteilen.

Unter methodischen Gesichtspunkten ist zu beachten, daß sechs der sieben Untersuchungen auf Studentenstichproben beruhen. Die Repräsentativität der Ergebnisse ist daher eingeschränkt. Weiterhin müssen, außer den Neubewertungsprozessen, aufgrund des relativ großen Zeitraums zwischen sexuellem Mißbrauch und der Datenerhebung, Erinnerungs- bzw. Vergessenseffekte berücksichtigt werden. Auf dem Hintergrund dieser Überlegungen stellten z.B. Risin & Koss (1987) die Validität selbsteingeschätzter emotionaler Reaktionen der Mißbrauchsopfer grundsätzlich in Frage.
Weiterhin zeigen die Ergebnisse von Risin & Koss (1987), daß die emotionalen Reaktionen auf sexuelle Mißbrauchserfahrungen von verschiedenen Umstandsfaktoren abhängig sein können. Neben den Faktoren 'Geschlecht der TäterInnen', 'Art der sexuellen Handlungen' und 'Ausmaß des Zwanges' läßt sich vermuten, daß z.B. die Häufigkeit und Dauer der sexuellen Mißbrauchshandlungen oder die Beziehung der Jungen zu den TäterInnen die Art der unmittelbaren emotionalen Reaktionen beeinflußt. So ließe sich zum Beispiel auf dem Hintergrund der Theorie der Erlernten Hilflosigkeit (Seligman 1983) vorhersagen, daß sich durch die Wiederholung der Tat das Gefühl der Hilflosigkeit steigert.
Ein quantitativer Vergleich der retrospektiv erhobenen, selbsteingeschätzten unmittelbaren Reaktionen mit den im vorherigen Abschnitt beschriebenen, initialen emotionalen Reaktionen bzw. Symptomen scheint die Hypothese einer stärkeren Traumatisierung klinischer auffällig gewordener Jungen zu bestätigen: Angst bzw. Furcht, Wut oder Ärgergefühle, depressive Zustände oder Schuldgefühle wurden in sämtlichen klinischen Studien bei dem Großteil der sexuell mißbrauchten Jungen festgestellt. In den nicht-klinischen Populationen

liegt der Anteil der Männer, welche über die entsprechenden emotionalen Reaktionen berichteten, wesentlich niedriger (vgl. Tab. 22).
Der Aussagewert eines solchen Vergleichsergebnisses ist jedoch, aufgrund der beschriebenen Möglichkeiten methodisch bedingter Effekte auf die jeweiligen Untersuchungsergebnisse sowie der definitorischen Unbestimmtheit der Kategorie 'unmittelbare emotionale Reaktionen' eingeschränkt.

4.2.2 Sexuelle Symptome

In der eigenen klinischen Arbeit mit einem sowohl intra- als auch extrafamiliär mißbrauchten sechsjährigen Jungen stellte das sexualisierte Verhalten dieses Jungen eines der auffälligsten Symptome dar. Nach den Informationen der Mutter und des Kindergartenpersonals beinhaltete das sexualisierte Verhalten das Aufdrängen von Küssen und das Simulieren von Geschlechtsverkehr. Der Junge selbst berichtete von regelmäßigem (mehrmals pro Woche) gegenseitigen Oralverkehr mit seiner fünfjährigen Schwester. Eigene klinische Verhaltensbeobachtungen umfassen das Nachspielen von verschiedenen Arten von Geschlechtsverkehr mit anatomisch korrekten Puppen (wobei der Junge den Zusammenhang von Geschlechtsverkehr, Zeugung und Geburt nicht kannte), das Übernehmen der Rolle der männlichen Puppe (der Junge legte sich auf die weibliche Puppe, saugte an den Brüsten und gab Stöhnlaute von sich) und das Schlagen nach den Genitalien des Betreuers. Mit Ausnahme des sexualisierten Spiels mit den Puppen treten diese Verhaltensweisen nach Angaben der ErzieherInnen und nach eigenen Beobachtungen besonders dann auf, wenn der Junge frustriert wurde, z.B. wenn andere Kinder den Kontakt zu ihm ablehnen („Ich küsse nur die Kinder, die nicht mit mir spielen wollen“).
Die hier beschriebenen, sexuellen Verhaltensweisen finden sich auch in den bisherigen Studien wieder, in denen das sexuelle Verhalten von mißbrauchten Jungen untersucht wurde.

An einer Untersuchung von White et al. (1988) nahmen die Mütter von 58 Kindern im Alter von zwei bis sechs Jahren teil. Die Mütter der sexuell mißbrauchten Kinder (n=17; 7 Jungen und 10 Mädchen) wurden über eine Spezialeinrichtung eines Krankenhauses für sexuell mißbrauchte Kinder und deren Eltern kontaktiert. Die Mißbrauchserfahrungen dieser Kinder lagen durchschnittlich 6 Monate zurück. Für klinische Kontrolldaten wurden die Mütter von 18 vernachlässigten Kindern befragt. Die Mütter und deren Kinder nahmen an einem Familienprogramm für vernachlässigte Kinder desselben Krankenhauses teil. Eine dritte Kontrollgruppe (n= 23) setzte sich aus Müttern zusammen, deren Kinder bisher nicht in klinischen Zusammenhängen auffällig geworden waren.
Zur Messung der Folgen verwendeten White und MitarbeiterInnen als Basisinstrument das Minnesota Child Development Inventory (MCDI). Da dieser Test nicht konstruiert wurde, um mißbrauchsspezifische Folgen zu ermitteln, fügten die AutorInnen diesem Instrument 116 speziell entwickelte SAS

(Sexual Abuse Sensitive)-Items* hinzu, welche mögliche Verhaltensfolgen sexuell mißbrauchter Kinder beschreiben. Entwickelt wurden diese Items auf dem Hintergrund der klinischen Erfahrungen der Forschergruppe sowie einer Analyse bisheriger Folgenstudien. Die Daten des nun als MCDI-SAS bezeichneten Tests wurden in einem jeweils einstündigen Einzelinterview mit den Müttern erhoben.
In der Auswertung der SAS-Daten zeigte sich bei allen sexuell mißbrauchten Jungen ein exzessives Interesse an sexuellen Aktivitäten und den Sexualorganen anderer Menschen. Eine statistische Analyse (χ^2) bestätigte die Hypothese der AutorInnen, daß sich die Jungen durch diese Verhaltensweisen signifikant von den beiden Kontrollgruppen unterschieden. Differenziert nach den einzelnen Items der SAS-Skala waren die Unterschiede bezüglich der sexuellen Verhaltensweisen „Masturbieren in sozialen Situationen", „Masturbieren in Streßsituationen" sowie „Interesse an den Sexualorganen von Geschwistern" am höchsten signifikant. Darüber hinaus spielten ausschließlich die sexuell mißbrauchten Jungen Mißbrauchshandlungen mit Puppen nach (vgl. Jampole & Weber 1987; Fegert 1993; Jones et al. 1996).

Kolko et al. (1988) erhoben Daten zu sexuellen Verhaltensauffälligkeiten mithilfe eines eigens hierfür entwickelten Elternfragebogens, der Sexual Abuse Symptom Checklist (SASC). Zusätzliche Informationen zum sexuellen Verhalten der Kinder sammelten die AutorInnen dieser Studie aus den Klinikakten der Kinder. Von den insgesamt 26 aufgelisteten Symptomen der SASC beschreiben fünf Items sexuelles Verhalten (Masturbation, altersunangemessenes Wissen über Sexualität, verführerisches/sexuell provokantes Verhalten gegenüber älteren Kindern oder Erwachsenen, sexuelle Handlungen an anderen Kindern, Sprechen über sexuelle Handlungen).
In der statistischen Auswertung der so erhobenen Daten konnten die Ergebnisse einer univariaten Varianzanalyse zeigen, daß sich die sexuell mißbrauchten Kinder signifikant häufiger in der beschriebenen Weise sexuell verhielten. Die Bedeutung sexueller Verhaltensweisen als ein Indikator sexueller Mißbrauchserfahrungen wird zudem durch eine lineare Regressionsanalyse der SASC-Faktoren** unterstützt. Im Vergleich der einzelnen Gruppen nach Mißbrauchs- bzw.

---

* *Items zu folgenden Bereichen: Beziehung zu Eltern und Peers; abhängiges Verhalten; Reaktionen auf unbekannte Erwachsene; pseudo-erwachsenes Verhalten; Selbstwert; Depression; Regression; Sorgen um eigene Sicherheit; körperliche Beschwerden; Interesse an sexuellen Organen und/oder Aktivitäten (im einzelnen: exzessives Interesse an Geschlechtsorganen von Erwachsenen und Geschwistern; Masturbieren in sozialen Situationen, Masturbieren in Streßsituationen, Demonstration sexueller Akte an Puppen).*

** *die 26 Verhaltenssymptome wurden mittels einer Faktorenanalyse zu sechs SASC-Faktoren gebündelt [sexuelle Aktivität; Furcht/Mißtrauen; Traurigkeit (unhappiness)/ Flucht (escape); Verhaltensstörungen (conduct problems); Schulprobleme/Nachlässigkeit (school apathy/neglect); Rückzug/Appetitmangel]. Die oben beschriebenen sexuellen Verhaltensweisen stimmen mit den Items des Faktors 'sexuelle Aktivität' überein.*

Mißhandlungsstatus konnten 49% der Varianz durch den Faktor 'sexuelles Verhalten' aufgeklärt werden.
Ein Nachteil dieser Studie besteht allerdings darin, daß die Daten für die sexuell mißbrauchten Jungen nicht getrennt ausgewertet wurden. Zwar schließen die AutorInnen einen möglichen geschlechtsspezifischen Effekt auf die Untersuchungsergebnisse aufgrund der Ergebnisse einer multivariaten Varianzanalyse aus. Da eine solche Analyse jedoch auf Gruppenmittelwerten beruht, gehen u.U. wichtige geschlechtsspezifische Einzeldaten verloren.
Nach den Beobachtungen von KindergärtnerInnen fielen die mißbrauchten Kinder aus dem psychotherapeutisch begleiteten Forschungsprojekt von Kiser et al. (1988) v.a. durch sexuell provokantes Verhalten sowie sexuell ausagierende Verhaltensweisen in Form von simuliertem Geschlechtsverkehr, auf. Weitere Daten zu sexuellen Verhaltensweisen dieser 10 Kinder wurden von deren Eltern mittels der Child Behavior Checklist (CBCL) erfragt. Die CBCL enthält eine Subskala für sexuelle Probleme mit den Items: „Verhält sich wie ein Mädchen“; „Spielt in der Öffentlichkeit an den eigenen Geschlechtsteilen“; „Spielt zu viel an den eigenen Geschlechtsteilen“; „Denkt zuviel an Sex“; „Hat sexuelle Probleme“[*]). Die Werte dieser Subskala waren für die sexuell mißbrauchten Kinder, im Vergleich zu den Normwerten, stark erhöht, und im Vergleich zu einer klinischen Kontrollgruppe von 39 gleichaltrigen Kindern einer ambulanten psychiatrischen Einrichtung, leicht erhöht (keine genaueren Angaben).

Wie Kiser et al. (1988), so verwendeten auch Friedrich et al. (1988b) die Child Behavior Checklist zur Messung sexueller Mißbrauchsfolgen. Vom ersten Autor wurden 31, zum Großteil (97%) intrafamiliär mißbrauchte Jungen im Alter von 3 - 8 Jahren begutachtet, deren Mißbrauchserlebnisse zum Zeitpunkt der Untersuchung höchstens 18 Monate zurücklagen. Die Begutachtung erfolgte aufgrund der Schwere der Symptome oder im Auftrag eines Gerichts. Eine nach sozioökonomischen Status der Eltern und Alter der Jungen parallelisierte Kontrollgruppe setzte sich aus 33 verhaltensgestörten Jungen (mit Störungen des Sozialverhaltens) zusammen, welche zusammen mit ihren Eltern an einer ambulanten Therapie teilnahmen.
Beantwortet wurden die Items der Child Behavior Checklist von den primär sorgeberechtigten Personen (zumeist Mütter) der Jungen.
Die statistische Auswertung der erhobenen CBCL-Daten zeigte, daß sich die Untersuchungs- und Kontrollgruppe v.a. durch die signifikant höheren Werte der sexuell mißbrauchten Jungen auf der CBCL-Subskala für 'sexuelle Probleme' unterschieden. Nach den Ergebnissen einer Diskriminanzanalyse konnten 87,5% der Jungen der Gesamtstichprobe mittels des Subskalenwerts für sexu-

* *Bei dem Item 'Hat sexuelle Probleme“ müssen von den Eltern bzw. Bezugspersonen sexuelle Verhaltensweisen des Kindes beschrieben werden.*

elle Probleme korrekt klassifiziert werden. Zudem verglichen die Autoren in einer Chi-Quadrat-Analyse die Häufigkeit, mit der die einzelnen CBCL-Items in den verschiedenen Gruppen von den Müttern bestätigt wurden. Im Vergleich zur Kontrollgruppe wurden für die Jungen der Mißbrauchsgruppe die Items „Spielt zu viel an den eigenen Geschlechtsteilen", „sexuelle Probleme" und „Denkt zuviel an Sex" hochsignifikant häufiger bejaht.
Als einzelne 'sexuelle Probleme' berichtete ein Großteil der sorgeberechtigten Personen der sexuell mißbrauchten Jungen, daß diese z.T. exzessiv masturbierten. Viele Mütter beschrieben, daß ihre Söhne ein zwanghaftes Verlangen hätten, sie unbekleidet zu beobachten, ihre Unterwäsche zu berühren, oder pornographische Bilder anzuschauen. Weiterhin reinszenierten, nach den Angaben der Mütter, mehrere der Jungen (keine genaueren Angaben) ihre Mißbrauchserlebnisse mit Geschwistern. Vier der 31 sexuell mißbrauchten Jungen hatten nicht zur Familie gehörende, jüngere Kinder sexuell belästigt. Drei der Jungen kamen erst aufgrund sexuell aggressiver Verhaltensweisen gegenüber anderen Kindern mit KlinikerInnen in Kontakt, die dann im Rahmen der Anamnese eigene sexuelle Mißbrauchserfahrungen der Jungen diagnostizierten.
Young et al. (1994) erhoben sexuell unangemessene Verhaltensweisen mit der Louisville Behavior Checklist (LBC). Die befragten Eltern der sexuell mißbrauchten Jungen gaben signifikant häufiger als die Eltern der Kontrollgruppe an, daß ihre Söhne 'unangemessene' oder ungewöhnliche sexuelle Verhaltensweisen zeigten.
Kohan et al. (1987) befragten MitarbeiterInnen aus psychiatrischen Kinderstationen nach der Häufigkeit sexualisierter Verhaltensweisen mißbrauchter und nicht mißbrauchter Kinder. Exzessives Masturbieren, eine sexualisierte Sprache, sexuelle Spiele (nicht näher definiert) sowie sexuell verführerisches Verhalten wurden nach den Angaben der MitarbeiterInnen von den sexuell mißbrauchten Kindern signifikant häufiger gezeigt.

Eine hohe Prävalenz eigener sexueller Mißbrauchserlebnisse bei Jungen, die zunächst aufgrund sexueller Übergriffe auf andere Kinder klinisch auffällig geworden sind, wurde bereits in einem früheren Zusammenhang beschrieben (vgl. Kap.2).
So führten Friedrich & Luecke (1988) eine Untersuchung mit 18 vier- bis elfjährigen Jungen durch, die aufgrund erzwungener sexueller Genitalkontakte mit anderen Kindern in psychotherapeutischer Behandlung waren. Bei 66% dieser Jungen konnten von den Autoren eigene sexuelle Mißbrauchserfahrungen aufgedeckt werden.
Johnson (1988) untersuchte 47 Jungen im Alter von 4 - 13 Jahren, die wegen sexueller Übergriffe auf jüngere Kinder in einer Spezialklinik behandelt wurden. Von diesen Jungen wurden 49% vom Autor als sexuell mißbraucht identifiziert.
Bagley & Chewchuck-Dann (1991) werteten die Klinikakten von 60 Jungen im Alter von 9-17 Jahren aus, die aufgrund sexuell aggressiver Verhaltensweisen

therapeutisch behandelt wurden. Über die Hälfte (54%) dieser Jungen waren nach den Aktendaten selbst Opfer sexuellen Mißbrauchs.

Weitere Daten zu sexuell aggressiven Verhaltensweisen mißbrauchter Jungen finden sich in den Studien von Burgess et al. (1984), Friedrich et al. (1988a), Roane (1992) und Rogers & Terry (1984).
Für mehrere der in einem Sexring mißbrauchten Jungen (keine genaueren Angaben) aus der Stichprobe von Burgess et al. (1984) beschreiben die Autorinnen, neben einer sexualisierten Sprache, mißbrauchswiederholende Handlungen an anderen Kindern (z.B. Penetrieren eines anderen Kindes mit einem Objekt, anale Penetration eines jüngeren Bruders, Urinieren auf einen Klassenkameraden).
Friedrich et al. (1988) berichten über ihre klinischen Beobachtungen in einer Therapiegruppe von 7 sexuell mißbrauchten Jungen (s.o.). Sowohl im Umgang untereinander, als auch gegenüber den Therapeuten zeigten diese Jungen außer einer stark sexualisierten Sprache ein sexuell aggressives Verhalten, indem sie z.B. versuchten nach den Genitalien des Therapeuten oder eines anderen Jungen zu schlagen.
Roane (1992) wertete die Akten von Jungen aus, die wegen eines Verdachts auf sexuellen Mißbrauch an eine staatliche Kinderschutzeinrichtung überwiesen worden waren. 77 Jungen, bei denen sich der Verdacht bestätigt hatte, wurden in die Studie aufgenommen. Von diesen Jungen hatten 18,2% den selbst erlittenen Mißbrauch mit anderen Kindern als Opfer 'reinszeniert'.
Als charakteristisches Beispiel mißbrauchswiederholender Handlungen an anderen Kindern skizzieren Rogers & Terry (1984) die Geschichte eines 12jährigen Jungen, der von zwei Adoleszenten anal vergewaltigt wurde. Nur wenig später mißbrauchte dieser Junge zwei jüngere Nachbarsjungen, indem er sie anal penetrierte. In therapeutischen Gesprächen konnte er weder artikulieren, warum er die beiden Nachbarskinder mißbrauchte, noch konnte er sich in die Gefühlslage seiner Opfer hineinversetzen. Diese Unfähigkeit, Empathie für die eigenen Mißbrauchsopfer zu empfinden, sei kennzeichnend für die von ihnen untersuchten Opfer/Täter-Jungen (victim/offender-boys) und spiegele, so Rogers & Terry (1984), die Verleugnung der eigenen Mißbrauchserfahrungen und damit verbundener Gefühle wider. Diese Interpretation basiert auf den therapeutischen Erfahrungen der AutorInnen mit 44 sexuell mißbrauchten Jungen. Wie viele dieser Jungen mißbrauchswiederholende Handlungen an anderen Kindern begingen, wurde jedoch nicht veröffentlicht.

Ob und wie häufig die bisher beschriebenen sowie weitere sexuelle Verhaltensweisen von nicht sexuell mißbrauchten Kindern gezeigt werden, wurde unseres Wissens bisher erst in zwei Studien untersucht (Friedrich et al. 1991 und Lindblad et al. 1995). Besonders aufgrund der derzeitigen, tiefgreifenden Verunsicherung vieler Professioneller und Eltern in der Bewertung sexueller Verhaltensweisen von Kindern ist eine Beantwortung dieser Frage jedoch von großer Bedeutung.

Friedrich et al. (1991) untersuchten eine große Bandbreite sexueller Verhaltensweisen in einer repräsentativen Stichprobe von 880 nicht sexuell mißbrauchten Kindern im Alter von 2 -12 Jahren. Befragt wurden die Mütter dieser Kinder mittels eines von der Forschergruppe entwickelten Inventars, welches 44 sexuelle Verhaltensäußerungen enthält (Child Behavior Sexuality Inventory, CSBI). Die Mütter sollten die Häufigkeit einschätzen, mit der die beschriebenen sexuellen Verhaltensweisen innerhalb der vergangenen sechs Monate aufgetreten waren.

Insgesamt zeigen die Ergebnisse eine große Streubreite der berichteten Häufigkeiten einzelner sexueller Verhaltensweisen. Auffällige sexuelle Verhaltensweisen, die bei den mißbrauchten Jungen in den oben beschriebenen Studien festgestellt werden konnten, waren in dieser nicht-klinischen Stichprobe jedoch selten. So berichteten z.B. nur 2% der Mütter, daß ihre Söhne erwachsenes Sexualverhalten imitierten, 4% der Mütter bejahten, daß sich ihre Söhne sexuell aggressiv verhielten.

Darüber hinaus zeigte sich eine deutliche Altersabhängigkeit der Gesamthäufigkeit beobachteter, sexueller Verhaltensweisen. Aus den Antworten der befragten Mütter geht hervor, daß sexuelle Verhaltensäußerungen mit dem Erreichen des Schulalters deutlich abnehmen.

Auch Lindblad et al. (1995) untersuchten Art und Häufigkeit sexueller Verhaltensweisen in einer repräsentativen nicht-klinischen Stichprobe von 251 Kindern (122 Mädchen und 125 Jungen) im Alter von zwei bis sechs Jahren, indem sie erwachsene Bezugspersonen dieser Kinder befragten. Die Daten dieser Untersuchung wurden mittels eines selbstentwickelten Fragebogens erhoben, der von den ErzieherInnen dieser Kinder ausgefüllt wurde. Sexuell auffällige Verhaltensweisen, wie sie für sexuell mißbrauchten Jungen beschrieben wurden, waren auch in dieser nicht-klinischen Stichprobe sehr selten. So initiierten nach den Angaben der ErzieherInnen nur 3,2% der Kinder das Nachspielen erwachsener Formen der Sexualität, nur 2,2% der Kinder masturbierten zwanghaft.

Ein direkter Vergleich der sexuellen Verhaltensweisen mißbrauchter und nicht-mißbrauchter Kinder wurde von Friedrich (1993) und Wherry et al. (1995) vorgenommen.

Friedrich (1993) legte das oben beschriebene Child Behavior Sexuality Inventory den Müttern von 276 sexuell mißbrauchten Kindern vor. Im Vergleich mit der repräsentativen Stichprobe von 880 nicht sexuell mißbrauchten Kindern (Friedrich et al. 1991), wurden 25 der 36 untersuchten sexuellen Verhaltensweisen* von den Müttern der sexuell mißbrauchten Kinder signifikant häufiger

---

* *Die oben beschriebene Fassung des CSBI wurde um 8 Items gekürzt. Um welche Items es sich dabei handelt, wird vom Autor nicht angegeben. Da diese Studie bisher nicht veröffentlicht wurde, lassen sich nur die Daten wiedergeben, die vom Autor in einem Übersichtsartikel veröffentlicht wurden. So fehlen auch die Daten zum Anteil der Jungen in dieser Stichprobe sowie Informationen darüber, in welchen der 25 Items sich die mißbrauchten von den nicht-mißbrauchten Kindern signifikant unterschieden.*

bestätigt. Eine Diskriminanzanalyse bestätigte, daß der CSBI-Gesamtscore eine relativ sichere Vorhersage des Mißbrauchsstatus eines Kindes ermöglichte. Am sichersten war die Vorhersage in der Gruppe der 2-6jährigen Jungen (.92), am wenigsten zuverlässig bei den 7-12jährigen Mädchen (.70).
Wherry et al. (1995) untersuchten eine klinische Stichprobe von 24 Jungen im Alter von sechs bis zwölf Jahren, die, v.a. aufgrund depressiver und aggressiver Symptome sowie suizidalen Verhaltens, in stationärer psychiatrischer Behandlung waren. Acht dieser Jungen wurden als sexuell mißbraucht identifiziert. Die Daten zu sexuellen Verhaltensweisen aller 24 Jungen wurden auch in dieser Studie mittels des Child Sexual Behavior Inventory (CSBI) erhoben, das sowohl von den Eltern dieser Jungen als auch von Mitarbeitern der Station ausgefüllt wurde. Während die Befragung der Mitarbeiter keine Unterschiede zwischen den beiden klinischen Gruppen ergab, zeigten die sexuell mißbrauchten Jungen, nach den Einschätzungen der Eltern, signifikant häufiger sexualisierte Verhaltensweisen (im einzelnen handelte es sich um folgende Items: faßt Frauenbrüste an, reibt Körper an Personen oder Möbelstücken, exhibiert Genitalien vor anderen Kindern, übermäßiges Interesse am anderen Geschlecht, faßt Genitalien von Tieren an, zeigt sich gerne in Unterwäsche; Übers. d. Verf).

Neben den bisher vorgestellten sexuellen Verhaltenssymptomen identifizieren Rogers & Terry (1984) die Verwirrung von Jungen hinsichtlich der eigenen Geschlechtsrollenidentität als eine weitere Reaktion auf erlebten sexuellen Mißbrauch. Nach den therapeutischen Beobachtungen der AutorInnen führte die Erfahrung des gleichgeschlechtlichen Mißbrauchs bei den meisten Jungen zur Frage, warum der Täter sie als Opfer wählte. Die Jungen glaubten, daß weibliche Attribute ihrer physischen Erscheinung (slight built, without muscles), ihrer Sprache (soft oder unobtrusive), ihrer Persönlichkeit (warm, friendly) oder aber ihrer Kleidung (wearing shorts made the offender think I was a sissy) den Täter dazu veranlaßte, sie auszuwählen. Besonders diejenigen Jungen, welche den sexuellen Mißbrauch auf unveränderbare, eigene - als weiblich bewertete - Persönlichkeits- oder Körpermerkmale zurückführten, hatten Angst, homosexuell zu sein bzw. von anderen als feminin oder homosexuell wahrgenommen zu werden.
Diese Verwirrung bezüglich der eigenen Geschlechtsrollenidentität verstärke sich noch, so Rogers & Terry (1984), wenn die Jungen während der gleichgeschlechtlichen Mißbrauchshandlungen sexuell erregt wurden.
Zudem seien besonders diejenigen Jungen in ihrer Geschlechtsrollenidentität verunsichert, die bereits vor der Mißbrauchserfahrung tradierte männliche Geschlechtsrollenskripte internalisiert hatten. Der Mißbrauch symbolisiere in den Augen dieser Jungen ihre Unfähigkeit, sich körperlich wehren zu können, wodurch gleichzeitig ihre Fähigkeit, ein richtiger Mann zu sein, in Frage gestellt werde. Dies gelte selbst für jene Jungen, welche mit Gewalt oder Drohungen zu den Mißbrauchshandlungen gezwungen wurden.

Faßt man die bisherigen Untersuchungsergebnisse zusammen, so ergibt sich folgendes Bild: Auffällige sexuelle Verhaltensweisen mißbrauchter Jungen, die in jeweils mehreren Studien ermittelt wurden, umfassen sexuell aggressive Verhaltensweisen, die Reinszenierung eigener Mißbrauchserfahrungen mit anderen Kindern (zumeist als aggressives Verhalten), exzessives Masturbieren, verführerisches oder sexuell provokantes Verhaltens sowie ein exzessives Interesse an den Sexualorganen anderer Personen. Nach den bisherigen Daten sind diese sexuellen Verhaltensweisen in der beschriebenen Ausprägung - im Gegensatz zu allen anderen, bisher erhobenen Symptomen - charakteristisch für Stichproben sexuell mißbrauchter Jungen. Sowohl im Vergleich mit nicht-klinischen als auch im Vergleich mit klinischen Kontrollgruppen physisch mißhandelter oder vernachlässigter Jungen konnten hinsichtlich dieser sexuellen Verhaltensäußerungen hochsignifikante Unterschiede festgestellt werden. Damit lassen sich diese Symptome mit hoher Wahrscheinlichkeit als Folgen sexuellen Mißbrauchs an Jungen begreifen.
Die Generalisierbarkeit dieser Ergebnisse ist jedoch aufgrund der Selektivität der bisherigen Stichproben sexuell mißbrauchter Jungen noch stark eingeschränkt. Weiterhin liefern die bisherigen Untersuchungen keine Anhaltspunkte, warum z.B. ein Teil der Jungen als Folge der Mißbrauchserfahrungen sexuell aggressive Verhaltensweisen entwickelte, während ein anderer Teil der Jungen durch exzessives Masturbieren auffällig wurde, und wiederum andere sexuell mißbrauchte Jungen überhaupt keine sexuellen Verhaltensauffälligkeiten zeigten. Diese unterschiedlichen Manifestationen einer gestörten Sexualentwicklung (bzw. einer scheinbar nicht gestörten Sexualentwicklung) lassen sich hypothetisch mit einer größeren Anzahl von Variablen in Verbindung bringen. So ist es z.B. denkbar, daß antezedente Merkmale des Jungen, konkurrente Merkmale der Familiensituation oder Ereignisse, die der Aufdeckung des Mißbrauchs folgen, die Entwicklung sexuell auffälliger Verhaltensweisen fördern oder hemmen. Um solche Variablen zu isolieren, sollten in zukünftigen Forschungsvorhaben Stichproben sexuell mißbrauchter Jungen nach unterschiedlichen sexuellen Verhaltensauffälligkeiten gruppiert werden. Bei Erhebung der entsprechenden unabhängigen Variablen ließe sich deren Einfluß auf die Entwicklung unterschiedlicher sexueller Verhaltensauffälligkeiten (bzw. deren Einfluß auf die Nicht-Entwicklung solcher Verhaltensäußerungen) analysieren.

4.2.3 Störungen des Sozialverhaltens

Unter Störungen des Sozialverhaltens subsummieren wir hier solche Verhaltensweisen, die sich zum einen im Rückzug von anderen Menschen und zum anderen in aggressiven Verhaltensweisen gegenüber anderen manifestieren. Sexuell aggressive Verhaltensweisen sowie andere Störungen des Sozialverhalten, die sexueller Natur sind, werden hier nicht berücksichtigt.

Rückzugsverhalten sexuell mißbrauchter Jungen wurde in sieben der von uns analysierten Folgenstudien untersucht.
Nach den Interviewdaten von Burgess et al. (1984) zogen sich mehrere der mißbrauchten Jungen (keine genaueren Angaben) nach Beginn der Mißbrauchshandlungen in den Sexringen von Freunden sowie allgemeinen sozialen Schulaktivitäten zurück. Das Rückzugsverhalten dieser Jungen verstärkte sich noch, nachdem die Mißbrauchsaktivitäten dieser Ringe öffentlich bekannt wurden.
Bei allen 5 Vorschuljungen der Studie von Kiser et al. (1988) ermittelten die AutorInnen erhöhte Werte auf den Rückzugs-Subskalen der Elternfragebögen der 'Personality Inventory for Children' (PIC) und der CBCL. Erhöhte Meßwerte resultieren aus Verhaltensauffälligkeiten wie 'allein spielen', oder 'Vermeiden von Gruppenaktivitäten'.
In der Studie von White et al. (1988) hatten die sexuell mißbrauchten Jungen sowohl im Vergleich zur Gruppe der klinisch nicht auffälligen, als auch im Vergleich zur Gruppe der vernachlässigten Jungen, signifikant höhere Werte auf der Rückzugs-Subskala des MCDI-SAS. Die erhöhten Meßwerte dieser Subskala spiegeln die Beobachtungen der Mütter wider, daß ihre Söhne häufig allein spielten und soziale Aktivitäten vermieden.
Die sexuell mißbrauchten Jungen aus den Studien von Kolko et al. (1988) und Young et al. (1994) zogen sich nach den Daten der Rückzugs-Subskala der SASC bzw. der LBC im Vergleich zu den Kontrollgruppen signifikant häufiger von ihren Freunden zurück.
Dixon et al. (1978) berichten in ihren Fallstudien intrafamiliär mißbrauchter Jungen (n=6), daß drei dieser Jungen sich weigerten in die Schule zu gehen.
Awad (1976) dokumentiert in einer Einzelfallstudie das Rückzugsverhalten eines 14jährigen Jungen, der von seinem Vater sexuell mißbraucht wurde. Nach den Aussagen der Mutter hatte der Junge keine Freunde und schwänzte extrem häufig die Schule.
Neben diesen beobachtbaren Verhaltensweisen untersuchten Frederick (1986), Burgess et al. (1984) und Kolko et al. (1988) die Gefühle sexuell mißbrauchter Jungen bezüglich zwischenmenschlicher Beziehungen.
So leitet Frederick (1986) aus freien Zeichnungen, einem Satzergänzungstest (keine genauere Angabe) sowie den Daten des TAT ab, daß ein Großteil (keine genaueren Daten) der von ihm untersuchten Jungen Angst vor Menschen hatte, sich verraten fühlte sowie anderen Menschen mißtraute.
Die von Kolko et al. (1988) interviewten Eltern sexuell mißbrauchter Jungen bestätigten, im Vergleich zu den Eltern der beiden Kontrollgruppen klinisch auffälliger Kinder, signifikant häufiger die Items der SASC-Subskala 'Mißtrauen', welche mißtrauische Verhaltensweisen von Kindern gegenüber anderen Menschen beschreiben.
In der Studie von Burgess et al. (1984) berichteten mehrere der in einem Sexring mißbrauchten Jungen (keine genaueren Daten) in einem klinischen Interview, daß sie anderen Menschen weniger vertrauten und das Gefühl hätten, keine anderen Menschen mehr in ihrem Leben zu benötigen. Ein Teil dieser

Jungen äußerte nach den Aussagen der Eltern extreme Gefühle der Entfremdung von anderen Menschen.
Es ist unmittelbar einsichtig, daß Gefühle von Verrat, Mißtrauen, der Entfremdung von anderen Menschen sowie Angst vor anderen Menschen dem beschriebenen Rückzugsverhalten sexuell mißbrauchter Jungen zugrunde liegen können.

Aus methodischer Sicht ist hervorzuheben, daß bei der Erforschung möglicher Störungen des Sozialverhaltens bei sexuell mißbrauchten Jungen sowohl klinische, als auch nicht-klinische Kontrollgruppen eingesetzt wurden. Im Vergleich zu vernachlässigten, physisch mißhandelten, psychiatrisch behandelten und klinisch nicht auffälligen Jungen, hatten die mißbrauchten Jungen ein signifikant ausgeprägteres, soziales Rückzugsverhalten ausgebildet, so die Ergebnisse dieser Kontrollgruppenvergleiche.
Allerdings läßt die bisherige Datenbasis keine gesicherten Schlüsse darüber zu, ob das gezeigte Rückzugsverhalten der Jungen primär auf die Mißbrauchserfahrungen als solche zurückgeht. Von besonderem Interesse für die Erforschung der Ursachen dieser Verhaltensweisen dürften u.E. die sozialen Reaktionen auf die Aufdeckung des sexuellen Mißbrauchs sein. Wie die Studie von Burgess et al. (1984) zeigt, verstärkte sich das Rückzugsverhalten der Jungen noch, nachdem die Mißbrauchsaktivitäten der Sexringe öffentlich bekannt wurden. Die Autoren beschreiben, daß die Jungen von ihren Klassenkameraden gehänselt und als homosexuell stigmatisiert wurden. Zudem untersagten viele Eltern der Nachbarschaft ihren Kindern, mit den Jungen zu spielen. Aus unserer klinischen Erfahrung bedarf es u.U. gar nicht der Stigmatisierung der sexuell mißbrauchten Jungen, damit diese sich von sozialen Beziehungen zurückzuziehen. Allein die Angst, daß z.B. Klassenkameraden oder andere Freunde erfahren könnten, daß sie Opfer eines sexuellen Mißbrauchs geworden sind, kann schon ausreichen, daß sich mißbrauchte Jungen von Gleichaltrigen sozial isolieren. Werden die Opfer während der Mißbrauchshandlungen fotografiert oder gefilmt, verstärkt sich die Angst, als Mißbrauchsopfer erkannt zu werden. Häufig müssen die Opfer sich auch untereinander mißbrauchen, so daß zu der Angst, über die Fotos oder Filme jederzeit als Opfer identifiziert werden zu können, die mit großer Scham verbundene Angst hinzukommt, als 'Täter' erkannt zu werden.

Sowohl unsere klinische Erfahrungen als auch die Erfahrungen anderer KlinikerInnen legen nahe, daß viele Jungen, die von einer Vertrauensperson sexuell ausgebeutet wurden, ein Gefühl des Verrats empfinden. Verraten fühlen sich diese Jungen nicht nur von der mißbrauchenden Person, welche die Jungen für ihre eigenen sexuellen Bedürfnisse benutzt hat, sondern häufig auch von anderen Erwachsenen (z.B. der Mutter), die den Jungen nicht geschützt haben (vgl. auch Finkelhor 1986 und Glöer & Schmiedeskamp-Böhler 1990). Als Folge solchen Vertrauensmißbrauchs, so Lew (1988), entwickeln sexuell mißbrauchte Jungen häufig ein generelles Mißtrauen gegenüber anderen, welches sie daran hindert, auch mit anderen Kindern unbefangen und ohne Angst zu spielen und

Freundschaften zu schließen. Diese klinischen Erfahrungen lassen vermuten, daß das Rückzugsverhalten bei Jungen, die in einer Vertrauensbeziehung mißbraucht wurden, primär in der Beziehungsdynamik des sexuellen Mißbrauchs begründet ist und durch negative soziale Reaktionen zusätzlich verstärkt werden kann. Für Jungen, die von einem Fremden sexuell mißbraucht wurden, dürfte diese Dynamik nicht gelten. In diesen Fällen könnte das beschriebene Rückzugsverhalten auch durch die sozialen bzw. antizipierten sozialen Reaktionen verursacht werden.

4.2.4 Aggressive Verhaltensweisen

Die Erfahrung, Opfer eines sexuellen Mißbrauchs geworden zu sein, so Rogers & Terry (1984), sei für einen Jungen unmittelbar mit der Erfahrung von Hilflosigkeit, Ohnmacht und Schwäche verknüpft. Sich schwach, hilflos und ohnmächtig zu fühlen, falle aber besonders Jungen schwer, da eine solche Selbstwahrnehmung nicht mit den Anforderungen der männlichen Geschlechtsrolle übereinstimme. Zudem könne für viele Jungen die Mißbrauchserfahrung zu einer Verwirrung bezüglich der eigenen Geschlechtsrollenidentität führen (vgl. die entsprechenden Daten der gleichen AutorInnen in diesem Kapitel). Auf diesem Hintergrund interpretieren die AutorInnen aggressive Verhaltensweisen gegenüber anderen als Folge einer Überidentifikation der mißbrauchten Jungen mit dem Stereotyp der männlichen Geschlechtsrolle - als Versuch, sich und anderen ihre eigene Männlichkeit zu beweisen.
Diese Interpretation basiert auf den therapeutischen Erfahrungen mit 44 sexuell mißbrauchten Jungen. Aggressive Verhaltensweisen gegenüber anderen werden von Rogers & Terry (1984) als das von diesen Jungen am häufigsten (keine genaueren Daten) entwickelte Symptom beschrieben. Zumeist verhielten sich diese Jungen gegenüber anderen, häufig kleineren und schwächeren Kindern, aggressiv. Aggressive Verhaltensweisen gegenüber Eltern, Lehrern und anderen Erwachsenen, zündeln sowie das Zerstören von Fremdeigentum identifizieren die AutorInnen als weitere Formen eines wie oben beschrieben motivierten, aggressiven Verhaltens.
Weitere Daten zu aggressiven Verhaltensweisen sexuell mißbrauchter Jungen finden sich in der Untersuchung von Friedrich et al. (1986) sowie in den bereits vorgestellten Studien von Friedrich et al. (1988b), Kiser et al. (1988), White et al. (1988) und Young et al. (1994).

Die Daten von Friedrich et al. (1986) basieren auf einer Stichprobe von 85 sexuell mißbrauchten Kindern (24 Jungen und 61 Mädchen) im Alter von 3 - 12 Jahren. Alle Kinder sowie deren Mütter nahmen an einem mißbrauchsspezifischen Therapieprogramm teil. Als Meßinstrument verwendete die Forschergruppe die Child Behavior Checklist (CBCL), welche von den Müttern dieser Kinder auszufüllen war. Die Daten zu aggressiven Verhaltensweisen stammen aus der Aggressions-Subskala dieses Instruments, deren Items aggressives Verhalten gegen Eltern und Gleichaltrige sowie Wutausbrüche der Kinder be-

schreiben. In der Auswertung der so erhobenen Daten stellten die Autoren - im Vergleich zu den Normwerten der CBCL - bei den sexuell mißbrauchten Jungen ein stärker ausgeprägtes aggressives Verhalten fest. Dieses Verhalten unterschied die mißbrauchten Jungen zudem signifikant von den sexuell mißbrauchten Mädchen, deren Subskalenwerte für den Faktor 'Aggression' im Bereich der Normwerte lag.
Wie Friedrich et al. (1986), so verwendeten auch Kiser et al. (1988) und Friedrich et al. (1988b) die Child Behavior Checklist zur Messung potentieller sexueller Mißbrauchsfolgen.
Im Vergleich zu den Normwerten stellten auch Kiser et al. (1988) bei den fünf sexuell mißbrauchten Jungen erhöhte Werte auf der Subskala 'Aggression' fest. Friedrich et al. (1988b) verglichen ihre diesbezüglichen Daten nicht mit den Normwerten der CBCL, sondern mit den entsprechenden Werten einer Kontrollgruppe physisch mißhandelter Jungen. In diesem Vergleich zeigten sich signifikant erhöhte Werte auf der Subskala 'Aggression' bei den körperlich mißhandelten Jungen. Dieses Ergebnis steht jedoch nicht im Widerspruch zu den zuvor beschriebenen Untersuchungen, da aus den aufgelisteten Werten für die Subskala 'Aggression' hervorgeht, daß die sexuell mißbrauchten Jungen auch in dieser Studie über den Normwerten der CBCL lagen. Somit liegt ein Hinweis vor, daß die Genese aggressiver Verhaltensweisen bei sexuell mißbrauchten Jungen nicht notwendigerweise mit der sexuellen Natur des Mißbrauchsgeschehens verbunden ist, sondern daß sexueller Mißbrauch und physische Mißhandlung zum Teil eine ähnliche Wirkung haben: So ist beispielsweise zu vermuten, daß die von Rogers & Terry (1984) hypothetisierte Erfahrung der Hilflosigkeit, Ohnmacht und Schwäche nicht spezifisch für sexuell mißbrauchte Jungen ist - auch für physisch mißhandelte Jungen dürfte der Akt der körperlichen Mißhandlung unmittelbar mit solchen Erfahrungen verknüpft sein.
White et al. (1988) berichten, daß die Mütter der 7 sexuell mißbrauchten Jungen dieser Studie sowohl im Vergleich zu den Müttern der klinisch nicht auffälligen, als auch im Vergleich zu den Müttern der vernachlässigten Jungen, signifikant häufiger jene Items der SASC bestätigten, welche aggressive Verhaltensweisen gegen andere Kinder und Erwachsene beschreiben.
Die Jungen aus der Stichprobe von Young et al. (1994) wurden mittels der Children's Action Tendency Scale zu aggressiven Verhaltensweisen gegen andere Personen befragt. Die Selbsteinschätzungen der sexuell mißbrauchten Jungen spiegelten, im Vergleich zu den Daten der nicht mißbrauchten Jungen, signifikant häufiger aggressive Verhaltensweisen gegenüber Gleichaltrigen wider. Die Einschätzungen der Eltern dieser Jungen, die mittels der Louisville Behavior Checklist erhoben wurden, bestätigten diesen Unterschied.

Aus methodischer Sicht muß in der Bewertung der vorliegenden Daten zu den aggressiven Verhaltensweisen sexuell mißbrauchter Jungen neben der Selektivität der Stichproben berücksichtigt werden, daß die eingesetzten Kontrollgruppen nur nach demographischen Merkmalen und sozioökonomischen Status der

Eltern parallelisiert wurden. Zwar liefern die Vergleiche sexuell mißbrauchter Jungen mit physisch mißhandelten Jungen (Friedrich et al. 1988b) und vernachlässigten sowie klinisch nicht auffällig gewordenen Jungen (White et al. 1988, Young et al. 1995) wertvolle Informationen. Mißbrauchsunabhängige Faktoren, die ebenfalls zur Entstehung aggressiver Verhaltensweisen führen können, wurden allerdings nicht kontrolliert. Somit läßt sich kaum einschätzen, inwieweit diese Verhaltensweisen in kausaler Beziehung zu den Mißbrauchserfahrungen stehen.

4.2.5 Suizidalität und bewußte bzw. potentielle Selbstverletzungen*

Zur Häufigkeit von Suizidversuchen sexuell mißbrauchter Jungen finden sich bisher nur zwei Veröffentlichungen. Spencer & Dunklee (1986) analysierten die Akten von 140 sexuell mißbrauchten Jungen, welche zwecks Begutachtung an die Spezialabteilung eines Krankenhauses überwiesen wurden und stellten mehrere Fälle (keine genauen Daten) von Selbstmordversuchen fest. Lindberg & Distad (1985) berichten, daß einer der drei Jungen eines von den Autoren begleiteten Therapieprogramms einen Selbstmordversuch verübt hatte.
Eine etwas breitere Datenbasis existiert zur Häufigkeit von Suizidgedanken sexuell mißbrauchter Jungen: Frederick (1986) berichtet, daß eine nicht näher angegebene Anzahl der von ihm untersuchten Jungen in klinischen Interviews Suizidgedanken äußerte. Darüber hinaus schließt der Autor bei einem Großteil der Jungen (keine genaueren Angaben) aus den qualitativen Daten des TAT auf 'Suizid' als eines der zentralen Themen.
Burgess et al. (1984) berichten, daß die Eltern einer größeren Anzahl von Jungen Angst hatten, daß ihre Kinder sich umbringen würden. Die Ängste der Eltern begründeten sich, so die Autorinnen, besonders in dem extremen Rückzugsverhalten der Jungen.
Von den 77 sexuell mißbrauchten und an eine Kinderschutzeinrichtung überwiesenen Jungen aus der Studie von Roane (1992) hatten 9% Suizidgedanken geäußert.
Aus eigenen klinischen Erfahrungen können wir den Fall eines sechsjährigen Jungen beschreiben, der von seinem Großvater und dessen Lebensgefährtin über einen Zeitraum von mindestens einem Jahr sexuell mißbraucht wurde. Sowohl vor, als auch nach der Aufdeckung des sexuellen Mißbrauchs, äußerte dieser Junge seiner Mutter und uns gegenüber Suizidgedanken. Während er vor der Eröffnung seiner Mißbrauchserlebnisse in den Beratungssitzungen Sätze wie „Am liebsten wäre ich für immer tot", äußerte, konkretisierten sich die Suizidgedanken nach der Aufdeckung: „Immer wenn ich daran denke, was Opa ge-

---

* *unter die Kategorie 'potentielle Selbstverletzungen' haben wir nach einem rein deskriptiven Kriterium solche Verhaltensweisen subsummiert, durch welche sich die Jungen selbst gefährden (s.u.).*

macht hat, werde ich ganz komisch, und dann will ich mich am liebsten totmachen."

Das bewußte Zufügen von Selbstverletzungen, oder Verhaltensweisen der sexuell mißbrauchten Jungen, die potentiell zu Selbstverletzungen führen können, wurde von Dixon et al. (1978), Burgess et al. (1984) und White et al. (1988) dokumentiert.
So berichten Dixon et al. (1978) über eine Reihe ungeklärter Unfälle (z.B. Autounfälle, Stürze von Dächern, Schußverletzungen) bei zwei der von ihnen untersuchten sechs Jungen, die von ihren Vätern sexuell mißbraucht wurden. Einer dieser Jungen fügte sich mit einem Messer schwere Verletzungen an Armen und Beinen zu, woraufhin er in eine stationäre psychiatrische Abteilung eingewiesen wurde.
In der Studie von White et al. (1988) bestätigten die Mütter der sexuell mißbrauchten Vorschuljungen sowohl im Vergleich mit einer nicht-klinischen Kontrollgruppe, als auch im Vergleich mit einer Kontrollgruppe vernachlässigter Kinder, signifikant häufiger die Items „Unfallneigung" (accident-prone), „Spielen mit Streichhölzern" und „Bringt sich selbst in gefährliche Situationen" der SAS-Subskala „Sicherheit" (safety).
Potentiell selbstverletzende Verhaltensweisen werden auch von Burgess et al. (1984) bei einem Großteil (keine genaueren Angaben) der in einem Sexring mißbrauchten Jungen beschrieben. Die Autorinnen berichten, daß die Jungen häufig in Boxkämpfe verwickelt waren, sich mit ihren Fahrrädern bewußt riskant im Straßenverkehr verhielten oder von hohen Dächern sprangen. Diese Verhaltensweisen wurden von den Eltern der Jungen vor der Aufdeckung der Sexringe nicht beobachtet. Im Gegensatz zu den AutorInnen der beiden zuvor beschriebenen Studien, interpretieren Burgess et al. (1984) diese Verhaltensweisen jedoch nicht mit Blick auf die potentiellen Selbstverletzungen. Statt der impliziten Annahme eines zugrundeliegenden Motivs der Selbstverletzung, verstehen Burgess und Mitarbeiterinnen das Risikoverhalten der Jungen als Ausdruck hypermaskulinen Rollenverhaltens. Eine solche Interpretation spiegelt sowohl unsere, als auch die Einschätzungen anderer Kliniker wider. So berichtet z.B. Bruder (1992; pers. Mitteilung) daß in der von ihm geleiteten Therapiegruppe die sexuell mißbrauchten Jungen ihre Mißbrauchserlebnisse durch ein betont männliches 'Rambo-Verhalten' kompensierten. Diese Interpretation der potentiell selbstverletzenden Verhaltensweisen als ein Ausdruck hypermaskulinen Verhaltens wird auch durch die Beobachtung gestützt, nach der die von Burgess et al. (1984) untersuchten Jungen dieses Verhalten erst nach Bekanntwerden der Sexringaktivitäten zeigten. Die Autorinnen berichten, daß die mißbrauchten Jungen von den Klassenkameraden gehänselt und als homosexuell stigmatisiert wurden. Somit liegt die Vermutung nahe, daß die Jungen durch hypermaskulines Risikoverhalten sich selbst und andere von ihrer Männlichkeit überzeugen wollten (vgl. auch Rogers & Terry 1984).

Eine solche Interpretation setzt jedoch voraus, daß die Jungen männliche Geschlechtsrollenskripte bereits bis zu einem gewissen Grad internalisiert haben. Inwieweit dies bereits z.B. für einen dreijährigen Jungen gilt, ist fraglich. Da die sexuell mißbrauchten Jungen in der Stichprobe von White et al. (1988) zum Zeitpunkt der festgestellten, potentiell selbstverletzenden Verhaltensweisen im Alter von zwei bis sechs Jahren, und damit wesentlich jünger als die anderen untersuchten Jungen waren, ist eine Interpretation der von diesen Jungen gezeigten Verhaltensweisen als kompensatorisches, hypermaskulines Verhalten in Frage gestellt. Möglich ist, daß den gleichen Verhaltensweisen, zu unterschiedlichen Zeitpunkten der kindlichen Entwicklung, eine andere Dynamik zugrundeliegt.

Gleiches dürfte auch für Suizidversuche bzw. Suizidgedanken sexuell mißbrauchter Jungen gelten. So beschreibt z.B. Fürniss (1986), in Abhängigkeit vom Alter der sexuell mißbrauchten Kinder, unterschiedliche suizidale Dynamiken. Demnach sei ein Suizidversuch bei Jugendlichen mit spätem vorpubertären Mißbrauchsbeginn zwischen 8 und 12 Jahren häufig ein Versuch, sich von dem Mißbrauch zu befreien. Er sei Ausdruck von „aktiver Rebellion und ein Hilferuf, zu sehen und ernstzunehmen, was vor sich geht und die Mißhandlung zu stoppen“ (339), und stehe damit im Zusammenhang der Adoleszentenablösung. Suizidversuche bei Kindern oder Jugendlichen mit frühem vorpubertären Mißhandlungsbeginn zwischen zwei und sechs Jahren seien häufig mit vorhergehenden Rückzugs- und Isolierungssymptomen verbunden. In diesem Kontext sei der Suizidversuch kein positiver Versuch zur Befreiung vom Mißbrauch, sondern Ausdruck klinisch depressiver Erkrankungen.

In einer Bewertung der vorliegenden Daten zur Suizidalität sowie zu den selbstverletzenden und selbstgefährdenden Verhaltensweisen sexuell mißbrauchter Jungen nach methodischen Gesichtspunkten, müssen vielerlei Einschränkungen geltend gemacht werden. Außer den geringen Stichprobengrößen und der Selektivität der Stichproben ist für die Untersuchungen zur Suizidalität sexuell mißbrauchter Jungen vor allem zu bemängeln, daß weder Kontrollgruppen eingesetzt, noch systematisch Informationen über konkurrente Faktoren, antezedente Faktoren oder Ereignisse, die der Eröffnung folgten, gesammelt wurden.

Das bewußte Zufügen von Selbstverletzungen, oder Verhaltensweisen der sexuell mißbrauchten Jungen, die potentiell zu Selbstverletzungen führen können, wurden in drei Studien untersucht. Auch in diesen Untersuchungen ist aufgrund der kleinen und selektiven Stichproben die Generalisierbarkeit der vorliegenden Daten stark eingeschränkt. Die Aussagekraft dieser Daten wird jedoch erhöht, da White et al. (1988) sowohl eine klinische, als auch eine nicht-klinische Kontrollgruppe einsetzen und damit nachweisen konnten, daß sich die von ihnen untersuchten sexuell mißbrauchten Jungen, sowohl im Vergleich zu klinisch unauffälligen als auch im Vergleich zu vernachlässigten Jungen, signifikant häufiger selbstgefährdend verhielten. Ob die selbstgefährdenden Verhaltensweisen dieser Jungen aber eine direkte Folge der sexuellen Mißbrauchserfahrungen der Jungen sind, läßt sich aus methodischer Sicht nicht beantworten. So weisen z.B.die Daten von Burgess et al. (1984) darauf hin, daß die sozialen Reaktionen auf die Eröffnung der Mißbrauchserlebnisse einen entscheidenden Einfluß auf die Entwicklung selbstgefährdender Verhaltensweisen haben könnten. Reaktionen auf die Eröffnung der Mißbrauchserlebnisse wurden in der Untersuchung von White et al. (1988) jedoch nicht erhoben. Zudem wurden die Vergleichsgruppen in dieser Studie nur nach dem Alter der Kinder und der Zusammensetzung der Familie parallelisiert, so daß eine Kontrolle weiterer Variablen, welche die selbstgefährdenden Verhaltensweisen (mit-) verursacht haben könnten, nicht möglich war.

4.2.6 Initiale Störungen der Selbstwahrnehmung

Veränderungen des Selbstwertgefühls bzw. des Selbstbildes, als mögliche Folgen sexuellen Mißbrauchs wurden bei Jungen bisher nur selten untersucht.
Im Rahmen einer 3-monatigen Therapiegruppe beobachteten Lindberg & Distad (1985) drei Jungen, die von ihren Vätern bzw. von einer Großmutter mißbraucht wurden. Alle drei Jungen, so die Autoren, hatten ein niedriges Selbstwertgefühl, sie sahen sich als beschädigt und nicht liebenswert.
Frederick (1986) schließt aus den Ergebnissen eines Satzergänzungstests auf verminderte Selbstwertgefühle der von ihm untersuchten Jungen (keine genaueren Angaben).
Tong et al. (1987) befragten 37 sexuell mißbrauchte Mädchen und 12 sexuell mißbrauchte Jungen, die aufgrund ihrer Mißbrauchserfahrungen an eine Spezialklinik eines Kinderkrankenhauses überwiesen wurden, mittels der Pierce-Harris Self-Concept Scale. Erhöhte Werte auf dieser Skala werden als Indikator eines geringen Selbstwertgefühls (self-esteem bzw. self-concept) interpretiert. In einem Vergleich mit einer Kontrollgruppe nicht mißbrauchter Jungen, die nach Alter und sozioökonomischem Status der Eltern parallelisiert wurde, zeigten sich keine signifikante Unterschiede. Erhöhte Werte auf der Pierce-Harris Self-Concept Scale wurden weder in der Kontroll- noch in der Untersuchgsgruppe festgestellt.
Die Ergebnisse von Lindberg & Distad (1985) sowie Frederick (1986) entsprechen den Erfahrungen vieler KlinikerInnen, nach denen sexuell mißbrauchte Jungen häufig unter Selbstwertproblemen leiden (Bange 1996; pers. Mitteilung). Aus methodischer Sicht ist die Aussagekraft beider Ergebnisse gering. In keiner der beiden Untersuchungen wurde eine Kontrollgruppe eingesetzt, noch wurden Informationen über das Selbstbild der Jugendlichen vor dem sexuellen Mißbrauch erhoben.
Die Daten der methodisch etwas anspruchsvolleren Studie von Tong et al. (1987) verweisen nicht auf ein niedriges Selbstwertgefühl sexuell mißbrauchter Jungen. Die AutorInnen selbst vermuten, daß dieses, den klinischen Erfahrungen widersprechende, Ergebnis durch den hohen Anteil von Fremdtätern in dieser Jungenstichprobe zustande gekommen ist. Die sich hieraus ableitende Hypo-

these, nach der die Wirkung sexueller Mißbrauchserfahrungen auf das Selbstwertgefühl von Jungen durch die Beziehung zum Täter beeinflußt wird, bleibt der Überprüfung durch zukünftige Studien vorbehalten.

4.2.7 Körperliche Störungen ohne erkennbare organische Ursachen

Unter diese Kategorie haben wir alle körperlichen Symptome subsummiert, welche von den AutorInnen der nun vorzustellenden Studien als psychosomatische Störungen bzw. als somatische Störungen ohne erkennbare organische Ursache bezeichnet wurden. Körperliche Symptome im Sinne von körperlichen Verletzungen, welche direkt auf physische Einwirkungen, wie z.B. anale Penetrationshandlungen, zurückzuführen sind, haben wir in die vorliegende Analyse nicht aufgenommen (vgl. hierzu Fegert 1993, 1995; Jones et al. 1996)*.

In der Studie von Burgess et al. (1984) wurden die in einem Sexring mißbrauchten Jungen sowie deren Eltern in einem klinischen Interview u.a. nach körperlichen Symptomen während der Zeit der Sexring-Aktivitäten befragt. Kopf- und Bauchschmerzen, Appetitverlust, Schlafstörungen sowie Brechanfälle waren die am häufigsten berichteten Symptome. Nach Einschätzung der mißbrauchten Jungen sowie deren Eltern traten diese körperlichen Beschwerden vor den Mißbrauchshandlungen nicht auf. Im Anschluß an die Aufdeckung des Mißbrauchs hielten diese somatischen Beschwerden an bzw. verschlimmerten sich. Die Autorinnen machen allerdings keine Angaben zur Anzahl der Kinder, die unter den beschriebenen körperlichen Symptomen litten.

Ohne Häufigkeitsangaben berichten auch Spencer & Dunklee (1986) über somatische Beschwerden (nicht weiter differenziert) der 140 zur Begutachtung überwiesenen, sexuell mißbrauchten Jungen.

In der Studie von White et al. (1988) bestätigten die Mütter der 7 sexuell mißbrauchten Vorschuljungen signifikant häufiger als die Mütter der klinischen und nicht-klinischen Kontrollgruppe, daß ihre Söhne über Kopf- und Bauchschmerzen sowie Schmerzen in den Beinen klagten.

Lindberg & Distad (1985) berichten, daß einer der drei Jungen des von den Autoren begleiteten Therapieprogramms unter Taubheitsgefühlen in Armen und Beinen litt.

Dixon et al. (1978) beschreiben in einer von sechs Fallstudien einen 15jährigen Jungen, der, zusammen mit seinen 6 Geschwistern, über einen Zeitraum von 10 Jahren von seinem Vater sexuell mißbraucht wurde. Dieser Junge wurde aufgrund massiver Hals-, Kopf- und Bauchschmerzen ohne erkennbare organische

---

* *Unter diagnostischen Aspekten gewinnen physische Symptome, besonders im Genital- und Analbereich, in den USA aufgrund verbesserter medizinischer Untersuchungsmethoden zunehmend an Bedeutung.*

Ursachen an eine kinder- und jugendpsychiatrische Abteilung überwiesen, wo im Rahmen der Anamnese der sexuelle Mißbrauch aufgedeckt wurde.

Die referierten Untersuchungsergebnisse zusammenfassend, konnten bei sexuell mißbrauchten Jungen körperliche Symptome in Form von Kopf,- Hals- und Bauchschmerzen, Brechanfällen, Appetitverlust, Schlafstörungen sowie Taubheitsgefühlen festgestellt werden. Organische Ursachen wurden bei allen ermittelten Symptomen von den Forschergruppen ausgeschlossen.
Aus methodischer Sicht ist die Interpretationsmöglichkeit dieser Daten allerdings stark eingeschränkt. So fehlen in den beiden Studien, in denen eine größere Anzahl sexuell mißbrauchter Jungen untersucht wurde (Burgess et al. 1984; Spencer & Dunklee 1986), die Angaben zur Häufigkeit der ermittelten psychosomatischen Symptome. Die Ergebnisse von White et al. (1988) bestätigen zwar, daß die sexuell mißbrauchten Jungen dieser Studie signifikant häufiger psychosomatische Symptome entwickelt hatten, als die klinisch nicht auffälligen sowie die vernachlässigten Jungen. Die kleine und selektive Stichprobe dieser Untersuchung läßt aber keinerlei Generalisierung zu. Zudem parallelisierten die AutorInnen dieser Studie die beiden Kontrollgruppen nur nach dem Alter der Kinder. Eine Interpretation der erhobenen Symptome als Folge der Mißbrauchserfahrungen ist somit aus methodischer Sicht nicht zulässig. Da die qualitativen Daten der Fallstudien von Lindberg & Distad (1985) und Dixon et al. (1978) nur sehr skizzenhaft sind, lassen auch diese Daten kaum weitere Schlußfolgerungen zu.

4.2.8 Initiale Symptome als posttraumatische Belastungsreaktion

Beginnend mit Gelinas (1983) sind bis heute eine Reihe von Studien erschienen, welche die Folgen sexuellen Mißbrauchs als akute bzw. chronische 'posttraumatische Belastungsreaktion' (aus dem amerikanischen: 'posttraumatic stress disorder'*) konzipieren (Blake-White & Kline 1985; Burgess et al. 1984; Donaldson & Gardner 1985; Elliot & Briere 1995; Frederick 1986; Goodwin 1985; Kiser et al. 1988; Lindberg & Distad 1985; McLeer et al. 1988; Merry et al. 1994; Pynoos & Eth 1985; Walker 1990). Die 'posttraumatische Belastungsreaktion' (PTBR) ist eine den Angststörungen untergeordnete Kategorie des DSM-III-R (APA 1991). Neben der Identifikation eines erkennbaren Stressors, der außerhalb der üblichen menschlichen Erfahrung liegt, erfordert die Diagnose a) das psychische Wiedererleben des Traumas, b) die Vermeidung von Stimuli, die mit dem Trauma in Verbindung stehen oder eine Einschränkung der allgemeinen Reagibilität, c) anhaltende Symptome eines erhöhten Erregungsniveaus und d) eine Mindestdauer der Symptome von einem Monat. Als Subtypen werden durch Beginn und Dauer der Symptome die akute von der chronische Form unterschieden. So ist die akute PTBR durch einen Beginn der

---

* *Die amerikanische Bezeichnung verdeutlicht die Nähe zu den zugrundeliegenden streßtheoretischen Konzepten, welche in der deutschen Übersetzung verlorengeht.*

Symptome innerhalb von sechs Monaten nach dem traumatischen Ereignis sowie einer Dauer der Symptome von weniger als sechs Monaten definiert. Die chronische oder verzögerte Form dieser diagnostischen Kategorie setzt eine Dauer der Symptome von sechs Monaten oder mehr sowie einen verzögerten Beginn der Symptome um mindestens sechs Monate nach dem Trauma voraus. In einer Konzeption der Folgen sexuellen Mißbrauchs als 'posttraumatische Belastungsreaktion' lassen sich nach der von uns gewählten Begriffsbestimmung alle Langzeitfolgen als chronische Form dieses Störungsbildes begreifen. Hingegen ist eine eindeutige Zuordnung der Initialfolgen zur akuten bzw. chronischen Form der PTBR aufgrund der Überschneidungen nicht möglich.

Unter den oben genannten Studien, welche die Folgen sexuellen Mißbrauchs auf der Basis dieser diagnostischen Kategorie ermittelten, finden sich vier Untersuchungen, in denen auch Jungen im Zeitraum von bis zu zwei Jahren nach Beendigung des Mißbrauchs untersucht wurden.
So diagnostizierte Frederick (1986) bei allen Jungen der Untersuchungsstichprobe eine akute posttraumatische Belastungsreaktion.
Burgess et al. (1984) identifizierten bei einem Großteil der von ihnen untersuchten Jungen (keine genaueren Daten) einen Übergang von diffusen Symptomen (vague complaints) zu Symptomen akuten posttraumatischen Stresses im Sinne der PTBR, nachdem die Mißbrauchshandlungen in den Sexringen aufgedeckt wurden.
Neun von zehn Kindern (darunter 5 Jungen) erfüllten nach den Daten von Kiser et al. (1988) die diagnostischen Kriterien dieses Störungsbildes.
Merry et al. (1994) führten klinische Interviews mit elf sexuell mißbrauchten Jungen sowie deren Eltern und Lehrern durch. Die Mißbrauchserfahrungen dieser Jungen lagen höchstens sechs Monate zurück. Auf der Basis der Interviewdaten wurden von den AutorInnen DSM-III-R Diagnosen vergeben, nach denen zwei der elf Jungen unter einer akuten posttraumatischen Belastungsstörung litten.
Die in diesen Studien ermittelten Symptome wurden bereits weitgehend in den vorangegangenen Abschnitten referiert. Da die AutorInnen dieser Untersuchungen die von ihnen festgestellten Symptome jedoch als 'Mißbrauchssyndrom' im Sinne einer 'posttraumatischen Belastungsreaktion' interpretieren, werden auch die aus diesem Zusammenhang zuvor isolierten Ergebnisse noch einmal aufgeführt.
Als spezifische Symptome des Wiedererlebens beschreiben Burgess et al. (1984), Frederick (1986) und Kiser et al. (1988) Episoden visuellen Wiedererlebens traumatischer Erinnerungen bei den von ihnen untersuchten Kindern (visualization; von den Eltern als Tagträumen oder Dämmerzustände beschrieben) sowie ungewollte und unkontrollierbar eindringende Gedanken, die mit dem Trauma assoziiert sind, 'flashbacks' und Alpträume. Zudem interpretieren Kiser et al. (1988),die von ihnen erhobenen, sexuell ausagierenden Verhaltensweisen der Kinder (z.B. Simulation von Geschlechtsverkehr mit anderen Kin-

dern) als aktive Reinszenierung der traumatischen Erfahrung und damit als eine Form des Wiedererlebens.
In Übereinstimmung mit den diagnostischen Kriterien des DSM-III-R wurden in den gleichen Studien Symptome der Vermeidung von Stimuli, die mit dem Trauma in Verbindung stehen sowie Symptome einer eingeschränkten Reagibilität erhoben:
Rückzug von sozialen Aktivitäten sowie ein auffallend vermindertes Interesse der Kinder an Alltagsaktivitäten berichten Burgess et al. (1984), Kiser et al. (1988) und Frederick (1986) und Young et al. (1994).
Als ein Symptom, welches mit der Verleugnung (denial) des Traumas assoziiert ist, beschreiben Kiser et al. (1988) und Frederick (1986) eine 'emotionale Anästhesie' (psychic numbing) der Kinder, die sich z.B. in der Unfähigkeit zeigte, zärtliche Gefühle zu empfinden.
Eine Vermeidung von allen Reizen, welche das Trauma symbolisieren bzw. phobische Reaktionen bei Konfrontation mit solchen Reizen, ermittelte Frederick bei den von ihm untersuchten Jungen. Kiser und MitarbeiterInnen beschreiben als extreme Form des Rückzugs bei einem Kind das gezielte Herbeiführen eines tranceartigen Zustands (self-hypnosis), um traumaverbundenen Streß zu vermeiden.
Auch das diagnostische PTBR-Kriterium des Verlustes bereits angeeigneter entwicklungsbedingter Fähigkeiten bei traumatisierten Kleinkindern traf für mehrere mißbrauchte Vorschuljungen (keine genauen Daten) der Studie von Kiser et al. (1988) zu.

Symptome eines erhöhten Erregungsniveaus manifestierten sich nach Burgess et al. (1984) und Kiser et al. (1988) bei allen Kindern in Schlafstörungen. So berichten Burgess und Mitarbeiterinnen, daß mehrere Kinder (keine genaueren Daten) unfähig waren einzuschlafen, weil sie Angst hatten zu sterben, bevor sie aufwachen. Andere Kinder hatten Angst vor dem Einschlafen, da sie befürchteten, nachts allein aufzuwachen und nicht wieder einschlafen zu können.
Hypervigilanz (Burgess et al. 1984), Reizbarkeit (Burgess et al. 1984; Frederick 1986), Gefühlsausbrüche (Burgess et al. 1984; Kiser et al. 1988; Frederick 1986) sowie Konzentrationsschwierigkeiten (Frederick 1986) konnten, in Übereinstimmung mit den PTSD-Kriterien, als weitere Symptome eines erhöhten Erregungsniveaus bei den jeweils untersuchten Kindern erhoben werden.

Inwieweit es sinnvoll ist, das Trauma des sexuellen Mißbrauchs als eine Form einer posttraumatischer Streßreaktion zu konzipieren, soll auf einem theoretischen Hintergrund im Anschluß an die Darstellung bisher erhobener Folgen diskutiert werden. Zunächst bleibt zusammenfassend festzustellen, daß die bisher untersuchten Jungen nach den Kriterien der 'posttraumatischen Belastungsreaktion' unter multiplen Streßsymptomen litten. Eine Untersuchung der Folgen sexuellen Mißbrauchs auf der Basis dieser diagnostischen Kategorie weist zudem auf Symptome hin, die bisher in keiner anderen Studie identifiziert wurden (z.B. Episoden visuellen Wiedererlebens der traumatischen Erfahrungen).

So zeigt sich, wie die Auswahl von Zielsymptomen die Untersuchungsergebnisse beeinflussen können. Andererseits erscheint uns jedoch die Zuordnung verschiedener Symptome zu den einzelnen diagnostischen Kriterien problematisch. Dies betrifft v.a. die Interpretation sexuell ausagierender Verhaltensweisen als eine Form des Wiedererlebens des Traumas.

Eine Bewertung der erhobenen Daten unter methodischen Gesichtspunkten muß die für diese Studien bereits beschriebenen, geringen Stichprobengrößen sowie die Selektivität der untersuchten Stichproben berücksichtigen. Somit bleibt offen, ob alle sexuell mißbrauchten Jungen die streßspezifischen Symptome entwickeln, wie sie für die PTBR-Kategorie beschrieben sind. Da keine Vergleichsgruppen eingesetzt wurden, läßt sich zudem nicht beurteilen, inwieweit die gemessenen Streßsymptome bei sexuell mißbrauchten Jungen häufiger sind, als bei nicht mißbrauchten Jungen. Das Design der Studien und die Art der statistischen Auswertung läßt keine Schlußfolgerungen zu, ob diese Symptome auf die sexuellen Mißbrauchserfahrungen als solche zurückgehen, oder mit anderen Hintergrundvariablen oder Ereignissen, welche der Eröffnung folgten, assoziiert sind. Lediglich Burgess und Mitarbeiterinnen erhoben in retrospektiven Interviews Daten zu den Streßsymptomen der mißbrauchten Kinder vor der Aufdeckung der Sexringe. Die Berichte der Kinder und deren Eltern weisen darauf hin, daß erst die Aufdeckung der Sexringe zu akuten Streßsymptomen führte. Nach eigener Aussage der Autorinnen handele es sich jedoch nur um unsystematisch erhobene Daten, deren Gültigkeit zudem durch den retrospektiven Charakter der Erhebung stark eingeschränkt sei. Weiterhin muß berücksichtigt werden, daß die der Aufdeckung folgenden Ereignisse insofern außergewöhnlich belastend waren, als sowohl in den Zeitungen als auch im Fernsehen über die Aktivitäten dieser Sexringe berichtet wurde.

4.2.9 Weitere initiale Symptome

Mit der Kategorie 'Weitere initiale Symptome' sind abschließend all jene empirischen und klinischen Symptomdaten erfaßt, die in einem Untersuchungszeitraum von zwei Jahren nach Mißbrauchsende ermittelt wurden, und für die eine eindeutige Zuordnung zu den bisher vorgestellten Kategorien nicht möglich war.

So berichten Burgess et al. (1984), daß mehrere der in einem Sexring mißbrauchten Jungen (keine genaueren Daten) durch erhöhten Alkohol- oder Drogenkonsum auffielen. Nach den Aussagen der Eltern begannen die zumeist jugendlichen Mißbrauchsopfer erst nach Aufdeckung der Sexringaktivitäten exzessiv Alkohol zu trinken oder Marihuana zu rauchen.
In der Studie von White et al. (1988) bestätigten die Mütter der sexuell mißbrauchten Jungen, sowohl im Vergleich mit einer nicht-klinischen Kontrollgruppe als auch im Vergleich mit einer klinischen Kontrollgruppe vernachlässigter Kinder, signifikant häufiger die Items „Wirkt älter aufgrund seines Verhaltens“ und „Übernimmt Verantwortung/trägt Sorge für jüngere Kinder“

(Übers.d.Verf.) der Subskala „Pseudo-erwachsenes Verhalten" (pseudosophistication) aus dem eigens für diese Untersuchung konstruierten Folgenfragebogen (SAS). Die AutorInnen vermuten, daß es sich bei diesen Verhaltensweisen um initiale Anzeichen einer Übernahme elterlicher Rollen handeln könnte, wie sie bisher nur für ältere, intrafamiliär mißbrauchte Mädchen beschrieben wurden (Brant & Tisza 1977; Browning & Boatman 1977; Nakashima & Zakus 1977). Signifikant häufiger bestätigten die Mütter dieser Studie weiterhin die Items des SAS, welche eine schlechte Beziehung zu den Vätern der Kinder beschreiben. Die Validität dieser Daten wird jedoch von den AutorInnen selbst in Frage gestellt. Da die Mütter der meisten mißbrauchten Jungen in dieser Stichprobe geschieden waren oder in Trennung lebten, könne kaum ausgeschlossen werden, daß die Beantwortung dieser Items von eigenen negativen Gefühlen gegenüber den Vätern der Jungen beeinflußt sei. Aber selbst bei unkontaminierten Daten würde die Frage offen bleiben, ob eine schlechte Beziehung der mißbrauchten Jungen zu ihren Vätern eine Folge des sexuellen Mißbrauchs darstellt. Wie bereits im dritten Kapitel beschrieben, könnte eine schlechte Beziehung zu den Eltern das Risiko eines sexuellen Mißbrauchs erhöhen. Dies dürfte zur Folge haben, daß sich in Untersuchungsstichproben sexuell mißbrauchter Jungen ein erhöhter Anteil von Jungen mit schlechten Elternbeziehungen findet.

In der gleichen Studie finden sich u.W. die bisher einzigen empirischen Daten zu regressiven Verhaltensweisen sexuell mißbrauchter Jungen. Gemäß den SAS-Items bejahten die Mütter im Vergleich zu beiden Kontrollgruppen signifikant häufiger, daß ihre Söhne in Verhaltensweisen früherer Entwicklungsstufen zurückfielen sowie Babysprache verwendeten. Aus unserer eigenen klinischen Erfahrungen können wir in diesem Symptomzusammenhang von einem sechsjährigen Jungen berichten, der über einen Zeitraum von mindestens einem Jahr von seinem Großvater und dessen Lebensgefährtin sexuell mißbraucht wurde. Regressive Verhaltensweisen äußerten sich bei diesem Jungen v.a. in Form langandauernden Daumenlutschens, zumeist in Verbindung mit babyähnlichen Lall-Lauten sowie häufig geäußerten Wünschen, die Rolle eines Kleinkindes einnehmen zu dürfen („Ich bin jetzt dein Baby, du mußt mir jetzt die Flasche geben"). Diese Verhaltensweisen traten besonders dann auf, wenn der Junge sich an mißbrauchsrelevante Inhalte erinnerte, bzw. diese Erinnerungen zu vermeiden suchte.

Merry et al. (1994) untersuchten 11 sexuell mißbrauchte Jungen, deren sexueller Mißbrauch höchstens zwölf Monate zurücklag. Auf der Basis von Interviews mit den Jungen sowie deren Eltern und Lehrern erstellten die ForscherInnen DSM-III-R Diagnosen. Am häufigsten wurden die DSM-III-R Diagnosen 'Aufmerksamkeits- und Hyperaktivitätsstörung' (27,3%) und 'Störung mit oppositionellem Trotzverhalten' (36,4%) vergeben. Die AutorInnen selbst schränken die Validität dieser Ergebnisse aber ein, da nicht festzustellen gewesen sei, ob diese Störungen tatsächlich Reaktionen auf den erlittenen Mißbrauch darstellten, oder ob die Jungen schon vorher unter ihnen litten.

In den bereits beschriebenen Studien von Friedrich und Mitarbeitern (1986; 1988b) wertete die Forschergruppe die Daten des CBCL nicht nur für die einzelnen Subskalen aus. Die Child Behavior Checklist bietet zudem die Möglichkeit einer Zuordnung aller 118 Items zu den beiden globalen Dimensionen 'Internalisieren' vs. 'Externalisieren'. Items, die ängstliches, überkontrolliertes sowie gehemmtes Verhalten beschreiben, sind der Dimension 'Internalisieren' zugeordnet; Items, die aggressives, antisoziales, hyperaktives sowie nicht kontrolliertes Verhalten beschreiben, der Dimension 'Externalisieren'. In einer entsprechenden Auswertung der CBCL-Daten stellten Friedrich et al. (1986) - im Vergleich zu den Werten der sexuell mißbrauchten Mädchen - bei den sexuell mißbrauchten Jungen signifikant erhöhte Werte in der Dimension 'Externalisieren' fest. Daß sexuell mißbrauchte Jungen eher zu nach außen gerichteten, aggressiven Verhaltensweisen neigen, spiegeln auch unsere eigenen klinischen Erfahrungen sowie die Erfahrungen anderer KlinikerInnen (z.B. Bange & Enders 1995) wider. Diese Auffälligkeiten in Form eines stärker externalisierenden Verhaltens scheinen aber nur im Vergleich der mißbrauchten Jungen mit sexuell mißbrauchten Mädchen zu gelten. Im Vergleich mit physisch mißhandelten Jungen (Friedrich et al. 1988b) zeigten sich bei den sexuell mißbrauchten Jungen signifikant niedrigere Werte für die Dimension 'Externalisieren' der CBCL.

Als Versuch eines Kindes, traumatische Mißbrauchssituationen zu bewältigen, wurden wiederholt dissoziative Prozesse der Abwehr beschrieben (Blake et al. 1985; Chu & Dill 1990; Hirsch 1990; Jones 1986; Putnam 1993; Putnam et al. 1994; Shengold 1979; Wherry et al. 1994; Wirtz 1989). In Abgrenzung von Abwehrmechanismen im engeren psychoanalytischen Sinne, die als eine Ich-Funktion gegen die Bewußtwerdung unbewußten oder unbequemen Materials gerichtet sind, handelt es sich dabei eher um eine Form der psychischen Abwehr realer unerträglicher Reize, welche primär auf eine Nicht-Wahrnehmung mißbrauchsspezifischer Reize zielt.
So beschreibt z.B. Summit (1983), daß sich Kinder während der Mißbrauchssituation selbst in einen anderen, hypnoseähnlichen Zustand versetzten oder sich einredeten, daß sie schlafen. Andere Kinder dissoziierten sich von Teilen ihres Körpers oder lösten sich gänzlich von ihrem Körper und betrachteten wie von Ferne das Kind, welches mißbraucht wird.
Johnson (1986) beschreibt aus ihrer klinischen Erfahrung, daß sich Kinder während des Mißbrauchsaktes in ihren Lieblingsteddybären projizierten.
Ferenczi deutet diese Mechanismen in einer Arbeit über Kindesmißbrauch bereits 1933 an, wenn er von einem „traumhaften Zustand", einer „traumatischen Trance" spricht, in der „der Angriff als starre äußere Realität zu existieren aufhört" (309).
Diese Formen einer dissoziativen Abwehr, die im Prozeß der Mißbrauchshandlungen selbst die Funktion erfüllen, das Kind vor einer Überschwemmung mit bedrohlichen Gefühlen zu schützen und seine psychische Integrität zu wahren,

erschweren bzw. verhindern gleichzeitig eine Integration der mißbrauchsspezifischen Erfahrungen.
Fürniss (1990) spricht in diesem Zusammenhang deshalb von einem intrapsychischen Prozess der Geheimhaltung des sexuellen Mißbrauchs. Wie Jones (1986), Summit (1983) und Putnam (1993) sieht er in diesen dissoziativen Prozessen der Abwehr einen zentralen psychischen Mechanismus zur Erklärung der pathogenen Wirkung v.a. langandauernden sexuellen Kindesmißbrauchs.
Trotz dieser hypothetisierten, großen Bedeutung gibt es bis heute nur eine empirische Untersuchung, in der dissoziative Abwehrmechanismen, bzw. deren Manifestierung in einem Symptom, bei Jungen untersucht wurden. In dieser Untersuchung befragten Wherry et al. (1994) zunächst 25 Jungen und ein Mädchen, die in einer Kinderpsychiatrie stationär behandelt wurden, in einem klinischen Interview nach sexuellen Mißbrauchserfahrungen. Acht der 26 Kinder konnten so als sexuell mißbraucht identifiziert werden. Dissoziative Symptome der Kinder wurden mittels der Child Dissociation Checklist (CDC) erhoben. Dieser Fragebogen besteht aus 20 Items (z.B. „Geht in trance-ähnliche Zustände"; „Ist ungewöhnlich vergeßlich/verwirrt", Übers.d. Verf), die von erwachsenen Bezugspersonen mit 0 für „nicht wahr", 1 für „wahr" oder 2 für „sehr wahr" bewertet werden müssen. Nach den Elterneinschätzungen erhielten die mißbrauchten Kinder dieser Stichprobe signifikant höhere CDC-Werte als die nicht mißbrauchten Kinder dieser klinischen Stichprobe.

Von den in den vorangegangenen Abschnitten referierten Symptomen lassen sich die, von Lindberg und Distad (1985), beschriebenen Taubheitsgefühle in Armen und Beinen als chronifizierte Form einer Dissoziation einzelner Körperteile interpretieren. Die von Kiser et al. (1988) bei einem Jungen beobachtete Herbeiführung eines hypnotischen Zustandes zur Vermeidung streßhafter Situationen läßt sich als Generalisierung dissoziativer Bewältigungsmechanismen (vgl. Putnam 1993) begreifen.
Aus eigenen klinischen Erfahrungen können wir in diesem Symptomzusammenhang über den bereits vorgestellten, sechsjährigen Jungen berichten. Auf die Frage, ob er große Schmerzen hatte, wenn sein Großvater ihn anal mißbrauchte, antwortete dieser Junge: „Weiß ich nicht, ich hab ja immer geschlafen, wenn er das gemacht hat." Weiterhin reagierte dieser Junge besonders in der Phase der Eröffnung der sexuellen Mißbrauchserfahrungen auf Fragen nach seinem Großvater mit einem leisen, einsilbigen Sing-Sang, mit dem er sich nach kurzer Zeit in einen tranceartigen Zustand versetzte.
Auf dem Hintergrund dieser wenigen klinischen Beschreibungen läßt sich allerdings nicht beurteilen, wie häufig dissoziative Prozesse der Abwehr, bzw. deren Manifestation in einem Symptom bei sexuell mißbrauchten Jungen sind.

Extreme Formen der Dissoziation können sich nach Putnam (1993) und Jones (1986) bei sexuell mißbrauchten Kindern im Störungsbild einer multiplen Persönlichkeit manifestieren. Eine solche fehlende Integration des Selbst könne, so Putnam (1993), durch häufige und langandauernde dissoziative Zustände her-

vorgerufen werden, wie sie besonders bei Kindern vorkommen, die multiplen Mißbrauchstraumata ausgesetzt waren. Die Dauer und Häufigkeit der einzelnen dissoziativen Episoden erhöhe sich bei diesen Kindern noch dadurch, daß die dissoziativen Bewältigungsmechanismen nicht auf die Mißbrauchssituationen beschränkt blieben, sondern als Folge einer Generalisierung auch zur Bewältigung weniger streßhafter Ereignisse eingesetzt würden*.
Bisher ist unseres Wissens erst eine Veröffentlichung erschienen, in der eine multiple Persönlichkeitsstörung bei einem sexuell mißbrauchten Jungen dokumentiert wurde. Mangels weiterer klinischer und empirischer Daten läßt sich somit nicht beurteilen, wie häufig, bzw. unter welchen besonderen Bedingungen sexuell mißbrauchte Jungen eine multiple Persönlichkeit entwickeln. Jones berichtet (1986) in der genannten klinischen Studie über einen vierjährigen Jungen, der von seinem Pflegevater, seiner Pflegemutter, deren Tochter sowie mehreren Freunden dieser Familie sexuell mißbraucht wurde. Während der therapeutischen Sitzungen nach der Aufdeckung wechselte dieser Junge, so der Autor, sekundenschnell von der Persönlichkeit eines Mädchens zur Persönlichkeit eines Sadisten.

4.2.10 Zusammenfassung

Bisher untersuchte Jungen, deren sexuelle Mißbrauchserfahrungen zum Zeitpunkt der Datenerhebung weniger als zwei Jahre zurücklagen, weisen nach den Ergebnissen der referierten Folgenstudien eine Vielzahl psychischer, psychosozialer und psychosomatischer Symptome auf. Da die entsprechenden Daten aller vorgestellten Studien jedoch auf Stichproben mißbrauchter Jungen beruhen, die in klinischen Zusammenhängen auffällig geworden sind, ist zu vermuten, daß die Prävalenz und Schwere der erhobenen, und mit sexuellem Mißbrauch in Verbindung gebrachten Symptome nicht repräsentativ für alle sexuell mißbrauchten Jungen ist.
Die meisten der erhobenen Symptome sind zudem charakteristisch für klinische Stichproben von Kindern und Jugendlichen (vgl. Beitchman et al. 1991), und können daher nicht ohne weiteres als Folgen sexuellen Mißbrauchs konzipiert werden. Eine Ausnahme bilden die sexuellen Verhaltensauffälligkeiten, die in der beschriebenen Form und Ausprägung nur bei sexuell mißbrauchten Kindern festgestellt wurden. Diese Symptome lassen sich mit relativ hoher Wahrscheinlichkeit als Folgen sexuellen Mißbrauchs begreifen. Allerdings lassen die bisherigen Daten kaum Aussagen darüber zu, warum z.B. ein Teil der sexuell mißbrauchten Jungen sexuell aggressive Verhaltensauffälligkeiten entwickelte,

---

* *Aus theoretischen Überlegungen heraus halten wir es für sinnvoll, neben diesen dissoziativen Mechanismen der Abwehr realer Reize auch solche dissoziativen Abwehrmechanismen in die Überlegungen mit einzubeziehen, welche auf einer tieferen, unbewußten Ebene wirksam sind und die Objekt- und Selbstbilder betreffen. Solche dissoziativen Abwehrmechanismen wurden z.B. von Ferenczi (1933), Kohut (1973) und Kernberg (1978) unter dem Begriff der Spaltung beschrieben (s.u.).*

während ein anderer Teil der Jungen durch exzessives Masturbieren auffällig wurde, und wiederum andere sexuell mißbrauchten Jungen überhaupt keine sexuellen Verhaltensauffälligkeiten zeigten.
Da alle anderen Symptome, die bei den sexuell mißbrauchten Jungen festgestellt wurden, auch in klinischen Populationen nicht sexuell mißbrauchter Kinder ermittelt werden konnten, kann auf den Einsatz adäquater Kontrollgruppen nicht verzichtet werden. Diese methodische Forderung wurde in keiner der vorgestellten Studien erfüllt. Zwar erhoben mehrere der Untersuchungen Vergleichsdaten in klinischen und/oder nicht-klinischen Kontrollgruppen, und lieferten damit erste Hinweise, daß der erlittene sexuelle Mißbrauch andere (und zum Teil gleiche) Symptome bewirkt, als z.B. erlebte Vernachlässigung oder physische Mißhandlung. Da aber in der Regel keine weiteren, potentiell pathogenen Faktoren erhoben, bzw. kontrolliert wurden, läßt sich aus methodischer Sicht nicht beurteilen, ob es sich bei diesen Symptomen um Mißbrauchsfolgen handelt.
Während also einerseits die ätiologische Bedeutung sexueller Mißbrauchserfahrungen für die Genese der meisten, bei sexuell mißbrauchten Jungen gemessenen Symptome noch unklar ist, stellt sich andererseits die Frage, ob bisher alle potentiell in Frage kommenden Mißbrauchsfolgen berücksichtigt wurden. Von den Forschergruppen der hier vorgestellten Studien wurden nur drei spezifische Instrumente zur Messung sexueller Mißbrauchsfolgen entwickelt. Die Entwicklung eines Meßinstruments, welches mögliche Besonderheiten in der Verarbeitung sexueller Mißbrauchserfahrungen von Jungen berücksichtigt, steht bis heute noch aus. Somit ist davon auszugehen, daß subtilere Folgen sexuellen Mißbrauchs an Jungen bisher noch überhaupt nicht erfaßt sind.

Zusammenfassend bewerten wir die bisherigen Untersuchungsergebnisse zu den initialen Folgen sexuellen Mißbrauchs an Jungen, auf dem Hintergrund der Komplexität des Phänomens, als noch bruchstückhaft. Eine solche Bewertung schränkt allerdings nicht die Bedeutung dieser Ergebnisse für KlinikerInnen ein, die mit sexuell mißbrauchten Jungen arbeiten. Klinisch Handelnde müssen davon ausgehen, daß ein beträchtlicher Anteil sexuell mißbrauchter Jungen innerhalb der ersten zwei Jahre nach dem Ende des sexuellen Mißbrauchs unter einer großen Bandbreite oft schwerer Symptome leidet.

4.3 Langzeitfolgen

Alle Symptome und Reaktionen, die mehr als zwei Jahre nach dem sexuellen Mißbrauch erhoben wurden, sind hier als Langzeitfolgen dargestellt. Wie in der Einleitung zu diesem Kapitel erläutert, wählten wir nach Finkelhor (1986) die Begriffe Initial- und Langzeitfolgen. Damit soll verdeutlicht werden, daß bestimmte Symptome, die innerhalb der ersten zwei Jahre nach dem Ende des sexuellen Mißbrauchs auftreten, durchaus länger als zwei Jahre andauern oder auch chronisch werden können. Hier kann eine Symptomkontinuität zwischen Initial- und Langzeitfolgen angenommen werden. Andererseits ist es jedoch möglich, daß bestimmte Symptome in der Kindheit nicht auftreten, sich aber im Jugend- und Erwachsenenalter manifestieren, wo sie als deutliche Beeinträchtigung empfunden und gemessen werden (z.B. Sexualstörungen, Probleme in längeren Beziehungen). Langzeiteffekte sind also u.U. nicht nur langandauernde Initialfolgen, sondern stellen z.T. eine qualitativ eigenständige Symptomklasse dar (vgl. Beitchman 1992, Watkins & Bentovim 1992).

4.3.1 Subjektive Bewertung/Einschätzung der Langzeitfolgen

Beitchman et al. (1992) betonen, daß Erwachsene den erlebten Mißbrauch aus einer anderen psychologischen Perspektive betrachten als Kinder. Die subjektive Bewertung der Auswirkung sexueller Mißbrauchserlebnisse aus der Sicht der betroffenen Erwachsenen könne wesentlich zum Verständnis der Folgen beitragen.

Insgesamt sechs der von uns analysierten Studien erhoben diesbezügliche Daten. Dabei sollten die befragten Personen angeben, wie sie aus der Erwachsenenperspektive die Wirkung der Mißbrauchserlebnisse auf ihr gegenwärtiges Leben einschätzen bzw. wie sie als Erwachsene diese Erfahrung global bewerten.

Woods & Dean (1984; zit. nach Bolton et al. 1990) befragten eine nicht-klinische Stichprobe von 86 sexuell mißbrauchten Männern sowohl nach einer globalen Bewertung des erlebten Mißbrauchs, als auch nach einer globalen Einschätzung des Effekts auf ihr gegenwärtiges Leben (present functioning). Insgesamt bewerteten 41% der Männer die Erfahrung negativ, 33% bewerteten sie positiv. In der weiteren Auswertung der Daten zeigte sich, daß die Wahrnehmung des Mißbrauchs vom Geschlecht der TäterIn abhängig war: 52% der homosexuell mißbrauchten Männer bewerteten die Übergriffe negativ. Bei den heterosexuell mißbrauchten Männern waren es 30%. Und während 'nur' 16% der homosexuell mißbrauchten Männer die sexuellen Übergriffe positiv bewerteten, war dies bei 50% der Männer der Fall, die von Frauen mißbraucht wurden.

Auch die Wirkung auf das gegenwärtige Leben wurde von den befragten Männern in Abhängigkeit vom Geschlecht der TäterInnen unterschiedlich beurteilt. Von den homosexuell mißbrauchten Männern gaben 53% einen negativen, 37% einen neutralen, und 20% einen positiven Effekt an. Dagegen berichteten nur 24% der heterosexuell mißbrauchten Männer einen negativen, 38% einen neutralen, und 38% einen positiven Effekt.

In der Dunkelfeldstudie von Fromuth & Burkhart (1987) bewerteten 18% der insgesamt 79 als sexuell mißbraucht identifizierten Männer diese Erfahrung als negativ, 30% als neutral und 53% als positiv. Die Wirkung des Mißbrauchs auf das weitere Leben schätzten 15% als negativ ein, 46% als neutral und 39% als positiv. In einem weiteren Auswertungsschritt ermittelten die AutorInnen die

Umstände der Mißbrauchserlebnisse, deren Wirkung negativ eingeschätzt wurde. Das Ergebnis stimmt mit den Daten von Woods & Dean (1984) überein: Mißbrauchshandlungen, denen die Befragten eine negative Wirkung auf ihr Leben zuschrieben, wurden häufiger von Männern verübt. Darüber hinaus waren die Männer, welche die Wirkung negativ beurteilten, häufiger unter Gewaltanwendung mißbraucht worden.
In einer repräsentativen Dunkelfeldstudie fragten auch Baker & Duncan (1985) nach einer subjektiven Einschätzung der Folgen. 33% der 77 sexuell mißbrauchten Männer gaben an, die sexuellen Übergriffe hätten eine nur vorübergehende schädigende Wirkung gehabt, aber keine Langzeitfolgen verursacht. Vier Prozent der mißbrauchten Männer berichteten von permanenten Schäden, 57% von keinerlei Auswirkungen und 6% von einer Verbesserung der Lebensqualität durch den sexuellen Mißbrauch.
In der Dunkelfeldstudie von Landis (1957) gaben 19% der 140 sexuell mißbrauchten Studenten an, der sexuelle Mißbrauch habe (nicht näher definierten) vorübergehenden emotionalen Schaden verursacht, 81% verneinten jeglichen Schaden.
Briggs & Hawkins (1996) interviewten 84 inhaftierte Sexualstraftäter, die Kinder mißbraucht hatten und in ihrer Kindheit selbst Opfer sexueller Gewalt geworden waren sowie eine nicht-klinische Kontrollgruppe sexuell mißbrauchter Männer, die keine Sexualstraftaten begangen hatten. Die meisten Männer (keine genauen Angaben) beider Gruppen beschrieben die erlebten Mißbrauchshandlungen als normal, angenehm oder ohne Folgen. Diese Tendenz zur positiven Bewertung der Mißbrauchserlebnisse war in der Gruppe der Sexualstraftäter signifikant ausgeprägter. Als mißbrauchend wurden die sexuellen Handlungen zumeist dann bewertet, wenn die Täter körperliche Gewalt angewendet hatten.
Laszig (1996) untersuchte eine Stichprobe von 16 sexuell mißbrauchten Männern, die über das Anschreiben von Selbsthilfegruppen (zum sexuellen Mißbrauch) und Zeitungsannoncen bereit waren, an einer Studie zu den Charakteristika und Folgen sexuellen Mißbrauchs teilzunehmen. Mittels eines Fragebogens wurden die Männer zu den psychischen Auswirkungen auf das Leben als erwachsener Mensch befragt. Im Gegensatz zu den bisher vorgestellten Studien ermittelte Laszig eine überwiegend negative Bewertung der Mißbrauchserlebnisse: Die Mehrheit der Männer gab an, daß der erlittene Mißbrauch gravierende Auswirkungen auf ihr Leben als Erwachsene hätte.

In den Untersuchungen, welche die subjektive Bewertung der Mißbrauchserfahrungen und die Einschätzung der Langzeitfolgen bei Männern und Frauen verglichen, bewerteten die Männer die Mißbrauchserfahrungen und ihre Auswirkungen im Gruppenmittel durchweg positiver als die befragten Frauen (Landis 1957; Baker & Duncan 1985; Fromuth & Burkhart 1987).

Insgesamt weisen die Daten zur subjektiven Beurteilung des erlebten sexuellen Mißbrauchs darauf hin, daß a) ein beachtlicher Teil der Männer das Miß-

brauchserlebnis oder dessen Wirkung positiv beurteilt, b) Männer sexuellen Mißbrauch durch Frauen als weniger schädlich empfinden als gleichgeschlechtlichen Mißbrauch, und c) Männer das Mißbrauchserlebnis oder dessen Wirkung insgesamt weniger negativ einschätzen als Frauen. Lediglich die Daten von Laszig (1996) bestätigen, daß zumindest ein Teil sexuell mißbrauchter Männer auch als Erwachsene die Folgen erlittenen Mißbrauch als gravierend einschätzen. Die Art des Stichprobenzugangs in dieser Studie legt aber nahe, daß sich vornehmlich solche Männer bereit erklärten an der Untersuchung teilzunehmen, die bewußt unter der erlebten sexuellen Gewalt leiden.
Vergleicht man diese Ergebnisse mit den oben beschriebenen Daten zur erinnerten ersten emotionalen Reaktion auf den erlebten sexuellen Mißbrauch, zeigt sich eine weitgehende Übereinstimmung. Sowohl die erinnerten emotionalen Reaktionen, als auch die aktuellen Beurteilungen des Mißbrauchs sind zu einem großen Teil positiv, dabei abhängig vom Geschlecht der TäterInnen, und bei Männern weniger negativ als bei Frauen.

Eine Interpretation der vorliegenden Daten als Indikator, daß Männer tatsächlich weniger unter der Wirkung von sexuellem Mißbrauch leiden, ist jedoch problematisch, da die aktuellen Beurteilungen des sexuellen Mißbrauchs und dessen Wirkung das Ergebnis einer Umbewertung sein könnten. Mißbrauchte Männer könnten die schädigende Wirkung des erlebten Mißbrauchs vor sich und anderen leugnen, z.B., um ein 'Versagen' in der Geschlechterrolle nicht zugeben zu müssen. Daß zumindest ein Teil der bisher befragten Männer solche Umbewertungsprozesse vornimmt, wird durch die Ergebnisse von Briggs & Hawkins (1996) indirekt gestützt. Die AutorInnen weisen auf das große Ausmaß von psychischen und sozialen Problemen der mißbrauchten Männer hin und deuten die positive Bewertung der erlittenen sexuellen Gewalt als Teil einer Rationalisierung, die auch das eigene Täterverhalten normalisieren soll.

4.3.2 Sexuelle Symptome

In insgesamt 24 der von uns analysierten Studien wurden mögliche, langfristige Auswirkungen von sexuellem Mißbrauch auf die Sexualität bei Jugendlichen und Männern untersucht. Die erforschten Bereiche umfassen die selbsteingeschätzten Auswirkungen des Mißbrauchs auf die Sexualität, sexuelle Funktionsstörungen, sexuell aggressive Verhaltensweisen sowie die sexuelle Orientierung.

Selbsteingeschätzte sexuelle Zufriedenheit/selbsteingeschätzte Wirkung auf Einstellungen zur Sexualität: Zu ihrer gegenwärtigen sexuellen Zufriedenheit wurden mißbrauchte Männer bisher erst in zwei Dunkelfeldstudien befragt. Finkelhor und MitarbeiterInnen (1990) interviewten 1145 Männern zu sexuellen Mißbrauchserlebnissen und deren selbsteingeschätzten Folgen. Die 169 sexuell mißbrauchten Männer dieser repräsentativen Stichprobe, insbesondere diejenigen, die versuchte oder vollzogene Penetration erlebt hatten, waren mit ihrer

gegenwärtigen Sexualität signifikant weniger zufrieden als die nicht sexuell mißbrauchten Männer.
Bange (1992) untersuchte 343 Studenten mithilfe selbstauszufüllender Fragebögen. Die 28 sexuell mißbrauchten Männer dieser Stichprobe waren signifikant häufiger als die nicht sexuell mißbrauchten der Meinung, sie hätten für ihr gegenwärtiges Alter zuwenig sexuelle Erlebnisse. Sie gaben außerdem signifikant seltener an, mit ihrer gelebten Sexualität zufrieden zu sein.
Landis (1957) befragte die mißbrauchten Studenten der von ihm durchgeführten Dunkelfeldstudie, ob ihre gegenwärtige Einstellung zur Sexualität durch den sexuellen Mißbrauch negativ beeinflußt worden sei. 82,6% der mißbrauchten Studenten verneinten einen solchen Effekt, 17% gaben einen zeitweiligen Effekt an, und 0,4% der Betroffenen meinten, daß ihre Einstellung zur Sexualität durch den sexuellen Mißbrauch bleibend in einer unerwünschten Weise (nicht weiter differenziert) beeinflußt worden sei.

Aus methodischer Sicht sind die vorliegenden Unterschiede zwischen mißbrauchten und nicht mißbrauchten Männern in der Einschätzung der gegenwärtigen sexuellen Zufriedenheit relativ gut abgesichert: Beide Untersuchungen rekrutierten die Teilnehmer aus nicht-klinischen Populationen, die von Finkelhor et al. (1990) erhobenen Daten beruhen auf einer repräsentativen Stichprobe, und sowohl Finkelhor et al. (1990) als auch Bange (1992) stellten im Vergleich mit einer Kontrollgruppe eine signifikant niedrigere sexuelle Zufriedenheit bei den sexuell mißbrauchten Männern fest.
Daß aber Signifikanzunterschiede in der Häufigkeit eines untersuchten Symptoms zwischen Untersuchungs- und Kontrollgruppe noch keine kausale Interpretation zulassen, belegt die vorliegende Studie von Finkelhor et al. (1990), in welcher der Einfluß einer Reihe von Hintergrundfaktoren auf das Untersuchungsergebnis kontrolliert wurde. In einer Diskriminanzanalyse bestimmten die Autoren die Prädiktorwerte des Merkmals 'sexueller Mißbrauch' sowie der zuvor erhobenen Hintergrundfaktoren Alter, Rasse, geographische Region, Ausbildung des Vaters, Familienzusammensetzung, Qualität des Familienlebens, Qualität der Beziehung zum Vater/zur Mutter sowie Qualität der Sexualerziehung. Das Ergebnis dieses multivariaten Analyseverfahrens zeigte, daß lediglich die Ausprägungen in den Merkmalen 'Beziehung zu den Eltern' und 'Qualität der Sexualerziehung' zur Vorhersage sexueller Unzufriedenheit geeignet waren. Dem Merkmal 'sexueller Mißbrauch' kam als Prädiktor der sexuellen Unzufriedenheit keine Bedeutung zu.

Sexuelle Funktionsstörungen: In vier der von uns analysierten Studien wurden sexuelle Funktionsstörungen bei sexuell mißbrauchten Jugendlichen und Männern ermittelt.
In der Untersuchung von Johnson & Shrier (1985) wurden 40 sexuell mißbrauchte Jugendliche interviewt, die wegen verschiedener psycho-sozialer und körperlicher Beschwerden in einer Klinik waren. Die AutorInnen verglichen die Gruppe der sexuell mißbrauchten Jugendlichen mit einer Kontrollgruppe, die

aus weiteren 40 nicht sexuell mißbrauchten, jugendlichen Klinikpatienten bestand. Die Anamnesegespräche ergaben, daß die sexuell mißbrauchten Jugendlichen signifikant häufiger unter nichtorganischen sexuellen Funktionsstörungen wie Libidohemmung (inhibited desire), verfrühter oder ausbleibender Ejakulation und Erektionsstörungen litten.

In derselben Klinik führten die AutorInnen eine zweite Untersuchung durch (Johnson & Shrier 1987). Diesmal interviewten sie 25 sexuell mißbrauchte Jugendliche, wovon 11 von Frauen und 14 von Männern mißbraucht worden waren. Im Vergleich mit einer Kontrollgruppe, die sich wiederum aus nicht mißbrauchten Patienten derselben Klinik zusammensetzte, berichteten auch diese Jugendlichen häufiger die o.g. sexuellen Funktionsstörungen. In einer Differenzierung der Daten nach dem Geschlecht der TäterInnen stellten die AutorInnen fest, daß die heterosexuell mißbrauchten Jugendlichen über signifikant mehr sexuelle Funktionsstörungen berichteten als die gleichgeschlechtlich mißbrauchten.

Störungen sexueller Funktionen berichtet auch Myers (1989), der 14 Männer psychotherapeutisch behandelte. Von diesen Männern hatten 10 bis zum Alter von 18 Jahren sexuelle Übergriffe durch Erwachsene erlebt. Bei einem dieser Männer diagnostizierte der Autor Erregungshemmungen, bei zwei weiteren Patienten Libidohemmungen (inhibited sexual desire).

Harrison et al. (1990) interviewten 81 sexuell mißbrauchte Jugendliche, die wegen Drogenmißbrauchs in stationärer psychiatrischer Behandlung waren. Im Vergleich zur Kontrollgruppe, die sich aus nicht mißbrauchten Jugendlichen der gleichen Station zusammensetzte, gaben die Jugendlichen, die als Kind sexuelle Gewalterfahrungen erlitten hatten, signifikant häufiger (nicht näher definierte) sexuelle Funktionsstörungen an.

In einer Bewertung der vorliegenden Ergebnisse aus methodischer Sicht ist zu berücksichtigen, daß alle vier Studien die Daten in hochselektiven klinischen Stichproben erhoben. Aufgrund der nicht zufälligen Stichprobenauswahl sind die Ergebnisse auch für die jeweilige klinische Population nicht repräsentativ.

Hervorzuheben ist, daß drei der vier Untersuchungen (Johnson & Shrier 1985, 1987, Harrison et al. 1990) die Symptomatik sexuell mißbrauchter Jugendlicher mit einer parallelisierten Kontrollgruppe verglichen. Damit liegt ein erster Hinweis vor, daß sexuelle Funktionsstörungen im Jugend- und Erwachsenenalter durch sexuelle Mißbrauchserlebnissen in der Kindheit bedingt sein können.

Sexuelle Orientierung und Geschlechtsidentität: In mehreren Studien zur Erforschung initialer Mißbrauchsfolgen konnte festgestellt werden, daß sexuell mißbrauchte Jungen in ihrer Geschlechtsidentität verunsichert waren bzw. Angst davor hatten, homosexuell zu sein oder zu wirken. Die Studien, die derartige Symptome bei Jugendlichen und Männern untersuchten, bestätigen diese Beobachtungen. Darüber hinaus deuten diese Untersuchungen darauf hin, daß sexuell mißbrauchte Jugendliche und Männer sich häufiger als homo- oder bisexuell identifizieren als nicht sexuell mißbrauchte Personen (vgl. Bell, Wein-

berg & Hammersmith 1981).* Hier deutet sich eine Symptomkontinuität an, die aber bisher empirisch nicht untersucht wurde.
In der von Bruckner & Johnson (1987) geleiteten Therapiegruppe beschrieben sich drei der elf sexuell mißbrauchten Männer als homosexuell. Zwei Männer äußerten Gefühle der Verwirrung bezüglich ihrer sexuellen Orientierung.
Fünf der von Myers (1989) untersuchten Männer identifizierten sich als homosexuell, litten aber gleichzeitig darunter.
In der Studie von Johnson & Shrier (1985) identifizierten sich mißbrauchte Jugendliche signifikant häufiger als homosexuell bzw. bisexuell als die Jugendlichen der Kontrollgruppe. In der Folgestudie (Johnson & Shrier 1987) stellten die AutorInnen fest, daß nur die gleichgeschlechtlich mißbrauchten Jugendlichen sich häufiger als homosexuell bezeichneten.
Krug (1989) führte mit acht Männern, die als Kind von ihren Müttern mißbraucht worden waren, eine Psychotherapie durch. Bei drei Männern stellte er nicht näher definierte 'Probleme mit der sexuellen Identität' (sexual identity problems) fest.
Sansonnett-Hayden et al. (1987) untersuchten 29 weibliche und 25 männliche Jugendliche, die zur stationären Behandlung in einer psychiatrischen Abteilung eines Krankenhauses aufgenommen wurden. In halbstrukturierten Interviews mit den Jugendlichen erhoben die AutorInnen Informationen über vergangene und gegenwärtige sexuelle Erfahrungen bzw. Verhaltensweisen. Dabei gaben sechs männliche Jugendliche an, als Kind sexuell mißbraucht worden zu sein. Im Gegensatz zu keinem Jugendlichen der klinischen Kontrollgruppe berichteten fünf der sechs sexuell mißbrauchten Jugendlichen, häufiger Frauenkleidung anzuziehen (cross-dressing).

Anzeichen für eine sexuelle Orientierung auf Kinder ermittelten Bange (1992) und Bagley et al. (1994). In beiden Dunkelfeldstudien gaben die Männer, die als Kind sexuell mißbraucht worden waren, signifikant häufiger als die nicht mißbrauchten Männer der Kontrollgruppen an, durch Kinder sexuell erregt zu werden bzw. sexuelle Wünsche und Phantasien zu haben, die sich auf Kinder beziehen.
Aus methodischer Sicht ist dieses Ergebnis relativ gut abgesichert, da die Studie von Bagley et al. (1994) auf einer repräsentativen, nicht-klinischen Stichprobe beruht. Zudem wurden in dieser Untersuchung wichtige Hintergrundvariablen (wie z.B. emotionaler Mißbrauch) kontrolliert. Warum aber nur ein Teil der mißbrauchten Männer eine sexuelle Orientierung auf Kinder entwikkelte (ca. 15% nach den Daten von Bagley et al. 1994), und welche Faktoren

---

* *Homo bzw. Bisexualität an sich soll hier nicht als Folge sexuellen Mißbrauchs im Sinne einer pathologischen Reaktion dargestellt werden. Entscheidend für uns ist a) daß erste sexuelle Erlebnisse einen Einfluß auf die sich entwickelnde sexuelle Orientierung haben können, und b) daß dies u.U. zu einer egodystonischen, nicht integrierten sexuellen Orientierung führen kann (vgl. Dannecker 1987).*

hierfür verantwortlich sind, läßt sich auf dem Hintergrund der bisherigen Daten nicht beurteilen.

Alle anderen vorgestellten Ergebnisse zur sexuellen Orientierung mißbrauchter Männer hingegen unterliegen vielerlei methodischen Einschränkungen. Vor allem die kleinen, nicht-repräsentativen klinischen Stichproben und die fehlende Kontrolle weiterer Variablen, die ebenfalls die Entwicklung der sexuellen Orientierung beeinflussen könnten, schränken die Übertragbarkeit auf eine Grundgesamtheit sowie eine kausale Interpretation stark ein.

Bereits im Abschnitt über die initialen Folgen stellten wir Daten und Hypothesen vor, die einen Einfluß sexueller Mißbrauchserlebnisse auf die Entwicklung der Geschlechtsidentität vermuten lassen. Die Erfahrung, Opfer eines sexuellen Mißbrauchs geworden zu sein, so die Ausgangshypothese, sei für viele Jungen unmittelbar mit der Erfahrung von Hilflosigkeit, Ohnmacht und Schwäche verknüpft. Sich schwach, hilflos und ohnmächtig zu fühlen, falle aber besonders Jungen schwer, da eine solche Selbstwahrnehmung nicht mit den Anforderungen der männlichen Geschlechtsrolle übereinstimme. Als Reaktion fände bei vielen Jungen eine Überidentifikation mit dem Stereotyp der männlichen Geschlechtsrolle statt, die sich in aggressiven Verhaltensweisen sowie in Risikoverhalten manifestiere.

Während sich eine initiale Veränderung der Geschlechtsrollenidentität als Folge sexueller Mißbrauchserfahrungen nur über gemessene Verhaltensweisen erschließen läßt, finden sich unter den Untersuchungen zu den Langzeitfolgen vier Studien, in denen sexuell mißbrauchte Männer direkt zu ihrer Geschlechtsrollenidentität befragt wurden.

Dazu verwendeten Pothast & Allen (1994) und Laszig (1996) das Bem Sex Role Inventory (BSRI). Pothast & Allen befragten 75 'Kindesmißbraucher' (child molesters), Laszig 16 Männer, die über Anzeigen oder Selbsthilfegruppen (zu sexuellem Mißbrauch) Aufnahme in die Untersuchung fanden. Entgegen den Erwartungen zeichneten sich die Männer beider Stichproben durch vergleichsweise niedrige Werte auf der Maskulinitäts-Skala und erhöhte Werte auf der Femininitäts-Skala aus.

Belkin et al. (1994) erhoben Daten zur Geschlechtsrollenidentität sexuell mißbrauchter Männer mittels der Maskulinitäts/Femininitäts-Skala des MMPI. Die Autoren befragten 30 sexuell mißbrauchte Männer, die aufgrund körperlicher Erkrankungen in stationärer medizinischer Behandlung waren und verglichen die Daten mit einer Kontrollgruppe nicht mißbrauchter Männer des gleichen Krankenhauses. Auch in dieser Untersuchung wurden signifikant höhere Femininitätswerte bei den mißbrauchten Männern erhoben. Hohe Femininitätswerte auf der entsprechenden Skala des MMPI indizieren Unsicherheiten bezüglich der männlichen Geschlechtsrolle, geringes Interesse an stereotypen männlichen Aktivitäten sowie die Übernahme passiv-abhängiger Rollenmuster in zwischenmenschlichen Beziehungen (Graham 1987).

Ein weiterer Hinweis auf eine feminin geprägte Geschlechtsrollenidentität bei sexuell mißbrauchten Männern findet sich schließlich in der Studie von Carballo-Diéguez & Dolezal (1995). Die Autoren untersuchten eine Stichprobe von 182 puertoricanischen Männern, die sich selbst als homosexuell identifizierten, mittels eines Fragebogens und zusätzlicher Tiefeninterviews. Über ungewollte und als verletzend empfundene sexuelle Kontakte vor dem 13. Lebensjahr berichteten 32 Männer (18%), weitere 33 Männer (18%) dieser Stichprobe gaben an, vor der Vollendung des 13. Lebensjahres sexuelle Kontakte zu einer mindestens vier Jahre älteren Person gehabt zu haben, diese sexuellen Kontakte aber als nicht verletzend empfunden und selbst gewollt zu haben.
Alle Männer dieser Stichprobe wurden zudem nach sexuellen Praktiken befragt, die sie bis zum Zeitraum von 12 Monaten vor der Befragung ausgeübt hatten. Sowohl im Vergleich zu den nicht mißbrauchten Männern als auch im Vergleich zu den Männern, die ihre sexuellen Erlebnisse bis zum Alter von 13 Jahren als nicht mißbrauchend bewerteten, hatten die sexuell mißbrauchten Männer signifikant häufiger ungeschützten Analverkehr. Die Autoren dieser Studie versuchen eine Erklärung dieses HIV-Risikoverhaltens auf dem Hintergrund der radikal dichotomisierten Geschlechtsrollenskripte in Lateinamerika. Da eine Mißbrauchserfahrung für einen Jungen unmittelbar mit der Erfahrung von Hilflosigkeit, Ohnmacht und Schwäche verknüpft sei, würde der Junge den Mißbrauch als unwiderbringlichen Verlust seiner Männlichkeit wahrnehmen, und es bliebe ihm nur übrig, die weibliche Rolle zu übernehmen. Da das Geschlechtsrollenskript in lateinamerikanischen Gesellschaften Frauen vorschreibe, den Wünschen von Männern zu entsprechen, wachse ein mißbrauchter Junge zu einem Mann heran, der die sexuellen Wünschen anderer Männer nicht zurückweisen könne. Gestützt wird diese Hypothese durch die Ergebnisse einer Langzeitfolgen-Studie von Bartholow et al. (1994), in der 1001 homo- und bisexuelle Männer aus San Francisco, Denver und Chicago befragt wurden. Unter den sexuell mißbrauchten Männern dieser Untersuchung gaben die Männer spanischer Herkunft signifikant häufiger an, der passive Partner bei analem Geschlechtsverkehr zu sein.
Ein weiteres wichtiges Ergebnis der Studie von Carballo-Diéguez & Dolezal (1995), das von den Autoren nicht kommentiert wird, ergibt sich aus dem Vergleich der mißbrauchten Männer mit denjenigen Männern, die vor Vollendung ihres 14. Lebensjahres zwar sexuelle Kontakte zu einer mindestens vier Jahre älteren Person hatten, diese sexuellen Erlebnisse aber als gewollt und nicht verletzend beschrieben. Nach den Definitionen der meisten Dunkelfeldstudien (vgl. Tab. 2) würden solche sexuellen Handlungen als mißbrauchend bewertet werden. Die bereits mehrfach vorgestelle Hypothese, nach der Männer sexuelle Mißbrauchserfahrungen umbewerten, um vor sich und anderen ein Scheitern in der Männerrolle zu leugnen, drängt sich auf.
Wäre diese Annahme bei den hier befragten Männern richtig, so müßte das Erklärungsmodell von Carballo-Diéguez & Dolezal (1995) erweitert werden: Erst wenn es Männern nicht mehr gelingt, sexuelle Mißbrauchserfahrungen

umzubewerten, nehmen sie in einer Gesellschaft mit stark dichotomisierten Geschlechterrollen ein Scheitern in der männlichen Rolle wahr und entwickeln als Folge eine feminin geprägte Geschlechtsrollenidentität.

Faßt man die hier vorgestellten Ergebnisse zur Geschlechtsrollenidentität mißbrauchter Männer zusammen, so überraschen zunächst die eindeutigen Daten, die auf eine feminin gefärbte Geschlechtsrollenidentität sexuell mißbrauchter Männer verweisen. Bis vor kurzem (alle hier vorgestellten Studien sind erst in den letzten beiden Jahren erschienen) herrschte noch weitgehende Übereinstimmung darüber, daß Jungen, Jugendliche und Männer als Folge von Mißbrauchserfahrungen eher eine eindeutig maskuline Geschlechtsrollenidentität entwickeln. Das mit einer maskulinen Geschlechtsrollenidentität verbundene männliche Rollenverhalten wurde gerade bei sexuell mißbrauchten Jungen als spezifisches Folgeverhalten angegeben und diente u.a. als Erklärung für deren spätere sexuelle Gewalttätigkeit (Groth 1982; Knopp 1986; Boehme & Julius 1996).

Eine Integration beider Ergebnisse ist u.E. möglich, wenn es gelingt, unterschiedliche Bedingungen zu identifizieren, welche die Beeinflussung der Geschlechtsrollenidentität durch sexuelle Mißbrauchserlebnisse determinieren. Erste Hinweise auf solche Bedingungen lassen sich aus den Ergebnissen der Studie von Carballo-Diéguez & Dolezal (1995) ableiten. So ist zu vermuten, daß die geschlechtsspezifische Sozialisation für die Wahrnehmung und Verarbeitung sexueller Mißbrauchserfahrungen eine wichtige Rolle spielt (vgl. auch Bange & Enders 1995). Jungen, die klassisch maskuline Geschlechtsrollenskripte internalisiert haben, dürfte es schwer fallen, eine Opfererfahrung an ein solches Schema zu assimilieren. Gelingt es, die Mißbrauchserfahrungen so umzubewerten, daß sich die Jungen nicht mehr mißbraucht fühlen, ist ihre maskuline Geschlechtsrollenidentität nicht mehr bedroht. Eine Überidentifikation mit der männlichen Geschlechtsrolle wäre auf diesem Hintergrund ein weiterer Versuch, die bedrohte Geschlechtsrollenidentität zu schützen. Eine solche Strategie könnte mit zunehmender Schwierigkeit, sexuelle Opfererfahrungen umzubewerten, wichtiger werden.

Wird eine Umbewertung sexueller Mißbrauchserlebnisse unmöglich, könnten Jungen ihre Geschlechtsrollenidentität an die Erfahrung des Mißbrauchs anpassen. Haben sie nur ein Konzept klassisch dichotomisierter Geschlechterrollen verinnerlicht, wäre es möglich, daß sie eine feminin gefärbte Geschlechtsrollenidentität (im klassischen Sinne) entwickeln.

Ließen sich solche Zusammenhänge empirisch bestätigen, wäre es, für ein tieferes Verständnis der Verarbeitung sexueller Mißbrauchserlebnisse, wichtig herauszufinden, welche Faktoren eine Umbewertung dieser Opfererfahrungen er -

leichtern oder erschweren.*

Sexuell aggressives Verhalten: Wie beschrieben, zeigten klinische Erfahrungen und Untersuchungen von Täterpopulationen schon früh, daß Sexualstraftäter in hohem Maße selbst von sexuellem Mißbrauch betroffen sind. Vor dem Hintergrund dieser Beobachtungen wurde das Konzept einer 'Zyklischen Viktimisierung' (Knopp 1986, Ryan et al. 1987; vgl. S.69 ff) entwickelt, welches die Verarbeitung erlittener sexueller Gewalt durch die Entwicklung sexuell aggressiven Verhaltens beschreibt. Leider finden sich bisher nur wenige Langzeitfolgen-Studien, in denen gezielt untersucht wurde, ob sexuell aggressive Verhaltensweisen von Jugendlichen oder Männern entwickelt wurden, die in ihrer Kindheit selbst Opfer sexueller Gewalt geworden sind.
Die aussagekräftigste dieser Untersuchungen stammt von Bagley und MitarbeiterInnen (1994), die eine mehrfach stratifizierte Stichprobe von 750 Männern aus Calgary untersuchten. Von diesen Männern berichteten 117 (15,7%) über ungewollte sexuelle Mißbrauchserlebnisse in ihrer Kindheit. Nach ihren gegenwärtigen sexuellen Interessen und Aktivitäten befragt, gaben die sexuell mißbrauchten Männer signifikant häufiger als die nicht mißbrauchten Männer an, sexuelle Kontakte zu Kindern unter 13 Jahren zu haben. So hatten z.B. etwa 25% der mißbrauchten Männer im Erwachsenenalter sexuelle Kontakte mit einem Jungen unter 15 Jahren gehabt, während dies nur bei 0,3% der nicht mißbrauchten Männer der Fall war. In einer anschließenden Regressionsanlyse kontrollierten die Autoren den Einfluß weiterer Faktoren auf dieses Untersuchungsergebnis. Selbst, wenn der Einfluß emotionaler Mißbrauchserfahrungen, die Abwesenheit von Eltern sowie das Bildungsniveau der Mutter kontrolliert wurden, blieben sexuelle Mißbrauchserfahrungen in der eigenen Kindheit ein guter Prädiktor für späteres Mißbrauchsverhalten. Mehrfache sexuelle Gewalterfahrungen in der Kindheit, verbunden mit emotionalen Mißbrauchserfahrungen, waren der beste Prädiktor für späteres Mißbrauchsverhalten.
Die weiteren Daten der bisherigen Langzeitfolgen-Studien zu sexuell aggressiven Verhaltensweisen männlicher Mißbrauchsopfern stammen aus hochselektiven, nicht zufällig ausgewählten Stichproben.
In einer Folgestudie (Burgess et al. 1987) zu Burgess et al. (1984) untersuchten die Autorinnen 34 der ursprünglich 66 in Sexringen mißbrauchten Kinder (23 Jungen, 11 Mädchen). Für die jetzt 14 bis 21 Jahre alten Jugendlichen lagen diese Mißbrauchserfahrungen 6 bis 8 Jahre zurück. In halbstrukturierten Interviews berichteten zwei der 23 männlichen Jugendlichen, in der Zeit seit der Aufdeckung der Sexringe wegen Vergewaltigungen verhaftet worden zu sein.

---

* *Die Ergebnisse von Briggs & Hawkins (1996) zeigen, daß ein solcher Faktor die Anwendung körperlicher Gewalt sein könnte. Fast alle Mißbrauchshandlungen, die von den Männern dieser Studie als mißbrauchend bewertet wurden, wurden auch mit körperlicher Gewalt erzwungen.*

Von den sechs sexuell mißbrauchten Jugendlichen in der Studie von Sansonnett-Hayden et al. (1987) berichteten drei, ihrerseits jüngere Kinder sexuell mißbraucht zu haben.
Briere et al. (1994) befragten 107 männliche Studenten nicht zu sexuell aggressiven Verhaltensweisen, sondern zu sexuellen Gewaltphantasien. Im Vergleich zu den nicht mißbrauchten Studenten dieser Stichprobe, gaben die mißbrauchten Studenten signifikant häufiger an, die Phantasie zu haben, andere mittels körperlicher Gewalt zum Geschlechtsverkehr zu zwingen. Eine gleicher Prozentsatz mißbrauchter Studenten berichtete über sexuelle Phantasien, in denen sie selbst, mittels körperlicher Gewalt, zu sexuellen Handlungen gezwungen werden.

Alle weiteren Daten zu sexuell aggressiven Langzeitsymptomen von Jungen, Jugendlichen und Männern stammen aus den bereits in Kapitel 2 beschriebenen Prävalenzuntersuchungen mit jugendlichen oder erwachsenen Sexualstraftätern. Die sexuell aggressiven Verhaltensweisen, die zur Auffälligkeit bzw. zur Verhaftung führten, umfassen Vergewaltigung (Becker & Stein 1991, Burgess et al. 1988; Condy et al. 1987; Dhawan & Marshall 1996; Ford & Linney 1995; Groth 1979; Petrovich & Templar 1984; Seghorn et al. 1987) und sexuellem Mißbrauch an Kindern (Becker & Stein 1991; Briggs & Hawkins 1996; Condy et al. 1987; Cooper et al. 1996; Dhawan & Marshall 1996; Faller 1989; Ford & Linney 1995; Groth 1979; Hanson et al. 1994; Pothast & Ellen 1994; Seghorn et al. 1987). Die bisher ermittelten Prävalenzen eigener sexueller Mißbrauchserfahrungen in diesen Populationen liegen zwischen 17% und 93% (arithmetisches Mittel: 43,5%) und damit deutlich über den Raten nicht-klinischer Dunkelfeldpopulationen.
Zusammen mit den Ergebnissen der bisherigen Langzeitfolgen-Studien bestätigen die konsistent höheren Prävalenzraten sexuellen Mißbrauchs in diesen Populationen die Hypothese, daß selbst erlittener Mißbrauch ein wichtiger ätiologischer Faktor in der Entwicklung sexuell aggressiver Verhaltensweisen ist. Selbst, wenn weitere Hintergrundfaktoren wie in der Untersuchung von Bagley et al. (1994) kontrolliert wurden, blieben eigene Mißbrauchserfahrungen in der Kindheit ein guter Prädiktor für späteres sexuell aggressives Verhalten. Eine kausale Beziehung zwischen erlebtem sexuellen Mißbrauch und sexuell aggressivem Verhalten ist damit sehr wahrscheinlich. Dies schließt jedoch nicht aus, daß sexuell aggressive Verhaltensweisen auch andere Ursachen als sexuelle Mißbrauch in der Kindheit haben können (vgl. S.69ff).
Unklarheit besteht auch weiter darüber, warum nicht alle sexuell mißbrauchten Jungen zu Sexualstraftätern oder sexuell aggressiven Männern werden. Ein erster Schritt zur Klärung dieser Frage bestünde u.E in einer systematischen Untersuchung von Lebensumständen bzw. Hintergrundfaktoren, hinsichtlich derer sich Opfer sexuellen Mißbrauchs, die später ihrerseits sexuell aggressive Verhaltensweisen entwickeln, von den Opfern, die keine solche Auffälligkeiten zeigen, unterscheiden (vgl. S. 69ff). Insgesamt lassen die verfügbaren Daten

vermuten, daß eine zyklische Viktimisierung das Ergebnis eines komplexen Zusammenwirkens einer Vielzahl unterschiedlicher Einflüsse ist.

Sexuell aggressive Verhaltensweisen stellen ein Symptom dar, welches als initiales und als Langzeit-Symptom auftritt. Mißbrauchte Jungen entwickeln u.U. schon sehr bald sexualisierte bzw. sexuell aggressive Verhaltensweisen, und auch in erwachsenen Populationen konnte sexuell aggressives Verhalten nachgewiesen werden. Eine systematische Längsschnittuntersuchung dieser möglichen Symptomkontinuität gibt es bisher jedoch nicht. Auf eine Kontinuität sexueller Verhaltenssymptome weisen bisher nur klinische Erfahrungen hin. Danach nehmen sexuell aggressive Verhaltensweisen im Laufe der Entwicklung eines Jungen häufig an Schwere zu (Knopp 1988). Dieser Prozeß wurde auch als suchtartige Chronifizierung mit ständiger 'Dosissteigerung' - also einer Zunahme der Intensität der sexuellen Aggressionen - beschrieben (Ryan et al. 1987).

Andere sexuelle Symptome: Weitere sexuelle Symptome, die zwei Jahre nach Mißbrauchsende bei sexuell mißbrauchten Jugendlichen und Männern erhoben wurden, umfassen zwanghaftes Masturbieren und Prostitution.
In der Studie von Burgess et al. (1987) wurden die 34, in Sexringen mißbrauchten, Jugendlichen je nach Dauer des Mißbrauchs in zwei Untergruppen (Studie 1: < 1 J., 6 männliche und 11 weibliche Jugendliche; Studie 2: > 1 J., 17 männliche Jugendliche) aufgeteilt. Jeder Gruppe wurde eine nach Geschlecht und Alter (Studie 1) bzw. Geschlecht, Alter und Familienzusammensetzung (Studie 2) parallelisierte Kontrollgruppe nicht sexuell mißbrauchter Jugendlicher zugeordnet. In Studie 1 wurde durch statistische Kontrolle ein Effekt des Geschlechts auf die erhobenen Symptome ausgeschlossen. Die Daten zu den sexuell auffälligen Verhaltensweisen stammen sämtlich aus klinischen Interviews mit den Jugendlichen. Während sich in Studie 1 zwischen den sexuell mißbrauchten Jugendlichen und der Kontrollgruppe keine signifikanten Unterschiede bezüglich sexuell auffälliger Verhaltensweisen nachweisen ließen, berichteten die Jugendlichen der Studie 2 im Vergleich mit der Kontrollgruppe signifikant häufiger, zwanghaft zu masturbieren.
Exzessives bzw. zwanghaftes Masturbieren gehört somit zu den Verhaltensweisen, die bei sexuell mißbrauchten Jungen bzw. Jugendlichen sowohl als Initial- als auch als Langzeitsymptome ermittelt wurden. Schlußfolgerungen hinsichtlich einer möglichen Symptomkontinuität lassen die bisherigen Daten allerdings nicht zu.
Weiterhin stellten die Autorinnen bei den Jugendlichen der Studie 2 signifikante Unterschiede bezüglich der Häufigkeit von Prostitution * fest.
In mehreren Veröffentlichungen (z.B. Bange 1992; Finkelhor 1986) wird Prostitution als sexuelle Verhaltensauffälligkeit kategorisiert. U.E. beinhaltet das Anbieten des eigenen Körpers gegen Bezahlung jedoch mehr als nur sexuelles

---

* *von Burgess et al. (1987) als sexuelle Störung kategorisiert.*

Verhalten und läßt sich als komplexes Phänomen nicht auf eine sexuelle Verhaltensauffälligkeit reduzieren.
Da Prostitution jedoch immer auch sexuelle Aktivität beinhaltet, kategorisieren wir dieses Verhalten als mögliche Störung des Sexualverhaltens.
In Kapitel 2 wurden bereits zwei Studien diskutiert, in denen die Prävalenzrate sexuellen Mißbrauchs bei männlichen, meist jugendlichen Prostituierten untersucht wurde (Janus et al. 1984; Weisberg 1985). Die Prävalenzraten betrugen 84% bzw. 44% und lagen damit deutlich über den Mißbrauchsraten nicht-klinischer Dunkelfeldpopulationen.
Widom & Ames (1994) gingen in einer Langzeitstudie der Frage nach, ob sexuelle Mißbrauchserfahrungen in der Kindheit einen Einfluß auf die Entwicklung kriminellen Verhaltens im Erwachsenenalter haben. Dazu sichteten die Autoren die Polizeiakten von 25 Männern und 100 Frauen*, die in ihrer Kindheit wegen sexueller Mißbrauchserfahrungen aktenkundig geworden waren. Sowohl im Vergleich zu nicht mißbrauchten Kindern, als auch im Vergleich zu physisch mißhandelten und vernachlässigten Kindern, waren die sexuell mißbrauchten Kinder im Erwachsenenalter signifikant häufiger wegen Prostitution inhaftiert worden (die Studie wurde in den USA durchgeführt, wo Prostitution strafbar ist).
In einer Langzeitstudie zum HIV-Risikoverhalten ermittelten Zierler et al.(1991), daß sich die 12 heterosexuellen Männer dieser Studie, die über erzwungene sexuelle Mißbrauchserlebnisse in ihrer Kindheit berichteten, signifikant häufiger als die nicht mißbrauchten Männer der Kontrollgruppe prostituiert hatten.
Die mißbrauchten Männer der Stichprobe von 1001 homo- und bisexuellen Männern aus der Untersuchung von Bartholow et al. (1994) gaben doppelt so häufig wie die nicht mißbrauchten Männer dieser Studie an, von männlichen Partnern mit Geld oder Drogen für sexuelle Kontakte bezahlt worden zu sein.
Zusammenfassend kommen alle Studien, in denen Prostitution als mögliche Langzeitfolge sexueller Mißbrauchserfahrungen untersucht wurde, zum gleichen Ergebnis. Die Generalisierbarkeit der vorliegenden Ergebnisse ist aber aufgrund der relativ kleinen bzw. selektiven Stichproben eingeschränkt. Zwar gibt es erste Anhaltspunkte für eine kausale Verknüpfung früher Mißbrauchserlebnisse mit späterer Prostitution - in der Studie von Widom & Ames (1994) wurde der Einfluß von Hintergrundvariablen kontrolliert. Weitere Studien werden jedoch notwendig sein, um die ätiologische Relevanz sexueller Mißbrauchserfahrungen für das Phänomen Prostitution zu klären. Dabei sollte berücksichtigt werden, daß Prostitution keine direkte, sondern eine vermittelte Folge sexuellen Mißbrauchs sein könnte. Eigene klinische Erfahrungen weisen darauf hin, daß ein beträchtlicher Anteil jugendlicher Prostituierter Ausreißer sind, die sich auf diese Weise das Überleben 'auf der Straße' finanzieren. Prä-

* *Die Daten dieser Studie wurden zwar nicht nach Geschlechtern getrennt ausgewertet, ein Einfluß des Geschlechts auf das Untersuchungsergebnis wurde aber kontrolliert.*

valenzstudien mit männlichen Ausreißern wiederum zeigen, daß ein überdurchschnittlicher Anteil dieser Jugendlichen sexuelle Mißbrauchserfahrungen gemacht hat (vgl. Kap. 2). Diese Daten legen eine Abfolge sexueller Mißbrauch im Kindesalter, Ausreißen von zu Hause als Jugendlicher, Prostitution als Jugendlicher oder Erwachsener nahe.

4.3.3 Körperliche Symptome ohne erkennbare organische Ursachen

Von klinisch Handelnden wird immer wieder berichtet, daß sexuell mißbrauchte Jungen, Jugendliche und Männer häufig unter psychosomatischen Beschwerden leiden (Bange 1992). Die Daten von drei Langzeitfolgen-Studien, in denen körperliche Symptome ohne erkennbare organische Ursachen bei mißbrauchten Jugendlichen und Männern untersucht wurden, bestätigen diese Aussage.
In der Studie von Burgess et al. (1987) gaben die sexuell mißbrauchten Jugendlichen der Studie 1 signifikant häufiger an, unter Bauchschmerzen, Nervosität und überschüssiger Energie (excessive energy) sowie Schlafstörungen zu leiden, als die nicht klinische, nicht sexuell mißbrauchte Kontrollgruppe. In Studie 2 konnten hinsichtlich dieser Symptome keine signifikanten Unterschiede festgestellt werden.
Briere et al. (1988) untersuchten je 20, als Kind sexuell mißbrauchte Männer und Frauen, die sich an ein Krisenberatungszentrum gewandt hatten und im Rahmen der Anamnese angaben, sexuell mißbraucht worden zu sein. Die Studie verwendete je eine männliche und weibliche Kontrollgruppe von 20 KlientInnen desselben Beratungszentrums, die keinen sexuellen Mißbrauch angaben. Die Daten wurden in einem klinischen Interview und mithilfe der Trauma Symptom Checklist (TSC-3) erhoben. Die TSC-33 umfaßt 33 Items in fünf Subskalen (Dissoziation, Angst, Depression, Schlafstörungen und Ärger) und wurde von den AutorInnen speziell entwickelt, um posttraumatische psychische Störungen sexueller Mißbrauchsopfer zu erheben. In der Auswertung der so erhobenen Daten zeigte sich, daß die sexuell mißbrauchten Männer doppelt so häufig unter Schlafstörungen litten wie die Männer der Kontrollgruppe.
Bange (1992) stellte in seiner Dunkelfeldstudie fest, daß die Studenten, die als Kind sexuell mißbraucht worden waren, signifikant häufiger unter Eßstörungen und Sprachstörungen (beides nicht näher definiert) litten als die nicht mißbrauchten Männer. Bei den außerdem erhobenen Daten zu Unterleibsbeschwerden und Erstickungsanfällen/Asthma ergaben sich bei den Männern keine signifikanten Unterschiede.

Bauchschmerzen, Nervosität, überschüssige Energie, Schlaf-, Eß- und Sprachstörungen wurden als körperliche Symptome ohne erkennbare organische Ursachen bei sexuell mißbrauchten Jugendlichen und Männern festgestellt. Durch den Einsatz von Kontrollgruppen konnte bestätigt werden, daß sich in den untersuchten Stichproben die mißbrauchten Personen von den nicht mißbrauchten durch die Häufigkeit dieser Symptome unterschieden.

Die Generalisierbarkeit dieser Ergebnisse ist aber aufgrund der nicht zufallsverteilten Stichprobenauswahl aus unterschiedlichen Subpopulationen sexuell mißbrauchter Männer (Studenten, Patienten eines Krisenberatungszentrums, in Sexringen mißbrauchte Jugendliche) sowie der geringen Anzahl untersuchter sexuell mißbrauchter Jugendlicher und Männer stark eingeschränkt. Durch die mangelnde Kontrolle von Hintergrundvariablen bleibt zudem ungeklärt, ob diese Störungen tatsächlich Folgen des sexuellen Mißbrauchs sind. Wie die sexuellen und emotionalen Störungen erweisen sich auch psychosomatische Beeinträchtigungen als Symptomgruppe, die sowohl kurz nach dem Ende des Mißbrauch als auch bei Jugendlichen und Erwachsenen festgestellt werden konnten. Da bisher jedoch keine Längsschnittdaten verfügbar sind, ist eine Kontinuität psychosomatischer Symptome nicht zu belegen.

4.3.4 Störungen der Selbstwahrnehmung

Eine negative Wahrnehmung der eigenen Person wurde nicht nur als initiales Symptom ermittelt, sondern auch bei Kindern, Jugendlichen und Männern, deren sexuelle Mißbrauchserfahrungen mehr als zwei Jahre zurücklagen.

Myers (1989) und Woods & Dean (1984) berichten, daß alle von ihnen untersuchten und als Kind sexuell mißbrauchten Männer unter dem Gefühl litten, nichts wert oder beschädigt zu sein.

Oates et al. (1985) befragten 37 Kinder und Jugendliche (23 Jungen, 14 Mädchen) im Alter zwischen 4,6 und 14,4 Jahren, deren Mißbrauch im Durchschnitt 5,5 Jahre zurücklag, und die aufgrund des diagnostizierten Mißbrauchs in ein Krankenhaus überwiesen wurden*. Die Autorinnen verglichen die Ergebnisse der klinischen Interviews sowie die Werte der Piers-Harris Self-Concept Scale mit einer Kontrollgruppe klinisch nicht auffälliger Kindern derselben Schule, die nach Alter, Geschlecht und ethnischer Zugehörigkeit parallelisiert wurde. Die sexuell mißbrauchte Gruppe zeigte auf der Piers-Harris Self-Concept Scale signifikant niedrigere Werte. In den klinischen Interviews wurden die Kinder/Jugendlichen gefragt, welche Berufswünsche sie haben, und welchen Beruf sie ihrer Einschätzung nach erreichen können. Die sexuell mißbrauchten Kinder und Jugendlichen äußerten signifikant weniger ehrgeizige Berufswünsche als die Kontrollgruppe. Die Autorinnen interpretieren diese Ergebnisse als Indikatoren für ein im Gruppenmittel niedrigeres Selbstwertgefühl (self-esteem) der sexuell mißbrauchten Kinder und Jugendlichen. Oates und Mitarbeiterinnen weisen jedoch selbst darauf hin, daß nicht sicher sei, in welchem Maße das ermittelte niedrige Selbstwertgefühl schon vor dem sexuellen Mißbrauch vorhanden war und u.U. keine Folge des Mißbrauchs, sondern einen Risikofaktor darstellt, der die Wahrscheinlichkeit, mißbraucht zu werden, erhöht.

---

* *Geschlechtsspezifische Unterschiede wurden nicht untersucht. Aufgrund des überwiegenden Anteil von Jungen referieren wir die Ergebnisse dennoch.*

Harrison et al. (1990) führten klinische Interviews mit 81 sexuell mißbrauchten Jugendlichen durch, die aufgrund von Drogenabhängigkeit in stationärer Therapie waren. Verglichen mit nicht sexuell mißbrauchten, drogenabhängigen Jugendlichen der gleichen Station hatten die mißbrauchten Jugendlichen eine signifikant geringere Selbstachtung, mochten ihre äußere Erscheinung weniger und glaubten signifikant häufiger, daß ihre Freunde sie nicht respektieren würden.

Zusammenfassend entsprechen die bisherigen empirischen Daten den Beobachtungen vieler KlinikerInnen (Enders 1996, pers. Mitteilung), nach denen sexuelle Mißbrauchserfahrungen häufig die Genese negativer Selbstbilder bedingen. Aus methodischer Sicht läßt die bisherige empirische Datenbasis aber aufgrund der mangelnden Kontrolle weiterer Hintergrundfaktoren noch keine kausale Interpretation zu. Oates et al. 1985 verwendeten zwar eine Kontrollgruppe, parallelisierten diese allerdings nur nach Alter, Geschlecht und ethnischer Zugehörigkeit. Harrison et al. (1990) stellten fest, daß ein Großteil der sexuell mißbrauchten Jugendlichen dieser Studie drogenabhängige Eltern hatten, zudem physisch mißhandelt war und häufig Zeugen von Gewalt unter Familienmitgliedern geworden war. Ein Einfluß dieser Faktoren auf das Untersuchungsergebnis wurde von den Autoren aber nicht kontrolliert.
Auch die Generalisierbarkeit der bisherigen Ergebnisse zur Selbstwahrnehmung mißbrauchter Jugendlicher und Männer ist aufgrund der kleinen und selektiven, klinischen Stichproben stark eingeschränkt.

4.3.5 Suizidalität

Suizidversuche und Suizidgedanken gehören zu jenen Symptomen, die als mögliche Langzeitfolgen sexuellen Mißbrauchs bisher am häufigsten untersucht wurden. Übereinstimmend zeigen die bisherigen Daten, daß sexuelle Mißbrauchserfahrungen in der Kindheit das Risiko von Suizidversuchen bzw. -gedanken in der Adoleszenz und im Erwachsenenalter stark erhöhen. Dies gilt sowohl für sexuell mißbrauchte Jugendliche und Männer aus klinischen Stichproben (Bartholow et al. 1994; Briere et al. 1988; Harrison et al. 1990) als auch für männliche Opfer sexueller Gewalt aus nicht klinischen Stichproben (Bange 1992; Bagley et al. 1994; Bartholow et al. 1994; Bendixen 1994; Boudewyn & Liem 1995; Kloiber 1994; Laszig 1995; Peters & Range 1995).
Da in den meisten dieser Untersuchungen Kontrollgruppen eingesetzt wurden und zwei Forschergruppen den Einfluß von Hintergrundvariablen kontrollierten (emotionaler Mißbrauch von Bagley et al. 1994, Verlusterlebnisse in der Kindheit, Scheidung der Eltern, schwere Erkrankungen in der Kindheit sowie körperliche und emotionale Mißhandlung von Boudewyn & Liem 1995), können sexuelle Mißbrauchserfahrungen in der Kindheit mit großer Wahrscheinlichkeit in einem kausalen Zusammenhang zu späteren Suizidversuchen und -gedanken stehen. Auch für die Generalisierbarkeit dieses Ergebnisses können kaum Einschränkungen geltend gemacht werden, da die Daten der aussagekräftigsten der

Untersuchungen, in denen Suizidalität als Langzeitfolge identifiziert wurde, in einer repräsentativen, nicht-klinischen Stichprobe erhoben wurden.

4.3.6 Beziehungsprobleme

Störungen sozialer Beziehungen bei Jugendlichen und Erwachsenen wurden in insgesamt fünf der von uns analysierten Studien ermittelt. Im Gegensatz zu den Untersuchungen initialer Störungen des Sozialverhaltens, die zumeist das Auftreten genau definierter sozialer Verhaltensauffälligkeiten erhoben, wurden in den Langzeitstudien keine einzelnen Verhaltensweisen untersucht. Statt dessen beziehen sich die verfügbaren Daten auf mehr oder weniger genau definierte Störungen sozialer Beziehungen.

Oates et al. (1985) fragten 74 Kinder und Jugendliche nach der Zahl ihrer Freunde und danach, wie häufig sie mit ihren Freunden spielten. Die sexuell mißbrauchten Kinder und Jugendlichen gaben an, signifikant weniger Freunde zu haben als die nicht sexuell mißbrauchte Kontrollgruppe (nicht klinisch) und signifikant seltener mit ihnen zu spielen.

In der Studie von Finkelhor et al. (1989) berichteten die Männer, die als Kinder sexuell mißbraucht worden waren und deren Mißbrauchserlebnisse versuchte oder vollzogene Penetration beinhalteten, signifikant häufiger, getrennt oder geschieden zu sein (marital disruption) als die nicht sexuell mißbrauchten Männer.

Zwei der zehn sexuell mißbrauchten Männer aus der Studie von Myers (1989) beschrieben massive Probleme mit ihrer Lebensgefährtin.

Nicht genauer definierte Probleme mit längeren Beziehungen berichtet Krug (1989) bei allen acht von ihm therapeutisch behandelten Männern.

In der Stichprobe von Burgess et al. (1987) gaben mehrere Jugendliche (keine genaueren Daten) der Studie 1 Beziehungsprobleme mit gegengeschlechtlichen PartnerInnen an.

Als Emotionen, die möglicherweise den Beziehungsproblemen sexuell mißbrauchter Männer zugrunde liegen, ermittelten Woods & Dean (1984) bei einer nicht näher angegebenen Anzahl von sexuell mißbrauchten Männern Gefühle von Unsicherheit, Mißtrauen, Verrat und Entfremdung. Auch die Ergebnisse von Bange (1992), Jakobson & Herald (1990) und Laszig (1995) weisen auf beziehungsstörende Gefühle hin. Viele der als Kind sexuell mißbrauchten Männer dieser Stichproben berichteten, Angst vor langen bzw. intimen Beziehungen zu haben und sich in engen Beziehungen unwohl zu fühlen.

Mit Ausnahme der Studien von Krug (1989) und Myers (1989) wurden die sozialen Langzeitprobleme unter Verwendung von Kontrollgruppen erforscht. Die mangelnde Repräsentativität der Stichproben (StudentInnen, klinische Stichproben), ebenso wie die oft sehr ungenauen Definitionen der untersuchten sozialen Störungen schränken die Aussagekraft der Daten jedoch ein. Nur Finkelhor et al. (1989) verwendeten ein repräsentatives Verfahren der Stichprobenauswahl und kontrollierten eine Reihe von Hintergrundvariablen. Die von den

AutorInnen durchgeführte Diskriminanzanalyse isolierte sexuellen Mißbrauch als Prädiktorvariable für das Ausmaß der Eheprobleme. Bei allen anderen Symptomen, die unter Verwendung von Kontrollgruppen untersucht wurden, ist lediglich die Aussage zulässig, daß diese Symptome bei sexuell mißbrauchten Personen der untersuchten Populationen häufiger auftreten als bei nicht sexuell mißbrauchten Personen.

4.3.7 Emotionale Reaktionen/Symptome

Emotionale Reaktionen bzw. Symptome wurden nicht nur als mögliche Initialfolgen, sondern auch als potentielle Langzeitfolgen sexuellen Mißbrauchs in einer größeren Anzahl von Studien untersucht. Die bisher erhobenen Daten beziehen sich auf Ärger- und Wutgefühle, Schuld und Scham, Angststörungen und depressive Symptome.

Ärger/Wut: Bruckner & Johnson (1987) führten eine Gruppentherapie mit elf sexuell mißbrauchten Männern durch, die in ihrer Kindheit über einen Zeitraum von mindestens drei Monaten intra- oder extrafamiliär mißbraucht wurden. In ihren Therapiebeobachtungen beschreiben die AutorInnen u.a. extreme Ärgergefühle dieser Männer. Der Ärger richtete sich v.a. gegen den/die TäterIn und die Ursprungsfamilie und manifestierte sich in Rachephantasien sowie konkreten Plänen zur Umsetzung dieser Phantasien.
Briere et al. (1988) ermittelten bei sexuell mißbrauchten Männern Gefühle von Wut/Ärger in Form erhöhter Werte auf der entsprechenden Skala der Trauma-Symptom-Checklist (TSC-33). Diese Subskala besteht aus den Items: Probleme, sich zu beherrschen; Wünsche, andere zu verletzen; Streiten (Übers. d. Verf.).

Angststörungen: Dieselben AutorInnen ermittelten bei den sexuell mißbrauchten Männern signifikant erhöhte Werte auf der Angst-Subskala der TSC-33.
Myers (1989) diagnostizierte bei zwei der zehn sexuell mißbrauchten Patienten Angstsymptome als affektive Komponente einer DSM-III-R Diagnose (z.B. eine Anpassungsstörung mit ängstlicher Gestimmtheit). Bei einem weiteren Patienten diagnostizierte der Autor eine Panikstörung. Im einzelnen berichteten diese Patienten von meist traumaverbundenen Ängsten, wie z.B. Angst vor Männern, Angst vor Intimität und Angst vor Situationen, die der traumatischen Situation gleichen.
Über diffuse Ängste berichteten die Hälfte der Männer aus der Stichprobe von Laszig (1995), ein Viertel dieser Männer gab an, Ängste bei Nacht zu haben.
Die sexuell mißbrauchten Männer aus der Studentenstichprobe von Collings (1995) gaben signifikant häufiger als die Studenten der Kontrollgruppe an, unter Angststörungen zu leiden.

Schuld/Scham: Nicht nur als Jungen reagieren männliche Opfer häufig mit Schuld und Schamgefühlen auf sexuelle Mißbrauchserlebnisse. Die bisherigen

Untersuchungsergebnisse zeigen, daß auch viele erwachsene Mißbrauchsopfer unter diesen Gefühlen leiden.
Schuld- und Schamgefühle bzw. das Gefühl, für den sexuellen Mißbrauch verantwortlich gewesen zu sein, hatte ein Großteil der Männer in den Untersuchungen von Dhawan & Marshall (1996), Laszig (1995), Myers (1989) und Woods & Dean (1994).
Die sexuell mißbrauchten Studenten aus der Dunkelfeldstudie von Bendixen et al. (1995) litten im Vergleich mit den nicht mißbrauchten Männern dieser Untersuchung signifikant häufiger unter Schuld- und Schamgefühlen.
Unsere eigenen klinischen Erfahrungen sowie die Erfahrungen anderer KlinikerInnen (Bange & Enders 1995) zeigen, daß Jungen, die durch die Mißbrauchshandlungen sexuell erregt werden, besonders starke Scham- und Schuldgefühle entwickeln. Eine erste empirische Bestätigung dieser klinischen Erfahrung findet sich in der Studie von Dhawan & Marshall (1996), in der dieser Zusammenhang untersucht wurde.

Depression: In den letzten beiden Jahren sind eine Reihe von Langzeitfolgen-Studien erschienen, in denen depressive Störungen bei sexuell mißbrauchten Jugendlichen und Männern festgestellt wurden.
In allen Studien, in denen Kontrollgruppen eingesetzt wurden (Bagley et al 1994; Bartholow et al. 1994, Becker et al. 1995; Bendixen et al. 1994, Boudewyn & Liem 1995, Briere et al. 1988; Collings 1995), berichteten die sexuell mißbrauchten Jugendlichen und Männer signifikant häufiger über depressive Symptome.
In der Studie von Myers (1989) erhielten fünf der zehn Männer die DSM-III-R Diagnose 'Depression' - entweder als eigenständiges Störungsbild (Major Depression) oder als affektive Dimension einer anderen Störung.
Krug (1989) diagnostizierte bei sieben der acht sexuell mißbrauchten Männer, die von ihm therapeutisch behandelt wurden, nicht näher definierte depressive Störungen.

Insgesamt zeigen die Daten zu den langfristigen emotionalen Reaktionen, daß die bisher untersuchten sexuell mißbrauchten Männer unter einer Reihe beeinträchtigender, emotionaler Störungen litten. Während die Erforschung der (Langzeit-) Folgen sexuellen Mißbrauchs an Jungen noch bis vor kurzem primär auf externalisierende Symptome gerichtet war, finden sich in den letzten drei Jahren gehäuft Untersuchungen, in denen auch Daten zu internalisierenden Störungen erhoben wurden. Die Ergebnisse dieser Studien zeigen, daß viele der Jugendlichen und Männer, die in ihrer Kindheit sexuelle Mißbrauchserfahrungen gemacht haben, auch unter internalisierenden, emotionalen Störungen leiden. Durch den Einsatz von Kontrollgruppen konnte nachgewiesen werden, daß diese emotionalen Reaktionen bzw. Symptome bei sexuell mißbrauchten Jugendlichen und Männern häufiger oder intensiver waren, als bei nicht mißbrauchten Männern der jeweiligen Kontrollgruppen.

Ob die emotionalen Symptome, die sich nicht ausdrücklich auf die erlebten Mißbrauchshandlungen beziehen, tatsächlich auf den sexuellen Mißbrauch zurückzuführen sind, oder von anderen Faktoren abhängen, läßt sich aus methodischer Sicht noch nicht beurteilen, da in keiner der Studien solche Faktoren erhoben oder kontrolliert wurden.

4.3.8 Chronische PTBR-Symptome

Wie bereits im gleichnamigen Abschnitt zu den Initialfolgen beschrieben, werden im DSM-III-R durch Beginn und Dauer der Symptome die akute von der chronischen 'posttraumatischen Belastungsreaktion' unterschieden. Die chronische Form dieser diagnostischen Kategorie setzt eine Dauer der Symptome von sechs Monaten oder mehr sowie einen verzögerten Beginn der Symptome um mindestens sechs Monate nach dem Trauma voraus. Somit lassen sich, nach der hier gewählten Begriffsbestimmung, die in diesem Abschnitt referierten 'Langzeitfolgen' als chronische Form dieses Störungsbildes begreifen.
Die nun vorzustellenden Symptome umfassen lediglich jene möglichen Folgen sexuellen Mißbrauchs, die explizit auf der Basis dieser DSM-III-R Kategorie ermittelt wurden bzw. von den Forschergruppen als posttraumatische Belastungsreaktion interpretiert wurden.

Als spezifische *Symptome des Wiedererlebens des Traumas* beschreibt Myers (1989) wiederholt eindringende Erinnerungen an die traumatischen Erlebnisse, in Form von Gedanken und Bildern, bei drei von 10 Männern, die als Kind sexuell mißbraucht wurden,. Die gleichen Männer litten unter wiederholten, zumeist traumaspezifischen Alpträumen. In der Untersuchung von Burgess et al. (1987) berichteten die sexuell mißbrauchten Jugendlichen der Studie 2 signifikant häufiger als die nicht sexuell mißbrauchten Mitglieder der Vergleichsgruppe über unkontrolliert eindringende Gedanken und 'flashbacks'. In Studie 1 stellten die Autorinnen bei den sexuell mißbrauchten Jugendlichen im Vergleich zur Kontrollgruppe signifikant häufiger Zustände geistiger Abwesenheit (blanking out) fest.

Symptome der Vermeidung von Stimuli, die mit dem Trauma in Verbindung stehen bzw. Symptome einer eingeschränkten allgemeinen Reagibilität wurden von Burgess et al. (1987) und Myers (1989) ermittelt. Drei der 10 von Myers therapeutisch behandelten Männer, die als Kinder sexuell mißbraucht wurden, beschrieben sich selbst als emotional taub (psychic numbing). Einer dieser Männer sowie zwei weitere Patienten litten unter Gefühlen der Isolierung und Entfremdung von ihrer Familie und ihren Freunden. Die von Burgess und Mitarbeiterinnen (1987) untersuchten Jugendlichen der Studie 1 litten im Vergleich zur Kontrollgruppe signifikant häufiger unter eingeschränktem Affekt.

Übereinstimmend wurden von Burgess et al. (1987), Briere et al. (1988) und Myers (1989) als *Symptome eines erhöhten Erregungsniveaus* Schlafstörungen festgestellt. Signifikante Unterschiede im Vergleich zu einer Kontrollgruppe ermittelten Burgess et al. (1987) und Briere et al. (1988). Myers berichtet in seinen veröffentlichten Therapiebeobachtungen von drei Männern mit massiven Ein- und Durchschlafstörungen sowie Ängsten, allein zu schlafen. Weitere Symptome eines erhöhten Erregungsniveaus dokumentierten Burgess et al. (1987). Die sexuell mißbrauchten Jugendlichen in der Studie 1 berichteten signifikant häufiger über Nervosität und Bauchschmerzen sowie eine erhöhte Wachsamkeit. Symptome von Hypervigilanz wurden auch von Myers (1989) bei zwei der von ihm behandelten Männer diagnostiziert. Zudem litten diese Männer unter übertriebenen Schreckreaktionen.

Alle drei der hier vorgestellten Studien untersuchten posttraumatische Streßsymptome in klinischen, für die jeweilige Population jedoch nicht repräsentativen Stichproben. Dabei verwendeten Myers (1989) keine, Burgess et al. (1987) nur eine nicht-klinische, und Briere et al. (1988) nur eine klinische Vergleichsgruppe.
Alle von Myers untersuchten Männer befanden sich aufgrund von sexuellen Gewalterfahrungen in Behandlung, die sie als Erwachsene erlebten. Die Tatsache, daß auch erwachsene Männer Opfer von sexueller Gewalt werden, ist für sich genommen ein interessantes Datum und wenig erforscht (vgl. Sarrel & Masters 1982). Die Identifizierung von Folgen, die durch sexuellen Kindesmißbrauch entstehen, wird jedoch erschwert, da nicht zu erkennen ist, welche Reaktionen auf den kindlichen Mißbrauch zurückgehen und welche auf die Gewalterfahrungen im Erwachsenenalter.
Burgess et al. (1987) parallelisierten die Kontrollgruppen nach Alter, Geschlecht und Familienzusammensetzung und konnten den Einfluß dieser Variablen auf die Ergebnisse ausschließen. Eine Interpretation der ermittelten PTBR-Symptome als Folge des sexuellen Mißbrauchs ist jedoch, unter methodischen Gesichtspunkten, auch in dieser Untersuchung nicht möglich, da weitere pathogene Faktoren nicht kontrolliert wurden.

4.3.9 Weitere Symptome

Wie bei den initialen Symptomen sind auch in dieser Kategorie all diejenigen Langzeitsymptome erfaßt, die den bisherigen Kategorien nicht eindeutig zuzuordnen waren.

In fünf der von uns analysierten Studien wurde bei sexuell mißbrauchten Jugendlichen/Männern ein **erhöhter Drogenkonsum** festgestellt.
In der Dunkelfeldstudie von Bange (1992) gaben die sexuell mißbrauchten Männer, im Vergleich zu den nicht mißbrauchten Studenten der Kontrollgruppe, signifikant häufiger an, regelmäßig Alkohol und 'weiche' Drogen zu konsumieren.
Über einen signifikant häufigeren Gebrauch 'harter Drogen' berichteten die sexuell mißbrauchten Männer aus der Stichprobe homo- und bisexueller Männer von Bartholow et al. (1994). Gleichzeitig waren, im Vergleich zu den nicht mißbrauchten Männern dieser Stichprobe, signifikant mehr mißbrauchte Män-

ner aufgrund von Alkoholproblemen in medizinischer oder therapeutischer Behandlung gewesen.
In der Befragung von 16 mißbrauchten Männern durch Laszig (1995) bezeichneten sich fast die Hälfte der Männer als alkohol- bzw. drogensüchtig. Der Autor interpretiert dieses Symptom als einen Versuch, die Erinnerung an den sexuellen Mißbrauch zu betäuben und mit den „Scham- und Schuldgefühlen (über-) leben zu können" (Laszig 1995, 75; vgl. auch Enders 1995).
Burgess et al. (1987) befragten Jugendliche, die 6 bis 8 Jahre zuvor in Sexringen mißbraucht worden waren. In der Gruppe der Jugendlichen, deren Mißbrauch weniger als ein Jahr gedauert hatte (Studie 1), wurde im Vergleich zur Kontrollgruppe ein signifikant höherer Alkoholkonsum ermittelt. Die Jugendlichen, die länger als ein Jahr mißbraucht wurden (Studie 2), gaben signifikant häufiger an, harte Drogen (Heroin, Amphetamine, psychedelische Drogen) zu konsumieren. Wie Enders (1995) & Laszig (1995), so deuten auch die Autorinnen dieser Studie den Drogenkonsum der Jugendlichen als Versuch, Erinnerungen an die traumatischen Erlebnisse (flashbacks) zu bewältigen.
Da ein Teil der Jugendlichen schon unmittelbar nach der Aufdeckung der Sexringe durch Drogenkonsum auffiel (Burgess et al. 1984), liegt hier ein Hinweis auf eine Kontinuität zwischen Initial- und Langzeitsymptomen vor.
Krug (1989) konnte in seiner Stichprobe eindeutig eine Symptomkontinuität feststellen. Er diagnostizierte bei fünf der insgesamt acht mißbrauchten Patienten 'Drogenmißbrauch' (drug abuse; keine näheren Angaben). Alle fünf Patienten berichteten, schon während, oder unmittelbar nach dem Ende des sexuellen Mißbrauchs Drogen konsumiert zu haben. Der Autor interpretiert den 'Drogenmißbrauch' zum einen als Möglichkeit, sich zu betäuben und damit „der Vergangenheit und gegenwärtigen Situationen" (Übers. d. Verf.) zu entgehen. Zum anderen könne der Mißbrauch von Drogen auch als Form eines selbstverletzenden und selbstbestrafenden Verhaltens verstanden werden.

Burgess et al. (1987) identifizierten **delinquentes Verhalten** als weiteres Symptom, durch das sich die mißbrauchten von nicht mißbrauchten Jugendlichen in Studie 2 (länger als ein Jahr im Sexring) unterschieden. Dabei war der Unterschied nicht nur zu den nicht mißbrauchten Jugendlichen hochsignifikant, sondern auch zu den Jugendlichen der Studie 1 (weniger als ein Jahr in den Sexringen). Alle 17 Jugendlichen der Studie 2 waren schon einmal verhaftet worden, hatten kleinere Geldbeträge gestohlen oder absichtlich fremdes Eigentum zerstört. Weitere Delikte umfaßten Einbruch, unerlaubten Waffenbesitz und unprovozierte Körperverletzung (jeweils 13 oder mehr der Jugendlichen).
Um den möglichen Einfluß familiärer Hintergründe auf dieses Untersuchungsergebnis zu kontrollieren, verglichen die Autorinnen die Ausprägungen dreier Familienvariablen in Untersuchungs- und Kontrollgruppe: Zusammenhalt (cohesion), Ausdruck (expressiveness), und Konflikte (conflict). Während in Studie 1 zwischen mißbrauchten Jugendlichen und der Kontrollgruppe keine Unterschiede hinsichtlich dieser Variablen bestanden, erfuhren die mißbrauch-

ten Jugendlichen der Studie 2 signifikant seltener Unterstützung durch die Familie und erlebten signifikant häufiger offen gezeigte familiäre Aggressionen und Konflikte. Dieses Beispiel zeigt sehr deutlich, daß Symptome, die bei sexuellen Mißbrauchsopfern festgestellt wurden (hier: Delinquenz), möglicherweise von mehreren Faktoren verursacht werden (hier: sexueller Mißbrauch; Familienklima). Dabei muß beachtet werden, daß diese Faktoren auch in gegenseitiger Abhängigkeit die Symptome bedingen können. So kann z.B. ein geringer Familienzusammenhalt das Risiko sexuellen Mißbrauchs erhöhen, oder die Belastung durch den sexuellen Mißbrauch das Familienklima stören. Ohne aufwendige statistischen Analysen ist der relative Anteil der einzelnen Faktoren an der Verursachung von Symptomen nicht zu bestimmen.
Burgess et al. (1987) selbst schränken die Aussagekraft der von ihnen erhobenen Daten stark ein. Aufgrund der geringen Größe und der Selektivität der Stichprobe, der Tatsache, daß der Mißbrauch in allen Fällen extrafamiliär war, und einer großen Anzahl weiterer, nicht kontrollierter, belastender Lebensumstände sei es unzulässig, eine kausale Beziehung zwischen dem Mißbrauch und den ermittelten Symptomen zu behaupten.

Die Hypothese, daß das **Störungsbild der multiplen Persönlichkeit** in ursächlichem Zusammenhang mit sexuellen Mißbrauchserfahrungen steht, wurde bereits im Abschnitt zu den Initialsymptomen diskutiert. Allerdings ließ sich nur eine Veröffentlichung zitieren, in der dieses Störungsbild von einem mißbrauchten Jungen im Zeitraum von zwei Jahren nach Beendigung des Mißbrauchs entwickelt wurde. Hinsichtlich eines möglichen Zusammenhangs kindlicher Mißbrauchserfahrungen und einer multiplen Persönlichkeitsstörung im Erwachsenenalter findet sich eine etwas breitere Datenbasis. Mit einem ähnlichen Untersuchungsdesign befragten Putnam (1989) und Ross et al. (1989) die TherapeutInnen von 100 bzw. 236 PatientInnen mit der Diagnose einer multiplen Persönlichkeitsstörung. Die Anteile männlicher Patienten in diesen Untersuchungen betrugen 8% bzw. 12,3%. Nach traumatischen Kindheitserlebnissen ihrer Patienten befragt, berichteten die TherapeutInnen der Studie von Ross, daß 78,9% der Männer physisch mißhandelt und 63,9% sexuell mißbraucht worden waren. Im Durchschnitt wurden die Männer von 2,3 TäterInnen über einen Zeitraum von 11,7 Jahren sexuell mißbraucht. Die meisten von ihnen erlitten analen oder oralen Mißbrauch. Ein Fünftel wurde zur Herstellung von Kinderpornographie mißbraucht und über zehn Prozent zu sexuellen Handlungen mit Tieren gezwungen. Insgesamt überwogen die männlichen Täter, obwohl 16 Prozent von Müttern, drei Prozent von Stiefmüttern, elf Prozent von anderen weiblichen Verwandten und über 20 Prozent von anderen Frauen mißbraucht wurden. 53,6% der männlichen Patienten waren sowohl Opfer sexueller als auch körperlicher Gewalt.
Putnam wertete die entsprechenden Daten leider nicht nach Geschlechtern getrennt aus. Bezogen auf die Gesamtstichprobe zeigen sich allerdings ähnlich hohe Prävalenzen körperlicher Mißhandlung und sexuellen Mißbrauchs wie in

der Studie von Ross et al. (1989). Von den 100 PatientInnen berichteten 83% den befragten TherapeutInnen sexuelle Mißbrauchserfahrungen (68% intrafamilial). Körperliche Mißhandlungen hatten 75%, sowohl körperliche als auch sexuelle Gewalt hatten 68% der PatientInnen erlebt.

Die sehr hohen Prävalenzraten intensiven und langandauernden sexuellen Mißbrauchs sowie körperlicher Mißhandlung legen einen ursächlichen Zusammenhang dieser Kindheitstraumata mit der späteren Entwicklung einer multiplen Persönlichkeitsstörung nahe. Nur 3,6% der Männer in der Studie von Ross et al. (1989) berichteten ihren TherapeutInnen nicht über Mißbrauchs- bzw. Mißhandlungserfahrungen. Aufgrund der hohen Mißhandlungsraten in den untersuchten Populationen ist es allerdings nicht möglich, den isolierten Einfluß sexueller Mißbrauchserfahrungen auf die Genese einer multiplen Persönlichkeitsstörung einzuschätzen. Die ausgesprochen hohen Prävalenzraten sowohl körperlicher als auch sexueller Mißhandlungsformen können u.E. als weiterer Hinweis interpretiert werden, daß physische und sexuelle Gewalterfahrungen z.T. vergleichbare pathogene Aspekte beinhalten (z.B. das Erleben extremer Hilflosigkeit), die zu ähnlichen Symptomen führen können.

Die Hypothese, daß dissoziative Prozesse der Abwehr eine große Bedeutung für die Pathogenese von Mißbrauchsfolgen haben, wurde bereits vorgestellt. Leider finden sich bisher kaum Studien, in denen **dissoziative Symptome** als mögliche Langzeitfolgen bei sexuell mißbrauchten Jugendlichen oder Männern erhoben wurden. Die einzig verfügbaren Daten stammen aus den Studien von Briere et al. (1988) und Laszig (1995). Von den 16 sexuell mißbrauchten Männern aus der Studie von Laszig gaben über ein Drittel an, unter dissoziativen Symptomen zu leiden (im einzelnen: Gefühle, losgelöst vom eigenen Körper zu sein; Gefühle der Unwirklichkeit; sich von weit weg wahrnehmen, nicht man selbst sein). Die mißbrauchten Männer aus der Studie von Briere et al. (1998) hatten im Vergleich zu den nicht mißbrauchten Männern einer klinischen Kontrollgruppe signifikant höhere Werte auf der Subskala der Trauma Symptom Checklist (TSC-33).
Diese ersten Ergebnisse verweisen zwar auf die Bedeutung dissoziativer Abwehrprozesse bei der Bewältigung sexueller Mißbrauchserfahrungen. Weitere Studien werden aber nötig sein, um kausale Zusammenhänge zwischen sexuellen Mißbrauchserfahrungen, dissoziativen Formen der Abwehr und späteren dissoziativen Symptomen zu bestätigen. Eigene Voruntersuchungen zeigen, daß insbesondere qualitative Methoden geeignet sind, um zu einem tieferen Verständnis zu gelangen, wie Mißbrauchsopfer dissoziative Abwehrprozesse einsetzten, um die Realität sexuellen Mißbrauchs zu leugnen.

4.3.10 Zusammenfassung

Sexuell mißbrauchte Jungen und als Kind mißbrauchte Jugendliche und Männer, deren Mißbrauchserlebnisse zum Zeitpunkt der Datenerhebung mehr als

zwei Jahre zurücklagen, weisen nach den hier analysierten Untersuchungsergebnissen ein breites Spektrum an Symptomen auf.
Bei der Interpretation dieser Ergebnisse gelten jedoch ähnliche Beschränkungen, wie sie für die Daten zu den initialen Symptomen beschrieben wurden.
So ist zunächst die Repräsentativität der meisten Ergebnisse stark eingeschränkt. Nur vier der hier diskutierten Untersuchungen (Bagley et al. 1994; Baker & Duncan 1985; Finkelhor et al. 1989; Lopez 1995) basieren auf einer zufallsverteilten, für die allgemeine Bevölkerung repräsentativen Stichprobe; die Daten von zwei weiteren Studien (Bendixen et al. 1994, Risin & Koss 1987) wurden in einer repräsentativen Studentenstichproben erhoben. Alle anderen Studien basieren auf nicht zufällig ausgewählten, klinischen oder nichtklinischen Stichproben. Die Generalisierbarkeit der Ergebnisse dieser Untersuchungen auf die jeweils zugrundeliegende, spezifische Population ist daher stark eingeschränkt.
Insgesamt wurden in mehr als der Hälfte der bisherigen Langzeitfolgen-Studien nicht-klinische Kontrollgruppen eingesetzt. So konnte der Nachweis erbracht werden, daß die sexuell mißbrauchten Jungen/Jugendlichen/Männer der jeweiligen Stichprobe häufiger unter psychischen Symptomen litten, als die nicht sexuell mißbrauchten Mitglieder der Vergleichsgruppen. Dies gilt für eine große Anzahl unterschiedlicher Symptome.
In einigen Studien wiesen die sexuell mißbrauchten Personen auch im Vergleich mit klinisch auffälligen, nicht mißbrauchten Kontrollgruppen erhöhte Symptomwerte auf. Diese Ergebnisse liefern ersten Hinweise, daß der erlittene sexuelle Mißbrauch u.U. andere Langzeitfolgen bewirkt, als z.B. erlebte Vernachlässigung.
Eine Kontrolle ausgewählter Hintergrundfaktoren wurde leider nur in einer kleinen Gruppe von Untersuchungen (Bagley et al. 1994; Boudewyn & Liem 1995; Collings 1995; Fromuth & Burkhart 1988; Finkelhor et al. 1989; Kolko et al. 1988) durchgeführt, indem entweder die Kontrollgruppen nach diesen Variablen parallelisiert, oder, im Zuge der Datenauswertung, die Hintergrundvariablen statistisch kontrolliert wurden. Aber auch in den methodisch anspruchsvolleren Studien dieser Gruppe (Bagley et al. 1994; Boudewyn & Liem 1995) wurden nur antezedente oder konkurrente Faktoren des Mißbrauchsgeschehens erhoben. Die Bedeutung sozialer Reaktion auf die Eröffnung sexueller Mißbrauchserlebnisse für die Entwicklung von psychischen Symptomen bei Jungen ist somit noch kaum erforscht. Trotz dieser Einschränkung handelt es sich bei den von diesen Studien erhobenen Symptomen (v.a. depressive Störungen, Suizidversuche und -gedanken und sexuell aggressive Verhaltensweisen) mit hoher Wahrscheinlichkeit um Folgen sexuellen Mißbrauchs.

Wie für die initialen Folgen sexuellen Mißbrauchs an Jungen, so gilt auch für die Langzeitfolgen, daß noch ein großer Forschungsbedarf besteht. Insgesamt weisen die Daten zwar auf eine Vielzahl psychischer, psychosozialer und psychosomatischer Symptome bei Jugendlichen und Männern hin, die in ihrer

Kindheit sexuell mißbraucht wurden. Aber nur wenige dieser Symptome lassen sich bisher aus methodischer Sicht als Folgen sexuellen Mißbrauchs identifizieren.

4.4 Traumatogene Faktoren

Um Hinweise auf mögliche traumatisierende Faktoren zu erhalten, wurden im dritten Kapitel die klinischen Daten mit den Dunkelfelddaten für eine Reihe von Umstandsfaktoren verglichen. Im nun folgenden Abschnitt soll die Diskussion zu den traumatisierenden Faktoren fortgesetzt werden. Alle Daten für diese Diskussion stammen aus den bereits vorgestellten Studien der Initial- und Langzeitfolgen. Die Stichproben dieser Untersuchungen sind in der Regel aus Jungen/Jugendlichen/Männern zusammengesetzt, die sich hinsichtlich der Umstände der erlittenen Mißbrauchshandlungen - wie z.B. Beziehung zum/zur TäterIn, Dauer und Häufigkeit des sexuellen Mißbrauchs, Art der sexuellen Mißbrauchshandlungen - unterscheiden. Mehrere Forschergruppen nutzten diese Heterogenität der Stichproben, indem sie den Einfluß spezifisch ausgeprägter Umstandsfaktoren auf die gemessenen Symptome untersuchten.
Wie das letzte Kapitel gezeigt hat, konnten in den bisherigen Folgenstudien eine große Bandbreite von Symptomen und damit möglicher Initial- und Langzeitfolgen sexuell mißbrauchter Jungen ermittelt werden. Die möglichen Folgen umfassen breite diagnostische Kategorien (z.B. 'Posttraumatische Belastungsstörung') oder auch spezifische Symptome wie z.B. Schuldgefühle. Weiterhin unterscheiden sich die beschriebenen Folgenstudien in der Spezifität der verwendeten Meßmethoden. Während in einigen Studien globale Meßverfahren, wie z.B. das selbsteingeschätzte Maß der Traumatisierung durch den Mißbrauch, eingesetzt wurden, basieren die Daten anderer Untersuchungen auf Testverfahren, in denen konkrete Verhaltenssymptome erfragt wurden.
Diese Unterschiede machen einen studienübergreifenden Vergleich der festgestellten Beziehungen zwischen Ausprägungen der Umstandsfaktoren und ermittelten Symptomen schwierig bzw. unmöglich. Zudem könnten potentielle traumatogene Faktoren einen differenziellen Einfluß auf die Entwicklung unterschiedlicher Symptome haben. So ist es z.B. denkbar, daß Angstsymptome eng mit der Anwendung körperlicher Gewalt zur Erzwingung der Mißbrauchshandlungen assoziert sind, während sich Schuldgefühle sexuell mißbrauchter Jungen/Jugendlicher/Männer eher bei Nichtanwendung von Gewalt und durch eine enge Beziehung zum/zur TäterIn entwickeln.
Da nicht auszuschließen ist, daß traumatogene Variablen die Entwicklung unterschiedlicher Symptome unterschiedlich beeinflussen können, stellen wir die entsprechenden Untersuchungsergebnisse in Verbindung mit den jeweils gemessenen Symptomen vor.

Mißbrauchsspezifische Variablen, deren Einfluß auf die erhobenen Symptome untersucht wurden, umfassen Opfer- und TäterInnenmerkmale, Merkmale der Beziehung zwischen Opfer und TäterIn, Merkmale der Art, Dauer und Häufigkeit des sexuellen Mißbrauch sowie die Mittel der TäterInnen, mittels derer die Jungen sowohl zur Teilnahme an den sexuellen Handlungen gebracht, als auch zum Schweigen verpflichtet wurden.
Außerdem berücksichtigen wir jene Umstandsfaktoren, welche sich nicht direkt aus dem Geschehen des sexuellen Mißbrauchs ableiten, sondern mit den sozialen Reaktionen auf die Eröffnung des Mißbrauchs verknüpft sind. Hierzu gehören die Reaktionen von Eltern, Nachbarn, Freunden etc. sowie die Reaktionen von MitarbeiterInnen der Polizei, von Beratungsstellen usw..
In der klinischen Literatur werden diese beiden Variablenklassen auch als primäre und sekundäre Traumatisierungsfaktoren bezeichnet.

Mit dem 'familiären Hintergrund' diskutieren wir auch einen Umstandsfaktor, der in geringerem Maße mißbrauchsspezifisch ist. Wie den sekundären Traumatisierungsfaktoren, so wird auch dem 'familiären Hintergrund' ein eher vermittelnder Einfluß auf die Verarbeitung von Mißbrauchserlebnissen und die nachfolgende Ausbildung von Symptomen zugeschrieben. Darüber hinaus ist es aber auch möglich, daß die gemessenen Symptome (zumindest teilweise) direkt auf dysfunktionale Familienmuster zurückgehen, oder daß dysfunktionale Familienmuster das Mißbrauchsrisiko erhöhen.

Eine Ableitung traumatogener Faktoren aus den ermittelten Beziehungen zwischen gemessenen Symptomen und bestimmten Ausprägungen in den mißbrauchsspezifischen Variablen setzt natürlich voraus, daß es sich bei den jeweils festgestellten Symptomen um Folgen sexuellen Mißbrauchs handelt. Da aus methodischer Sicht ein solcher kausaler Zusammenhang für die meisten der bisher erhobenen Symptome nicht gesichert ist, können auch die in diesen Untersuchungen isolierten traumatogenen Faktoren nur hypothetischen Charakter haben.

Die nun folgende Darstellung der bisherigen Untersuchungsergebnisse gliedert sich in zwei Teile. Im ersten Teil dokumentieren wir die mißbrauchsspezifischen Variablen, deren Einfluß auf die jeweils erhobenen Symptome untersucht wurde. Im zweiten Teil erfolgt eine zusammenfassende Bewertung der Ergebnisse aus methodischer Sicht.

4.4.1 Art der sexuellen Mißbrauchshandlungen

Im dem von uns durchgeführten Vergleich der klinischen Daten mit den Dunkelfelddaten für eine Reihe von Umstandsfaktoren ließ sich ein Hinweis auf eine stärkere Traumatisierung für die Art der sexuellen Mißbrauchshandlungen isolieren. Demnach scheinen penetrierende Mißbrauchshandlungen sowie Mißbrauchshandlungen mit Genitalkontakt die betroffenen Jungen im Gruppenmittel in einem höheren Ausmaß zu traumatisieren (vgl. Kap. 3).

Alle Folgenstudien, in denen ein solcher Zusammenhang untersucht wurde, kommen zum gleichen Ergebnis.
Risin & Koss (1987) klassifizierten die, in ihrer Dunkelfeldstudie identifizierten, mißbrauchten Studenten nach der Art der Mißbrauchshandlungen ('exhibitionistische Mißbrauchserfahrungen', 'sexualisiertes Berühren', 'penetrierende Mißbrauchshandlungen'). Im Vergleich dieser Gruppen berichteten diejenigen Studenten, die penetrierende Mißbrauchshandlungen oder sexualisierte Berührungen erlebt hatten, signifikant häufiger über starke bzw. sehr starke Opfergefühle (feelings of victimization). Nach den unmittelbaren emotionalen Reaktionen auf die sexuellen Mißbrauchserfahrungen befragt, gaben die Studenten der gleichen Gruppen häufiger (keine Signifikanzprüfung) an, starke Gefühle von Schuld, Furcht, Ärger und Depression empfunden zu haben.
Wie Risin & Koss (1987), so klassifizierten auch Boudewyn & Liem (1995) und Bendixen et al. (1994) die von ihnen identifizierten mißbrauchten Studenten nach der 'Schwere' ('severity') des sexuellen Mißbrauchs. Die Klasse der am 'wenigsten schwerwiegenden' ('least severe') Mißbrauchshandlungen setze sich aus solchen sexuellen Handlungen zusammen, die keinen Körperkontakt sowie Körperkontakt ohne Genitalkontakt beinhalten. Als 'schwerwiegend' ('serious') wurden sexuelle Handlungen klassifiziert, die Genitalkontakt beinhalteten, sexuelle Handlungen mit versuchter oder vollzogener Penetration wurden als 'sehr schwerwiegend' ('very serious') eingestuft.
Übereinstimmend zeigen die Ergebnisse beider Studien, daß bei zunehmender 'Schwere' ('severity') des Mißbrauchs die Anzahl bzw. Intensität der jeweils ermittelten Symptome zunahm. Je 'schwerwiegender' und häufiger die sexuellen Mißbrauchshandlungen waren, desto häufiger wurden von den Mißbrauchsopfern aus der Studie von Boudewyn & Liem (1995) depressive Störungen, Selbstmordversuche und selbstverletzende Verhaltensweisen berichtet. Diejenigen Studenten aus der Studie von Bendixen et al. (1994), die sexuelle Mißbrauchshandlungen mit Genitalkontakt und versuchter bzw. vollzogener Penetration erlitten hatten, erhielten die höchsten Symptomwerte in einem selbstentwickelten Fragebogen mit Items zu depressiven Symptomen, Schlafstörungen, Scham- und Schuldgefühlen, Ängsten vor dem weiblichen Geschlecht, sexuellen Problemem sowie Eßstörungen.
Die Studenten aus der Studie von Collings (1995) wurden mittels des Brief Symptom Inventory (BSI) befragt. Dieses Inventar enthält 53 Items zu den Skalen 'Somatisieren', 'manisch-zwanghaft', 'zwischenmenschliche Sensibilität', 'Depression', 'Ängstlichkeit', 'Feindseligkeit', 'paranoide Vorstellungen', 'phobisch', und 'psychotisch' (Übers. d. Verf.). Nur diejenigen Studenten dieser Untersuchung, die über sexuelle Mißbrauchserfahrungen mit Körperkontakt berichteten, erhielten erhöhte Werte auf allen Subskalen dieses Instruments.
Landis (1957) befragte die mißbrauchten Studenten der von ihm durchgeführten Dunkelfeldstudie, ob der sexuelle Mißbrauch ihre weitere emotionale Entwicklung (emotional development) dauerhaft, zeitweise oder überhaupt nicht negativ beeinflußt habe. Diejenigen Studenten, die penetrative Mißbrauchshandlungen

erlebt hatten, gaben signifikant häufiger an, daß diese Erfahrung einen dauerhaften emotionalen Schaden verursachte.
Peters & Range (1995) untersuchten suizidales Verhalten (mittels Suicidal Behavior Questionnaire; SBQ) in einer Stichprobe von 131 männlichen Studenten. Suizidversuche und -gedanken wurden in dieser Studie am häufigsten von jenen Mißbrauchsopfern berichtet, die sexuelle Handlungen mit Körperkontakt erlitten hatten.
In der Studie von Finkelhor et al. (1989) ließen sich Eheprobleme (marital disruption) nur für diejenigen Männer durch die Prädiktorvariable 'sexueller Mißbrauch' vorhersagen, die penetrative Mißbrauchserfahrungen erlitten hatten.

4.4.2 Teilnahme an pornographischen Produktionen

Haugaard & Repucci (1988) vermuten, daß das Wissen der Jungen um pornographische Aufnahmen, der an ihnen begangenen Mißbrauchshandlungen mit einer dauerhaften und starken Angst dieser Jungen verknüpft ist, daß die Photos oder Filme anderen zugänglich sind.
Der Frage, ob die Teilnahme von Jungen an der Produktion pornographischen Materials während der sexuellen Mißbrauchshandlungen eine stärkere Traumatisierung bedingt, wurde bisher erst in einer Studie nachgegangen. Burgess et al. (1984) verglichen die in den Sexringen mißbrauchten Jungen nach dem Kriterium, ob diese zusätzlich zur Produktion pornographischen Materials mißbraucht worden waren oder nicht. Im Vergleich dieser Gruppen zeigte sich, daß die pornographisch ausgebeuteten Jungen signifikant häufiger Symptome einer 'chronischen posttraumatischen Belastungsreaktion' entwickelt hatten und sich signifikant häufiger mit den Mißbrauchern identifizierten. Das von Burgess und Mitarbeiterinnen aus den qualitativen Daten dieser Untersuchung isolierte Verhaltensmuster der 'Identifikation mit dem Mißbaucher'* (s.o.) beschreibt (sexuell) aggressive und dyssoziale Verhaltensweisen der mißbrauchten Kinder. Das mißbrauchte Kind assimiliere seine Angst, indem es Charakteristika des Mißbrauchers introjiziere. „The child transforms himself from the person threatened into the person who makes the threat“ (Burgess et al. 1984, 659).
Da die Produktion pornographischen Materials in dieser Stichprobe sehr eng mit einer längeren Dauer der sexuellen Ausbeutung in den Sexringen korreliert war, ist es allerdings nicht möglich, den spezifischen Effekt pornographischer Ausbeutung auf die erhobenen Symptome einzuschätzen.

---

* *offensichtliche theoretische Grundlage dieses Verhaltensmusters ist der von Ferenczi (1932) erstmals beschriebene Abwehrmechanismus der 'Identifikation mit dem Aggressor'; s.u.*

4.4.3 Alter der Jungen bei Beginn des sexuellen Mißbrauchs

Die Frage, ob das Alter eines Kindes zum Zeitpunkt bzw. bei Beginn des sexuellen Mißbrauchs die Reaktionen des Kindes auf dieses Erlebnis beeinflußt, wird in der Literatur kontrovers diskutiert. Eine Annahme besagt, daß jüngere Kinder weniger Symptome entwickeln, da sie durch ihre 'Naivität' - insbesondere vor den sozialen Stigmatisierungen, welche mit der Opferrolle verbunden sind - besser geschützt seien. Dagegen steht die Auffassung, jüngere Kinder seien verletzlicher als Kinder in der Pubertät oder als Jugendliche, da sie sich noch in der Entwicklung befänden und deshalb äußeren Einflüsse gegenüber empfänglicher seien (vgl. Browne & Finkelhor 1986).
Die Daten der bisherigen Studien, in denen ein möglicher Einfluß des Alters der Jungen bei Beginn des sexuellen Mißbrauchs auf die erhobenen Symptomen untersucht wurde, lassen kaum Schlußfolgerungen im Sinne dieser Hypothesen zu.

Nach dem angegebenen Alter bei Beginn der Mißbrauchshandlungen teilten Fromuth & Burkhart (1987) die in ihrer Dunkelfelduntersuchung identifizierten mißbrauchten Studenten in zwei Gruppen. Die erste Gruppe der Studenten wurde im Alter bis zu 13 Jahren und die zweite Gruppe im Alter von 13 bis 16 Jahren mißbraucht. Hinsichtlich der erinnerten emotionalen Reaktion zur Zeit des Mißbrauchs zeigte ein Vergleich dieser beiden Gruppen, daß diejenigen Studenten, deren Mißbrauchserfahrungen vor dem 13. Lebensjahr begannen, auf diese Erlebnisse negativer reagierten (erfragt wurden: Furcht und Angst vs. Überraschung, Interesse und Vergnügen*; s.o.). Diese Unterschiede erreichten jedoch keine statistische Signifikanz. Signifikant hingegen waren die Unterschiede bezüglich der selbsteingeschätzten Wirkung auf das weitere Leben (positive Wirkung, keine Wirkung, negative Wirkung): 60% der Studenten, die über Mißbrauchserlebnisse in der Pubertät berichteten, meinten, daß diese Erfahrung sie positiv beeinflußt habe. Die Auswirkungen vorpubertären Mißbrauchsbeginns hingegen wurden von den betroffenen Studenten eher negativ oder neutral bewertet.
Goldman & Goldman (1988) erhoben mit der erinnerten emotionalen Reaktion zum Zeitpunkt der Mißbrauchshandlungen, und der selbsteingeschätzten Wirkung dieser Erfahrungen auf das weitere Leben, die gleichen Variablen wie Fromuth & Burkhart (1987). Nach dem Kriterium des Alters bei Beginn der Mißbrauchshandlungen ordneten die AutorInnen die in dieser Dunkelfeldstudie identifizierten mißbrauchten Studenten vier Guppen (4 -6 Jahre, 7 - 9 Jahre, 10 - 12 Jahre, 13 - 15 Jahre) zu. Im Gegensatz zum Ergebnis von Fromuth & Burkhart zeigten sich in einem Vergleich dieser Gruppen weder für die erinnerten emotionalen Reaktionen noch für die selbsteingeschätzte Wirkung der

---

* *pleasure*

sexuellen Mißbrauchserfahrungen auf das weitere Leben signifikante Unterschiede.
Baker & Duncan (1985) befragten in ihrer repräsentativen Dunkelfeldstudie die Mißbrauchsopfer, a) ob sie den Mißbrauch zum Zeitpunkt der Viktimisierung als psychisch verletzend wahrgenommen hatten, aber diesem Erlebnis keine bleibenden Schäden zuschrieben, b) ob der sexuelle Mißbrauch bleibende Langzeitfolgen verursachte, c) keinen Effekt oder d) eine Verbesserung der Lebensqualität bewirkt habe. Aus den geschlechtsspezifisch ausgewerteten Daten ist allerdings nur zu entnehmen, daß von denjenigen Männern, die eine Verbesserung der Lebensqualität berichteten, keiner vor Beginn des 10. Lebensjahres mißbraucht wurde.
Wie beschrieben, erhoben Boudewyn & Liem (1995) als möglich Folgen sexuellen Mißbrauchs an Jungen depressive Symptome (mittels des Beck Depression Inventory) sowie selbstverletzende und suizidale Verhaltensweisen (mittels der Kelly Chronic Self-Destructiveness Scale). Weder die ermittelten depressiven Symptome, noch die selbstverletzenden Verhaltensweisen waren mit dem Alter der Jungen bei Beginn der sexuellen Mißbrauchshandlungen assoziert, wohl aber die Anzahl der Suizidversuche. Je früher die Mißbrauchshandlungen begannen, desto häufiger hatten die Mißbrauchsopfer Suizidversuche unternommen. Diese Daten stimmen mit den klinischen Erfahrungen von Fürniss (1986) überein, nach denen ein Suizidversuch bei Jugendlichen mit spätem vorpubertären Mißbrauchsbeginn häufig ein einmaliger Versuch sei, sich aus der Mißbrauchssituation zu befreien. Suizidversuche bei Kindern mit frühem Mißbrauchsbeginn zwischen zwei und sechs Jahren hingegen seien häufig Ausdruck klinisch depressiver Erkrankungen.

4.4.4 Alter der TäterInnen; Altersunterschied zwischen Opfer und TäterIn

Nur in einer der von uns analysierten Folgenstudien wurde untersucht, ob das Alter der TäterInnen bzw. der Altersunterschied zwischen Opfer und TäterIn, einen statistisch nachweisbaren Einfluß auf die erhobenen Symptome hat. In dieser Untersuchung gruppierten Goldman & Goldman (1988) die mißbrauchten Studenten der Dunkelfeldstichprobe zum einen nach dem Altersunterschied zwischen Opfer und TäterIn (0 - 4 Jahre, 5 - 10 Jahre, 10 Jahre und mehr) und zum anderen nach dem Alter der TäterInnen (0-11 Jahre, 12 - 17 Jahre, 18 Jahre und älter). Die erinnerte emotionale Reaktion zum Zeitpunkt der Mißbrauchshandlungen wurde von den männlichen Studenten bei steigendem Altersunterschied sowie bei steigendem Alter der TäterInnen signifikant negativer beurteilt. Hinsichtlich der selbsteingeschätzten Wirkung dieser Erfahrungen auf das weitere Leben dagegen zeigte ein Vergleich dieser Gruppen keine Unterschiede.

4.4.5 Beziehung zum/zur TäterIn

In Kapitel 3 beschrieben wir die möglicherweise besondere Dynamik einer engen Opfer-TäterIn-Beziehung, in der Geheimhaltung, Loyalitätskonflikte, verzerrte Beziehungskonzepte, usw. ein besonderes Gewicht erhalten. Unter beziehungsdynamischen Aspekten wäre somit zu erwarten, daß Mißbrauchserlebnisse mit Fremden eine geringere Traumatisierung bewirken.
Empirisch sind diese Annahmen bisher kaum zu bestätigen bzw. zu widerlegen. Goldman & Goldman (1988) führten eine Varianzanalyse ihrer Untersuchungsergebnisse durch, wobei sie die selbsteingeschätzte traumatische Wirkung als abhängige Variable und unterschiedliche Verwandschafts*- bzw. Bekanntschaftsgrade** zwischen Opfer und TäterIn als unabhängige Variablen einsetzten. Zwar bewerteten diejenigen Männer, die von einem näheren Verwandten bzw. einem/einer näheren Bekannten in ihrer Kindheit mißbraucht wurden, diese Erfahrungen retrospektiv als negativer. Signifikante Unterschiede ließen sich zwischen den einzelnen TäterInnengruppen jedoch nicht nachweisen.
In der Untersuchung von Baker & Duncan (1985) gaben diejenigen Männer, die von einem Fremden mißbraucht wurden, häufiger an, sich vollständig von dieser Mißbrauchserfahrung erholt zu haben (recovery from immediate harm). Allerdings machen die Autoren keine Angaben zur Signifikanz. Außerdem war eine 'vollständige Erholung' auch mit einmaligem Mißbrauch verbunden, so daß der Einfluß der Beziehungsenge hier nicht isoliert werden kann.

4.4.6 Geschlecht der TäterInnen

Mehrfach stellten wir bereits Untersuchungsergebnisse vor, die auf einen Zusammenhang zwischen dem Geschlecht der TäterInnen und der Art bzw. dem Ausmaß gemessener Symptome hinweisen. Sechs der hier analysierten Studien untersuchten gezielt Unterschiede hinsichtlich des selbsteingeschätzten Ausmaßes der Traumatisierung in Abhängigkeit vom Geschlecht der mißbrauchenden Person.
In ihrer Dunkelfelduntersuchung ließen Goldman & Goldman (1988) die befragten Männer mithilfe einer Ratingskala global einschätzen, wie sie aus ihrer Erwachsenenperspektive die Mißbrauchserlebnisse beurteilen (positiv, überwiegend positiv, neutral, überwiegend negativ, negativ). Die Auswertung dieser Daten zeigte, daß heterosexuelle Mißbrauchshandlungen im Durchschnitt positiver bewertet wurden, als gleichgeschlechtliche sexuelle Erlebnisse. Der Unterschied in den Bewertungen war jedoch nicht signifikant.

---

* *Vater, Stiefvater, Bruder, Schwester, Onkel, Großvater, Cousin/e, Stiefbruder*

** *Freunde der Eltern, Freunde, Bekannte, Fremde*

Baker & Duncan (1985) befragten in ihrer repräsentativen Dunkelfeldstudie die Mißbrauchsopfer nach der selbsteingeschätzten Wirkung des erlebten Mißbrauchs. Von den Männern, die über sexuelle Mißbrauchserlebnisse in ihrer Kindheit berichteten, gaben 6% an, ihre gegenwärtige Lebensqualität habe sich durch den Mißbrauch verbessert. Eine Analyse der Umstände, unter denen diese Männer mißbraucht wurden, ergab einen Anteil heterosexuellen Mißbrauchs von über 50% (keine genaueren Zahlen).
Wie schon im vorangegangenen Abschnitt beschrieben, fragten Fromuth & Burkhart (1987) in ihrer Dunkelfeldstudie die mißbrauchten Studenten nach der ersten emotionalen Reaktion auf die Mißbrauchshandlungen sowie nach deren Wirkung auf das gegenwärtige Leben. Die AutorInnen isolierten in einem gesonderten Auswertungsschritt diejenigen Erfahrungen, auf die negative emotionale Reaktionen erfolgten, und denen eine negative Wirkung zugeschrieben wurde. In einer Analyse der Umstandsfaktoren zeigte sich, daß diese Mißbrauchshandlungen, im Vergleich zur Gesamtstichprobe der Mißbrauchsopfer, signifikant häufiger von Männern und signifikant häufiger unter größerer Gewaltanwendung verübt worden waren. Den spezifischen Effekt des Geschlechts der TäterInnen auf die subjektiven Bewertungen isolierten die AutorInnen dieser Untersuchung nicht. Das vorliegende Ergebnis weist jedoch auf eine enge Korrelation dieser beiden Umstandsfaktoren hin (vgl. auch Kap.3).
In zwei der vorliegenden Studien wurden in die Zusammenhangsanalyse auch Daten zu konkreten Symptome einbezogen. Johnson & Shrier (1987) ermittelten in ihrer Stichprobe von 40 sexuell mißbrauchten Jugendlichen eine eindeutige Abhängigkeit der Symptomatik vom Geschlecht der TäterInnen. Diese Studie illustriert darüber hinaus die eingangs erwähnte differenzielle Wirkungsweise bestimmter Umstandsfaktoren auf unterschiedliche Folgen:
Nach ihrer gegenwärtigen sexuellen Orientierung befragt, identifizierten sich die gleichgeschlechtlich mißbrauchten Jugendlichen, im Vergleich zu den Jugendlichen der klinischen Kontrollgruppe, signifikant häufiger als homosexuell. Zwischen heterosexuell mißbrauchten Jugendlichen und Kontrollgruppe hingegen waren diese Unterschiede nicht signifikant. Die AutorInnen ermittelten außerdem Daten zu sexuellen Funktionsstörungen. Im Vergleich zur Kontrollgruppe berichteten die sexuell mißbrauchten Jugendlichen zwar signifikant häufiger, unter solchen Symptomen zu leiden. Zwischen homo- und heterosexuell mißbrauchten Jugendlichen zeigten sich jedoch keine signifikanten Unterschiede. Schließlich erhoben die AutorInnen auch eine Selbsteinschätzung sowohl der erinnerten Wirkung z.Zt. des Mißbrauchs, als auch der gegenwärtigen Wirkung: 73% der heterosexuell und 64% der homosexuell mißbrauchten Jugendlichen schätzten die unmittelbare traumatische Wirkung als stark oder überwältigend (strong or devastating) ein; die gegenwärtige Wirkung beurteilten 54% der von Frauen mißbrauchten Jugendlichen und 50% der homosexuell mißbrauchten Jugendlichen als stark oder überwältigend.
Roys & Timms (1995) erhoben MMPI-Profile von 20 Männern, die in ihrer Kindheit von einer sorgegberechtigten weiblichen Person mißbraucht wurden.

Von diesen Männern waren elf aufgrund ihrer sexuellen Mißbrauchserlebnisse in therapeutischer Behandlung, neun Männer hatten Sexualstraftaten begangen und kamen daraufhin in therapeutische Behandlung.
Die MMPI-Profile dieser Männer wurden verglichen mit den entsprechenden Daten aus vier Kontrollgruppen. Die Männer dieser Vergleichsgruppen waren entweder

- aufgrund gleichgeschlechtlicher sexueller Mißbrauchserfahrungen in therapeutischer Behandlung,
- oder aufgrund von Sexualdelikten in therapeutischer Behandlung und in ihrer Kindheit gleichgeschlechtlich mißbraucht worden,
- oder aufgrund von Sexualdelikten in therapeutischer Behandlung ohne mißbraucht worden zu sein,
- oder aufgrund anderer Probleme in psychotherapeutischer Behandlung ohne mißbraucht worden zu sein.

Im Vergleich der Untersuchungs- und Kontrollgruppen zeigte sich, daß diejenigen Männer, die keine Sexualstraftäter waren und von Frauen mißbraucht wurden, nach den MMPI-Profilen am stärksten gestört waren. Zur klinischen Auffälligkeit dieser Männer trugen insbesondere internalisierende Symptome bei (depressive Störungen, Suizidgedanken, Verunsicherung bzgl. der eigenen Geschlechtsidentität, soziale Isolation und Passivität).
Eine weitere Studie, in denen der Einfluß des Geschlechts der mißbrauchenden Person auf die Entwicklung sexuell aggressiver Verhaltensweisen untersucht wurde, stammt von Briggs & Hawkins (1996). Die Autoren interviewten 83 wegen sexuellen Kindesmißbrauchs inhaftierte Sexualstraftäter sowie 95 Männer einer nicht klinischen Kontrollgruppe. Alle Männer wurden in ihrer Kindheit sexuell mißbraucht. Sexuelle Mißbrauchserlebnisse mit erwachsenen Frauen wurden signifikant häufiger von der Gruppe der Sexualstraftäter berichtet. Gleichzeitig hatten diese Männer in ihrer Kindheit jedoch auch signifikant häufiger physische und emotionale Mißhandlungen erfahren. Der isolierte Effekt des Tätergeschlechts auf die Genese von Mißbrauchsverhalten wurde in dieser Studie nicht ermittelt.

4.4.7 Strategien der TäterInnen

Unter dem Oberbegriff ‘Strategien der TäterInnen’ sind jene Mittel beschrieben, mit denen die TäterInnen die Jungen zum einen zu den sexuellen Handlungen und zum anderen zur Geheimhaltung zwingen. Unter den von uns analysierten Studien finden sich allerdings nur zwei Untersuchungen, in denen ein möglicher Einfluß der angewendeten Strategien auf die erhobenen Symptome berücksichtigt wurde. Zudem beziehen die AutorInnen dieser Studien nur Strategien der offenen Gewaltanwendung in ihre Analyse ein. Zentrale Aspekte der Beziehungsdynamik des sexuellen Mißbrauchsgeschehens lassen sich somit empirisch nicht erhellen.

Fromuth & Burkhart (1987) untersuchten die Umstände derjenigen sexuellen Mißbrauchserfahrungen, die von den befragten Männern mit negativen Emotionen in Verbindung gebracht wurden. Als einzelne Umstandsfaktoren dieser Kategorie konnten die AutorInnen einen deutlich erhöhten Anteil männlicher Täter sowie eine größere Gewaltanwendung isolieren. Aufgrund der zu vermutenden Interkorrelation dieser beiden Umstandsfaktoren, deren spezifischer Effekt auf die negativen Emotionen der befragten Männer nicht isoliert wurde, ist die Interpretationsmöglichkeit dieses Ergebnisses stark eingeschränkt.
Ebenfalls auf einen negativen Einfluß der Gewaltanwendung im Kontext von Mißbrauchserfahrungen verweisen die Daten von Boudewyn und Liem (1995). Die mißbrauchten Studenten dieser Untersuchung, die mittels offener Formen von Gewalt zu den sexuellen Handlungen gezwungen wurden, hatten signifikant häufiger depressive Symptome, berichteten über signifikant mehr Suizidversuche und häufigere Akte der Selbstverletzung.

4.4.8 Dauer und Häufigkeit des sexuellen Mißbrauchs

Intuitiv erscheint es plausibel, daß eine längere Mißbrauchsdauer bzw. häufige sexuelle Übergriffe eine stärkere Traumatisierung der betroffenen Jungen bedingen. Die bisherigen Daten scheinen diese Annahme zu bestätigen.
Baker & Duncan (1985) ermittelten die selbsteingeschätzte Wirkung des sexuellen Mißbrauchs (s.o.). Eine Erholung von vorübergehenden, unangenehmen oder schädigenden Auswirkungen der Mißbrauchserfahrungen ohne dauerhafte negative Effekte wurde häufiger von einmalig, als von mehrfach mißbrauchten Männern angegeben (keine Angaben zur Signifikanz).
Im Vergleich der Jungen, die über einen Zeitraum von weniger als einem Jahr mißbraucht wurden, entwickelten diejenigen Jungen aus der Stichprobe von Burgess et al. (1984), welche länger als ein Jahr in Sexringen ausgebeutet wurden, signifikant häufiger Symptome einer 'chronischen posttraumatischen Belastungsreaktion' und identifizierten sich signifikant häufiger mit den Mißbrauchern (s.o.). Hingegen hatten 50% der Kinder, die kürzer als ein Jahr mißbraucht wurden, die Mißbrauchserfahrungen integriert, oder sie vermieden Erinnerungen an diese Ereignisse. Wie bereits beschrieben, waren die Ausprägungen der Symptome jedoch nicht nur mit der Dauer des Mißbrauchs, sondern gleichzeitig mit der Teilnahme an der Produktion pornographischen Materials verbunden. Da diese beiden Faktoren hoch korrelierten, läßt sich deren isolierte Wirkung nicht einschätzen.
In ihrer Folgenstudie (Burgess et al. 1987) befragten die Autorinnen einen Teil der jetzt jugendlichen Mißbrauchsopfer erneut. Nach dem Kriterium der Dauer wurde die Gesamtstichprobe in 'Studie 1' (< 1 Jahr) und 'Studie 2' (> 1 Jahr) unterteilt. Die untersuchte Symptomatik umfaßte erhöhten Drogenkonsum, sexuelle Verhaltensauffälligkeiten, soziale Verhaltensprobleme und delinquentes/kriminelles Verhalten. Die Jugendlichen der Studie 2 unterschieden sich von Studie 1 und der nicht mißbrauchten Kontrollgruppe, indem sie signi-

fikant häufiger 'harte' Drogen konsumierten, zwanghaft masturbierten und sich prostituierten, mit Freunden und Eltern körperliche Auseinandersetzungen hatten, und v.a. delinquentes bzw. kriminelles Verhalten zeigten. Allerdings isolierten Burgess und Mitarbeiterinnen auch in dieser Folgenstudie nicht den Einfluß einzelner Umstandsfaktoren auf die ermittelten Symptome. Neben einer Beziehung der Faktoren 'Pornographie' und 'Dauer', stellten die Autorinnen eine Korrelation von Dauer und Familienklima fest: Die Jugendlichen der Studie 2 berichteten signifikant häufiger von negativen Reaktionen der Eltern (s.u.) auf die Eröffnung des sexuellen Mißbrauchs.

Auf eine größere traumatisierende Wirkung häufiger Mißbrauchserlebnisse verweisen auch die Ergebnisse von Bagley et al. (1994), die eine mehrfach stratifizierte Stichprobe von 750 Männern aus Calgary untersuchten. Von diesen Männern berichteten 117 über ungewollte sexuelle Mißbrauchserlebnisse in ihrer Kindheit. Aufgrund der Anzahl berichteter Mißbrauchshandlungen wurden diese Männer der Gruppe 'einmaliger Mißbrauch' oder 'multipler Mißbrauch' zugeordnet. Im Vergleich dieser beiden Gruppen zeigte sich, daß diejenigen Männer, die in ihrer Kindheit häufige Mißbrauchserfahrungen erlitten hatten, signifikant höhere Symptomwerte auf der CESD-Depression Scale erhielten, signifikant häufiger Suizidversuche unternommen hatten bzw. suizidale Absichten äußerten und signifikant häufiger aktuelle, sexuell mißbrauchende Kontakte zu Kindern hatten. Eingeschränkt wird die Aussagekraft dieses Ergebnisses durch die von den Autoren dieser Studie ermittelte Interkorrelation der Häufigkeit sexueller Mißbrauchserlebnisse mit der Art der sexuellen Handlungen. Demnach waren sexuelle Handlungen mit Analkontakt oder Penetration hochsignifikant mit einer größeren Anzahl von Mißbrauchserfahrungen verbunden.

Diese Interkorrelation wird auch durch die Ergebnisse der Studie von Boudewyn & Liem (1995) bestätigt. Je häufiger der sexuelle Mißbrauch stattgefunden hatte und je 'schwerwiegender' die Mißbrauchshandlungen waren, desto häufiger wurden von den Mißbrauchsopfern depressive Störungen, Selbstmordversuche und selbstverletzende Verhaltensweisen berichtet. Leider wurde in keiner der beiden Studien der isolierte Effekt dieser Umstandsfaktoren ermittelt.

4.4.9 Soziale Reaktionen

Negative soziale Reaktionen auf die Eröffnung sexueller Mißbrauchserfahrungen wurden in der klinischen Literatur auch als sekundäre Traumatisierungsfaktoren bezeichnet (Bange 1992). Positiven, das Kind unterstützende, soziale Reaktionen hingegen wird eine protektive Funktion zugeschrieben, welche der Entwicklung von Symptomen entgegenwirkt (z.B. Conte & Schuerman 1987).

Unter den von uns analysierten Folgenstudien finden sich drei Untersuchungen, in denen der Einfluß negativer sozialer Reaktionen auf die ermittelten Folgen untersucht wurde.

Rogers & Terry (1984) isolierten aus ihren therapeutischen Erfahrungen mit 44 sexuell mißbrauchten Jungen drei elterliche Reaktionsmuster auf die Eröffnung der sexuellen Mißbrauchserfahrungen, welche bei einem Großteil der betroffenen Jungen (keine genaueren Zahlenangaben) zu einer Intensivierung der Symptome führten. Verleugneten oder bagatellisierten die Eltern die Mißbrauchserfahrungen ihrer Söhne, zeigten die Eltern unrealistische Ängste bezüglich der möglichen psychischen Folgen, welche der Mißbrauch haben könnte, oder schrieben die Eltern ihrem Sohn Eigenverantwortlichkeit und Schuld für den sexuellen Mißbrauch zu (blaming the victim), so entwickelten die sexuell mißbrauchten Jungen größere Ängste, daß sie homosexuell sein könnten, und/oder zeigten verstärkt hypermaskuline oder sexuell aggressive, mißbrauchswiederholende Verhaltensweisen. Vergleichsdaten von sexuell mißbrauchten Jungen, welche unterstützende Reaktionen von ihren Eltern erfahren hatten, wurden von den AutorInnen allerdings nicht veröffentlicht.

Burgess et al. (1984) führen den Übergang von unbestimmten Symptomen (vague complaints) zu deutlichen Symptomen einer 'akuten posttraumatischen Belastungsreaktion' bei einem Großteil der sexuell mißbrauchten Jungen (keine genaueren Zahlenangaben) ihrer Stichprobe auf die sozialen Reaktionen zurück, die der Aufdeckung der Sexringe folgten. Als negative soziale Reaktionen werden beschrieben, daß mehrere Nachbarsfamilien der sexuell mißbrauchten Jungen nach Bekanntwerden der Mißbrauchsaktivitäten in den Sexringen wegzogen, und daß Klassenkameraden die Mißbrauchsopfer hänselten und als homosexuell stigmatisierten. Die Reaktionen der Eltern wurden in dieser Studie nicht veröffentlicht.

Allerdings untersuchten die gleichen Autorinnen in ihrer Folgestudie (Burgess et al. 1987) den Einfluß von Elternreaktionen auf die ermittelten Symptome. Die jugendlichen Mißbrauchsopfer der Studie 2, welche sich von den Jugendlichen der Studie 1 und der nicht mißbrauchten Kontrollgruppe dadurch unterschieden, daß sie signifikant häufiger harte Drogen konsumierten, zwanghaft masturbierten und sich prostituierten, mit Freunden und Eltern körperliche Auseinandersetzungen hatten, und delinquentes bzw. kriminelles Verhalten zeigten, berichteten zugleich signifikant häufiger über negative Elternreaktionen. Im einzelnen beschrieben diese Jugendlichen, daß sie sich von ihren Eltern unter Druck gesetzt (feel pressured), zurückgewiesen oder bestraft fühlten. Weiterhin gaben sie an, daß ihre Eltern ihnen die Schuld an den Mißbrauchshandlungen in den Sexringen gaben.

Bei der Interpretation dieser Ergebnisse muß allerdings berücksichtigt werden, daß die Jugendlichen der Studie 2 zugleich über einen längeren Zeitraum in den Sexringen mißbraucht wurden (s.o.).

Daß unterstützenden Elternreaktionen möglicherweise eine große Bedeutung in der adaptiven Bewältigung sexueller Mißbrauchserfahrungen zukommt, zeigt eine methodisch anspruchsvolle Studie von Conte & Schuerman (1987), die ihre Daten leider nicht geschlechtsspezifisch ausgewertet haben.

Die Autoren dieser Untersuchung erhoben umfangreiche Daten zu Hintergrund- und Umstandsfaktoren in einer Stichprobe von 369 sexuell mißbrauchten Kindern (23% Jungen; 77% Mädchen) mit einem Durchschnittsalter von 8,8 Jah-

ren. Mögliche Folgen der sexuellen Mißbrauchserfahrungen dieser Kinder wurden u.a. mit einer speziell entwickelten 'Symptom Impact Checklist' (SIC) sowie mit dem Child Behavior Profile (CBP) erhoben. Die Daten der SIC stammen von SozialarbeiterInnen, welche die sexuell mißbrauchten Kinder betreuten. Die einzelnen Items dieses Fragebogens beschreiben regressive, psychosomatische und depressive Symptome sowie soziales Rückzugsverhalten. Die Items des Elternfragebogens CBP sind den einzelnen Subskalen 'geringes Selbstwertgefühl', 'Aggression', 'Ängstlichkeit' (fearfulness), 'Rückzug' und 'mangelndes Selbstvertrauen' (lacking confidence) zugeordnet.
In zwei multiplen Regressionsanalysen von insgesamt 35 Umstands- und Hintergrundfaktoren mit dem SIC- und CBP- Score als jeweils abhängigen Variablen zeigte sich, daß unterstützende soziale Reaktionen auf die Eröffnung der Mißbrauchserfahrungen den größten Teil der Varianz in den Meßergebnissen aufklären konnten: Kinder, die eine unterstützende Beziehung zu ihren Eltern und Geschwistern hatten, zeigten sowohl nach der Befragung der Eltern als auch der SozialarbeiterInnen die geringsten Symptome. Kinder, die von ihren Eltern sowie von anderen Familienmitgliedern negative Reaktionen auf die Eröffnung der Mißbrauchserlebnisse erfahren hatten, und deren Familien dysfunktionale Beziehungsmuster aufwiesen (characteristics of poorly functioning family), entwickelten die stärksten Symptome.
Im Zusammenhang unserer Fragestellung muß allerdings berücksichtigt werden, daß mögliche geschlechtsspezifische Unterschiede in dieser Datenanalyse nicht zum Ausdruck kommen. Besonders Jungen, welche traditionelle Männerrollenskripte internalisiert haben, könnten das unterstützende Verhalten anderer als einen Beweis ihrer Unfähigkeit interpretieren, sich selbst zu schützen und zu helfen (vgl. Filipp & Aymann 1987). Unsere eigenen klinischen Erfahrungen zeigen, daß diese Bewertungen wiederum zu einer Verminderung des Selbstwertgefühls oder zu hypermaskulinen Verhaltensweisen führen können, mit denen der Junge versucht, sich und anderen die eigene Männlichkeit zu beweisen.

Eine systematische Erforschung des Einflusses institutioneller Reaktionen auf die Entwicklung psychischer Symptome bei sexuell mißbrauchten Jungen steht bis heute noch aus. Dringend angezeigt ist u.E. eine Erforschung der Wirkung von Fremdunterbringungen mißbrauchter Jungen sowie eine Erforschung der Wirkung der bundesrepublikanischen Gerichtspraxis, welche hinsichtlich des Umgangs mit sexuellen Mißbrauchsfällen v.a. durch langes Warten auf den Prozeßbeginn, Vorurteile über den Wahrheitsgehalt von Kinderaussagen sowie die Tatsache, daß viele Kinder in Gegenwart des Täters/der Täterin aussagen müssen, geprägt ist (vgl. Bange 1992).

4.4.10 Familiäre Hintergründe

Burgess et al. (1987) erhoben Daten zum familiären Hintergrund, indem sie die sexuell mißbrauchten Jugendlichen der Studie 1 und 2 (für die jeweiligen

Symptomcharakteristika s.o.) sowie die nicht klinisch auffälligen Jugendlichen der Kontrollgruppe mittels der Family Environment Scale (FES) befragten. Die Subskala 'Zusammenhalt' (cohesion) dieses Instruments enthält Items zum familiären Zusammengehörigkeitsgefühl, zur eigenen Identifikation mit der Familie, zur Qualität der Beziehung der Familienmitglieder untereinander („Wir verstehen uns wirklich gut"; Übers.d.Verf.) und zum Ausmaß gegenseitiger Unterstützung („Wir helfen und unterstützen uns gegenseitig" ;Übers. d. Verf.). Items, mittels derer das Ausmaß ermittelt wird, inwieweit einzelne Familienmitglieder innerhalb der Familie frei über eine große Bandbreite von Themen sowie über ihre Gefühle sprechen können, sind der Subskala 'Ausdruck' (expressiveness) zugeordnet. Die Subskala 'Konflikt' (conflict) schließlich enthält Items zur Bestimmung des Ausmaßes verbaler und physischer Aggressionen innerhalb der Familie.

Im Vergleich der sexuell mißbrauchten Jugendlichen der Studie 1 mit den Jugendlichen der Vergleichsgruppen ließen sich, hinsichtlich keiner der drei Familienvariablen, signifikante Unterschiede feststellen. Hingegen gaben die Jugendlichen der Studie 2 im Vergleich zu den Kontrollgruppen signifikant häufiger an, offene verbale und physische Aggressionen in ihrer Familien zu erleben ('Konflikt') sowie keine unterstützenden Familienmitglieder zu haben.

Diese Ergebnisse weisen zunächst auf einen Zusammenhang zwischen familiären Hintergrundfaktoren und gemessenen Symptomen hin. Allerdings ist zu berücksichtigen, daß sich die Jugendlichen der Studie 2 nicht nur hinsichtlich familiärer Hintergrundvariablen, sondern auch durch die Variablen 'Dauer', 'Pornographie' und 'soziale Reaktionen' von der Vergleichsgruppe unterschieden. Durch die mögliche Interkorrelation dieser Faktoren ist ein direkter Zusammenhang der familiären Hintergrundvariablen mit den ermittelten Symptomen in Frage gestellt.

Eine Untersuchung, in der ein solcher Zusammenhang bei sexuell mißbrauchten Kindern (35 Jungen, 58 Mädchen) nachgewiesen wurde, stammt von Friedrich et al. (1987). Wie Burgess et al. (1987), so erhoben auch die AutorInnen dieser Studie Daten zu den familiären Hintergrundvariablen 'Konflikt', 'Ausdruck' und 'Zusammenhalt'*. In einer multiplen Regressionsanalyse dieser Familienvariablen sowie einer Reihe von mißbrauchsspezifischen Umstandsfaktoren zeigte sich, daß erhöhte Werte für die Dimensionen 'Internalisieren' und 'Externalisieren' der CBCL (s.o.) vor allem mit einem höheren Ausmaß verbaler und physischer Aggressionen innerhalb der Familien ('Konflikt') sowie mit einem geringeren Familienzusammenhalt verbunden waren. Mittels dieser Familienvariablen konnte ein weitaus größerer Anteil der Varianz in den CBCL-Scores aufgeklärt werden (30% - 91%) als durch die mißbrauchsspezifischen Variablen.

---

* *Allerdings nicht mit der FES, sondern durch Ratings von SozialarbeiterInnen, welche die Familien der sexuell mißbrauchten Kinder betreuten.*

Zu einem ähnlichen Ergebnis kommen Oates et al. (1994), die 62 sexuell mißbrauchte Mädchen und 22 sexuell mißbraucht Jungen einer Kinderklinik im Abstand von 18 Monaten untersuchten. Der beste Prädiktor für eine Verringerung von Symptomen sowie eine Verbesserung des Selbstwertgefühls dieser Kinder war ein hohes Funktionsniveau der Kernfamilie (operationalisiert durch Items des McMaster Family Assessment Device). Die naheliegende Annahme, daß zwischen einem hohen Funktionsniveau einer Familie und sozial unterstützenden Familienreaktionen (vgl. die vorangegangenen Ausführungen zu den sozialen Reaktionen auf die Eröffnung von Mißbrauchserfahrungen) eine enge Beziehung besteht, spiegelt sich in diesem Verfahren wider, in dem für eine hohe Einstufung des Funktionsniveaus der Familie u.a. unterstützende Beziehung zu Eltern und Geschwistern erforderlich sind.
Leider werteten weder Oates et al. (1994) noch Friedrich et al.(1987) die Daten dieser Untersuchung nach Geschlechtern getrennt aus. Während die Ergebnisse von Oates et al. (1994) auf die Bedeutung funktionaler Familienmuster für die adaptive Bewältigung sexueller Mißbrauchserlebnisse verweisen, lassen die Ergebnisse von Burgess et al. (1987) und Friedrich et al. (1987) keine Schlußfolgerung darüber zu, ob die ermittelten, dysfunktionalen Familienmuster als Moderatorvariablen die Bewältigung sexueller Mißbrauchserlebnisse negativ beeinflussen, ob diesen der Stellenwert eines primären ätiologischen Faktors zukommt, oder ob sie das Risiko, mißbraucht zu werden, erhöhen. Daß dysfunktionale Familienmuster das Mißbrauchsrisiko erhöhen können, legen die Ergebnisse einer Studie von Collings (1995) nahe, nach denen ablehnendes Elternverhalten ('rejecting parenting') prädiktiv für späteren sexuellen Mißbrauch war.

4.4.11 Zusammenfassung

Die vorgestellten Folgenstudien, in denen statistische Beziehungen zwischen spezifisch ausgeprägten Umstandsfaktoren und jeweils ermittelten Symptomen analysiert wurden, liefern unterschiedlich deutliche Hinweise auf traumatogene Faktoren.
Für die Mehrzahl der Umstandsfaktoren konnte ein einseitig gerichteter Effekt auf die abhängigen Variablen festgestellt werden. Der ermittelte Einfluß war jedoch unterschiedlich stark ausgeprägt.
Bezüglich der Effekte von sechs Umstandsfaktoren liegen eindeutige Ergebnisse vor, die darüber hinaus von mehreren Studien ermittelt wurden und statistisch signifikant waren.

Boudewyn & Liem (1995), Collings (1995), Finkelhor et al. (1989), Landis (1957), Peters & Range (1995) und Risin & Koss (1987) untersuchten den Einfluß unterschiedlicher Mißbrauchshandlungen auf die jeweils erhobenen Symptome und stellten eine signifikant stärker traumatisierende Wirkung von *penetrativen Mißbrauchshandlungen und Mißbrauchshandlungen mit Genitalkontakt und* fest.

Ebenso eindeutig sind die Ergebnisse hinsichtlich der *Wirkung sozialer Reaktionen* auf das Bekanntwerden des sexuellen Mißbrauchs. Rogers & Terry (1984), Burgess et al. (1984 & 1987) sowie Conte & Schuerman (1987) analysierten den Effekt dieses Umstandsfaktors auf die jeweils gemessenen Symptome. Übereinstimmend weisen die Daten auf eine traumaverstärkende Wirkung negativer sozialer Reaktionen bzw. eine protektive Wirkung angemessen-unterstützender Reaktionen hin. Allerdings sicherten nur Burgess et al. (1987) und Conte & Schuerman (1987) die ermittelten Beziehungen statistisch ab.

Eine höhere Prävalenz von Symptomen bzw. eine stärkere selbsteingeschätzte Traumatisierung stellten Bagley et al. (1994), Boudewyn & Liem (1995), Burgess et al. (1984; 1987) und Baker & Duncan (1985) bei denjenigen Mißbrauchsopfern fest, welche *häufiger bzw. über einen längeren Zeitraum sexuell mißbraucht* wurden. Dieser Effekt war in den Studien von Burgess et al (1984 & 1987), Bagley et al. (1994) und Boudewyn & Liem (1995) statistisch signifikant. Von Baker & Duncan wurden keine Angaben zur Signifikanz veröffentlicht.

Burgess et al. (1987), Collings (1995), Friedrich et al. (1987) und Oates et al. (1994) erhoben Daten zum *familiären Hintergrund* sexuell mißbrauchter Kinder. Übereinstimmend berichten die Forschergruppen über statistisch signifikante Beziehungen zwischen dysfunktionalen Familienmustern und ausgeprägteren Symptomen bzw. einer höheren Prävalenz von Symptomen. Oates et al. (1994) ermittelten signifikante Beziehungen zwischen funktionalen Familienmustern und Symptomverbesserungen. Dysfunktionale bzw. funktionale Familienmuster können als Moderatorvariablen die Bewältigung sexueller Mißbrauchserfahrungen negativ bzw. positiv (Oates et al. 1994) beeinflussen. Zudem kann ihnen der Stellenwert eines primären ätiologischen Faktors zukommen, oder sie können das Risiko sexuellen Mißbrauchs erhöhen (Collings 1995). Lediglich die Daten der Studien von Collings (1995) und Oates et al. (1994) lassen sich diesen unterschiedlichen Funktionen eindeutig zuordnen.

Ob das Alter bei Beginn der Mißbrauchshandlungen mit dem Ausmaß des Traumas assoziiert ist, wurde von Baker & Duncan (1985), Boudewyn & Liem (1995), Fromuth & Burkhart (1987) sowie Goldman & Goldman (1988) untersucht. Tendenziell zeigen deren Ergebnisse, daß ein früher Mißbrauchsbeginn mit einer negativeren Bewertung sowie einer größeren Anzahl von Symptomen verknüpft ist. Signifikant war diese Tendenz jedoch nur in der Untersuchungen von Fromuth & Burkhart (1987) hinsichtlich der selbsteingeschätzten Wirkung der Mißbrauchserlebnisse, und in der Studie von Boudewyn & Liem (1995) hinsichtlich suizidalen Verhaltens.

Einen möglichen Einfluß des Faktors *'Strategien der TäterInnen'* auf die ermittelten Symptome untersuchten nur Fromuth & Burkhart (1987) und Boudewyn & Liem (1995). Beide Studien kommen zu dem Ergebnis, daß die Anwendung von Gewalt mit signifikant negativeren emotionalen Reaktionen, einer stärkeren selbsteingeschätzten traumatischen Wirkung oder einer größeren Anzahl von Symptomen verbunden ist.

Die Daten zu drei weiteren Umstandsfaktoren weisen ebenfalls eine einseitig gerichtete Tendenz auf. Die Aussagekraft dieser Ergebnisse wird aber dadurch eingeschränkt, daß entweder nur eine Untersuchung einen entsprechenden Effekt ermittelte, oder der Effekt nicht statistisch signifikant war bzw. keine Angaben zur Signifikanz gemacht wurden.

So wurde ein möglicher Effekt des *Altersunterschiedes zwischen Opfer und TäterIn bzw. des Alters des/der TäterIn* nur von Goldman & Goldman (1988) untersucht: Die in dieser Studie befragten Studenten erinnerten signifikant negativere 'erste emotionale Reaktionen', wenn der/die TäterIn älter bzw. die Altersdifferenz größer war. Bei der selbsteingeschätzten Wirkung dagegen ergaben sich keine signifikanten Unterschiede.

In einer Untersuchung wurden bei jugendlichen Mißbrauchsopfern signifikant stärker ausgeprägte Symptome ermittelt, deren Mißbrauch die *Teilnahme an der Produktion pornographischer Materialien* beinhaltete (Burgess et al. 1987).

Goldman & Goldman (1988) und Baker & Duncan (1985) analysierten den Einfluß der *Beziehung zum/zur TäterIn* auf die selbsteingeschätzte traumatogene Wirkung. Übereinstimmend stellten die Forschergruppen bei zunehmender Enge der Beziehungen eine größere Traumatisierung fest. Allerdings machen Baker & Duncan keine Angaben zur Signifikanz, und in der Studie von Goldman & Goldman waren die Effekte nicht signifikant.

Die Daten zum Faktor *'Geschlecht des/der TäterIn'* unterscheiden sich von den übrigen Ergebnissen insofern, als sie z.T. widersprüchliche Tendenzen aufweisen. In insgesamt sechs Studien (Baker & Duncan 1985; Briggs & Hawkins 1996; Johnson & Shrier 1987; Fromuth & Burkhart 1987; Goldman & Goldman 1988, Roys & Timm 1995) wurde der Einfluß des Geschlechts der TäterInnen auf die jeweils ermittelten Symptome analysiert. Übereinstimmend weisen die Daten der drei Dunkelfeldstudien (Baker & Duncan 1985; Fromuth & Burkhart 1987; Goldman & Goldman 1988) auf eine negativere Wirkung gleichgeschlechtlicher Mißbrauchserlebnisse hin. Nur die Ergebnisse von Fromuth und Burkhart waren statistisch signifikant. Dem widersprechen die Daten der klinischen Studie von Johnson & Shrier (1987), Briggs & Hawkins (1996) und Roys & Timm (1995), die eine stärker traumatisierende Wirkung gegengeschlechtlichen Mißbrauchs andeuten.

Zusammenfassend ergibt sich somit folgendes Bild: Penetrative, häufige bzw. langandauernde Mißbrauchshandlungen, sexuelle Übergriffe von TäterInnen, die dem Jungen nahestehen, ein jüngeres Alter bei Mißbrauchsbeginn, eine zunehmende Altersdifferenz zwischen Opfer und TäterIn bzw. ein höheres Alter der TäterInnen, die Anwendung körperlicher Gewalt, eine Beteiligung an der Herstellung pornographischer Materialien, dysfunktionale Familienmuster sowie negative soziale Reaktionen auf das Bekanntwerden des Mißbrauchs sind

nach den bisher verfügbaren Ergebnissen zumindest tendenziell mit einer stärkeren Traumatisierung verbunden.
Widersprüchliche Ergebnisse gibt es lediglich zum Einfluß des Geschlechts der TäterInnen auf die jeweils erhobenen Symptome.

In einer methodischen Bewertung dieser Ergebnisse müssen allerdings vielerlei Einschränkungen geltend gemacht werden. Mögliche Ergebnisverzerrungen, welche z.B. mit der Auswahl der Stichproben oder der Meßinstrumente (z.B. Selbsteinschätzungen) verbunden sind, wurden bereits zu Beginn dieses Kapitels diskutiert. Im vorliegenden Zusammenhang beschränken wir uns auf die methodischen Probleme, welche mit der Ableitung traumatogener Faktoren aus den ermittelten Beziehungen zwischen spezifisch ausgeprägten Umstandsfaktoren und jeweils erhobenen Symptomen verknüpft sind.

So sei zunächst noch einmal betont, daß eine Identifikation traumatogener Faktoren auf dem Hintergrund der gegebenen Datenbasis nur unter der Annahme möglich ist, daß es sich bei den jeweils festgestellten Symptomen um Folgen sexuellen Mißbrauchs handelt. Aus methodischer Sicht ist ein solcher kausaler Zusammenhang für die meisten der bisher erhobenen Symptome jedoch nicht gesichert.

Weiterhin diskutierten wir bereits, daß traumatogene Variablen die Entwicklung unterschiedlicher Symptome unterschiedlich beeinflussen könnten. Die Möglichkeit eines differenziellen Einflusses traumatogener Faktoren auf die Entwicklung von Symptomen sowie die Tatsache, daß nur wenige Studien die Wirkung spezifisch ausgeprägter Umstandsfaktoren auf vergleichbare abhängige Variablen untersuchten, macht einen Vergleich sowie die Interpretation der Ergebnisse schwierig.

Die Gültigkeit der identifizierten traumatogenen Faktoren wird weiterhin durch die Möglichkeit vielfältiger Interkorrelationen der Umstandsfaktoren relativiert. Bereits im dritten Kapitel stellten wir verschiedene Untersuchungen vor, in denen Korrelationen zwischen einzelnen Umstandsvariablen festgestellt wurden:
Mian et al. (1986) und Showers et al. (1983) stellten in der statistischen Auswertung ihrer Daten eine enge Korrelation intrafamiliären Mißbrauchs mit einer längeren Dauer bzw. einer größeren Häufigkeit sexuellen Mißbrauchs fest.
Eine signifikante Verknüpfung intrafamiliären Mißbrauchs mit einem niedrigeren Alter der Opfer ermittelten Spencer & Dunklee (1986), DeJong et al. (1982), Faller (1989), Reinhart (1987) und Showers et al. (1983).
Nach den Ergebnissen von Johnson & Shrier (1987), Pierce & Pierce (1985), Groth (1979), Petrovich & Templar (1984) und Condy et al. (1987) kommen Frauen, die Jungen mißbrauchen, zumeist aus deren außerfamiliärem Nahraum.
De Jong et al. (1982) und Showers et al. (1983) konnten einen steigenden Grad der Gewaltanwendung bei abnehmender Enge in der Beziehung von Jungen und TäterInnen statistisch belegen.

Die Datenanalysen der Folgenstudien, in denen der Einfluß spezifisch ausgeprägter Umstandsfaktoren auf die jeweils ermittelten Symptome untersucht wurde, weisen auf folgende Interkorrelationen hin*.

Nach den Daten von Landis (1957) sind penetrative Mißbrauchshandlungen in engen Opfer-TäterIn-Beziehungen wahrscheinlicher, während Bagley et al. (1994) und Boudewyn & Liem (1995) hohe Korrelationen zwischen penetrativen Mißbrauchshandlungen und häufigen Mißbrauchserfahrungen feststellten.

In der Stichprobe von Burgess et al. (1987) waren die Teilnahme an der Produktion pornographischer Materialien, eine längere Dauer des Mißbrauchs sowie dysfunktionale Familienmuster miteinander assoziiert.

Risin & Koss (1987) ermittelten eine größere Häufigkeit penetrativer Mißbrauchshandlungen bei zunehmender Enge in der Opfer-TäterIn-Beziehung sowie bei zunehmender Altersdifferenz zwischen Opfer und TäterIn.

In der Dunkelfeldstichprobe von Baker & Duncan (1985) war eine größere Häufigkeit der Mißbrauchshandlungen mit engeren Opfer-TäterIn-Beziehungen verknüpft .

Fromuth und Burkhart (1987) ermittelten eine Abhängigkeit der Anwendung körperlicher Gewalt vom Geschlecht der TäterInnen: Nach den Daten dieser AutorInnen scheinen Männer häufiger körperliche Gewalt einzusetzen, um die Mißbrauchshandlungen zu erzwingen bzw. die Geheimhaltung zu sichern, als Frauen.

Wenn die unabhängigen Variablen (Umstandsfaktoren) hoch interkorrelieren, läßt sich ein isolierter Einfluß auf die abhängige Variable (Symptome, selbsteingeschätzte Wirkung) nur mithilfe multivariater Auswertungsverfahren berechnen. Da jedoch in keiner der vorgestellten Folgenstudien ein solches statistisches Verfahren angewendet wurde, läßt sich nicht beurteilen, ob z.B. penetrative Mißbrauchshandlungen oder eine enge Opfer-TäterIn-Beziehung oder eine Kombination dieser beiden spezifisch ausgeprägten Umstandsfaktoren eine größere Traumatisierung bedingen. Rückschlüsse auf spezifische traumatogene Faktoren sind auf dem Hintergrund der verfügbaren Datenbasis mithin nur bedingt möglich.

Bisher kaum berücksichtigt in der jungenspezifischen Erforschung traumatogener Faktoren sexuellen Mißbrauchs wurden kognitionstheoretische Erkenntnisse, nach denen Ereignisse nie auf alle Menschen gleich wirken, sondern immer subjektiv gebrochen wahrgenommen und bewertet werden. Wenn kognitive Repräsentationen das Bindeglied zwischen Reiz und Reaktion darstellen, wie es in kognitiven Verhaltenstheorien formuliert wird (vgl. Filipp 1990), dann muß man auch annehmen, daß die Wahrnehmung und Bewertung sexueller Mißbrauchserlebnisse - die kognitive Repräsentation vom Mißbrauchsgeschehen - die Art und Weise der Verarbeitung dieser Ereignisse beeinflußt. Innerhalb der Streßforschung ist es inzwischen hinlänglich erwiesen, daß erst

* *Korrelationskoeffizienten wurden nicht errechnet bzw. veröffentlicht*

die subjektiven Prozesse der Wahrnehmung und Einschätzung ein Ereignis als streßhaft qualifizieren und dadurch die Art der Streßreaktion und -bewältigung determinieren.(vgl. Filipp 1990).
Eine adaptive oder maladaptive Bewältigung - bzw. der Grad nachfolgender psychischer Gesundheit - wird aus dieser Sichtweise also zum einen von der Interpretation des sexuellen Mißbrauchs durch die Opfer beeinflußt und zum anderen von den jeweils aktivierten (von der vorausgehenden Bewertung abhängigen) Bewältigungsmechanismen. Der Begriff der Bewältigung kennzeich net im Lazarus'schen Streßparadigma die Summe aller problemlösenden Anstrengungen einer Person sowie deren Versuche, negative Affekte zu regulieren (vgl. Lazarus & Launier 1978). Da die angewendeten Bewältigungsstrategien sowohl adäquat als auch maladaptiv sein können, determinieren sie das Ausmaß einer gelungenen Neuanpassung (soziale Funktionstüchtigkeit, Wohlbefinden und psychische Gesundheit; vgl Lazarus 1990).
In dem Maße, in dem man den subjektinternen Prozessen der Bewertung und Verarbeitung von sexuellen Mißbrauchserlebnissen Beachtung schenkt, in dem Maße muß auch die Bedeutung von objektiven Ereignisparametern (wie z.B. Dauer des Mißbrauchs, Art der sexuellen Handlungen) eingeschränkt werden.
Diese Annahme wird durch die Ergebnisse der Studien von Johnson & Kenkel (1991), Ligezinska et al. (1996) und Williams (1993) bestätigt. Die AutorInnen dieser Untersuchungen kommen übereinstimmend zu dem Ergebnis, daß vor allem die Art der Bewertung der Mißbrauchserlebnisse das Ausmaß adäquater Bewältigung bzw. den Grad nachfolgender psychischer Gesundheit beeinflußte. Die objektiven Charakteristika der Mißbrauchssituation (siehe Kap. 3) konnten nur in einem weitaus geringerem Maße zur Klärung der Varianz beitragen.

Leider wurden in keiner dieser Studien jungenspezifische Daten isoliert, die Daten der Studie von Johnson & Kenkel (1991) basieren zudem auf einer reinen Mädchenstichprobe. Dennoch machen diese Ergebnisse deutlich, daß bei der zukünftigen Erforschung traumatogener Faktoren sexuellen Mißbrauchs an Jungen die Berücksichtigung der subjektiven Bewertung des Ereignisses durch das Opfer unverzichtbar ist.

4.5 Theorien und Modelle der psychischen Verarbeitung sexuellen Mißbrauchs

Ganz allgemein ist bei der Erforschung der Folgen sexuellen Mißbrauchs ein Mangel an theoriegeleiteter Forschung festzustellen. So wurde bereits in der einführenden Methodendiskussion dieses Kapitels kritisiert, daß der Einsatz von Meßinstrumenten bisher weitgehend atheoretisch erfolgte. Nur die wenigsten der hier analysierten Studien basieren auf einem theoretischen Rahmenkonzept, welches die Ableitung von Hypothesen, deren Prüfung mittels einer gezielten

Auswahl von Meßinstrumenten bzw. theoriegeleitet entwickelter Meßinstrumente sowie die Interpretation der so erhobenen Daten leitet.
Die bisherigen theoretischen Ansätze bzw. Modelle zur Erklärung sexueller Mißbrauchsfolgen wurden weitgehend auf dem Hintergrund klinischer Erfahrungen bzw. einer Analyse klinischer und empirischer Daten entwickelt. Zwar hatten diese Theorien und Modelle kaum Einfluß auf die Entwicklung und Durchführung neuer Forschungsvorhaben. Dennoch meinen wir, daß sich hier erfolgversprechende Möglichkeiten bieten, klinische und empirische Forschung zu leiten. Zum Abschluß dieses Kapitels folgt deshalb eine kurze Darstellung der wichtigsten Theorien und Modelle zur Erklärung psychischer Mißbrauchsfolgen.

4.5.1 Die 'Verführungstheorie' von Freud

Historisch gesehen kommt Sigmund Freud das Verdienst zu, als erster die pathogene Wirkung sexuellen Mißbrauchs auf die Entwicklung psychischer Störungen erkannt zu haben. 1896 erscheint eine Publikation mit dem Titel 'Zur Ätiologie der Hysterie'*. Grundlage dieser Arbeit ist Freuds 'Analyse' von 18 PatientInnen (zwölf Frauen und sechs Männer) mit konversionsneurotischer Symptomatik. In allen Fällen führt Freud die Hysterie auf reale 'sexuelle Verführungen' im Kindesalter zurück, die „in Reizung der Genitalien, koitusähnlichen Handlungen" (ebd., 443) sowie „mißbräuchlicher Verwendung von Mundhöhle und Darmausgang [bestehen], welche selbst an Säuglingen begangen würden" (ebd., 452).
Freud entwickelte zwar keine Theorie des sexuellen Mißbrauchs, deutet allerdings in dieser frühen Arbeit die pathogene Wirkung sexueller Mißbrauchserlebnisse an: „Die hysterischen Symptome sind Abkömmlinge unbewußt wirkender Erinnerungen". Den Sexualtraumen selbst erkennt Freud keine unmittelbare schädigende Wirkung zu, diese würden sie erst und nur solange entfalten, wie sie unbewußt sind. Die hysterischen Symptome entwickeln sich als Abwehr von Vorstellungen, welche mit Erlebnissen der Zeit der sexuellen Reifung oder des Erwachsenenalters** verknüpft sind, und von hier aus in einen unbewußten assoziativen Zusammenhang mit dem ursächlichen Sexualtrauma gebracht werden. Wovon es aber abhängt, ob die sexuellen Gewalterfahrungen verdrängt werden, ist, so Freud, „ein neues Problem, dem wir behutsam aus dem Wege gehen wollen" (ebd., 448). Entscheidend ist in Freuds damaliger Auffassung, daß die Sexualtraumen zunächst verdrängt werden müssen, bevor sie in der beschriebenen Weise wirksam werden können.

---

* *In: G.W.I, 1952, 423-459; die Entwicklung von Freuds Gedankengängen, welche in dieser Arbeit münden, sind bei Masson (1986) und Wyss (1959) beschrieben.*

** *initiale Symptome lassen sich mit dieser Dynamik nicht erklären, werden von Freud aber auch nicht erwähnt*

In seiner weiteren Arbeit anerkennt Freud auch die Bedeutung sexueller Mißbrauchstraumen in der Genese weiterer Störungsbilder. Die bereits zuvor von ihm entwickelte Idee der Zusammenfassung der Zwangsneurose, Hysterie und Psychosen (Paranoia) als Abwehrneuropsychosen wird nun in dem Sinne weiterentwickelt bzw. verallgemeinert, daß bei allen Störungsbildern den 'infantilen Sexualszenen' zentrale ätiologische Bedeutung zukommt. Als Bedingung für das Zustandekommen der unterschiedlichen Neuroseformen bzw. der Psychose vermutet Freud zum einen verschiedene Lebensalter, in denen das Trauma stattgefunden hat: „Bedingung der Psychose anstatt der Neurose [...] scheint zu sein, daß sexueller Mißbrauch vor dem ersten intellektuellen Termin, also vor Fertigstellung des psychischen Apparates in seiner ersten Form stattfindet (vor 1 1/4 bis 1 1/2 Jahre)" (Brief an Fließ vom 11.1.1879). Weiterhin vermutet Freud, daß die spezifische Ätiologie der Hysterie in der Passivität liege, in der die Traumen von den Patienten erlebt werden. Bei der Zwangsneurose hingegen führe die Analyse auf eine mit Lust ausgeführte sexuelle Aggression im Kindesalter, welcher ein Fall von 'Passivität' (sexueller Mißbrauch) vorangegangen sei. Zwangsvorstellungen sind aus der Verdrängung wiederkehrende Selbstvorwürfe wegen jener Aggression. Als weitere Faktoren, welche die psychischen Folgen sexuellen Mißbrauchs in der Kindheit determinieren, hypothetisiert Freud:

> *„Es wird wohl eine ziemliche Anzahl von Faktoren in Betracht kommen, die erbliche und persönliche Konstitution, die innere Bedeutsamkeit der infantilen Sexualerlebnisse, vor allem deren Häufung; ein kurzes Verhältnis mit einem fremden, später gleichgültigen Knaben wird an Wirksamkeit zurückstehen gegen mehrjährige, innige sexuelle Beziehungen zum eigenen Bruder. Es sind in der Ätiologie der Neurose quantitative Bedingungen ebenso bedeutsam wie qualitative" (ebd., 447).*

Weiter wird die 'Verführungstheorie' von Freud nicht entwickelt, da er diese frühe Traumatheorie zugunsten der Trieb- bzw. Ödipustheorie verwirft*. Mit der Überführung der 'Verführungstheorie' in die Theorie der frühkindlichen Sexualität werden aus den realen Sexualtraumen der Opfer Phantasieprodukte aktiv sexueller Subjekte. Sieht Freud bis 1897 die Ursache der Neurosen in der äußeren traumatischen Realität, so mißt er nach 1897 fast nur noch der triebbedingten Phantasie ätiologische Bedeutung zu.

Auch innerhalb der weiteren orthodoxen psychoanalytischen Theoriebildung spielt die äußere Realität für die Ätiologie psychischer Störungen nur noch eine untergeordnete Rolle. So anerkennt z.B. Anna Freud zwar den Einfluß äußerer traumatischer Einflüsse auf die Entwicklung des Kindes. In einer Arbeit über

---

* *für die möglichen persönlichen Gründe und äußeren Umstände, die Freud zum Widerruf der Verführungstheorie veranlaßt haben, siehe Masson (1986).*

intrafamiliären sexuellen Mißbrauch (A. Freud 1981) kommt für sie als Hauptmechanismus der psychopathologischen Folgen jedoch lediglich in Frage, daß die natürliche Abfolge der psychosexuellen Entwicklungsstadien gestört würde, da das Kind sich nicht gegen eine physiologische Erregung wehren könne.

4.5.2 Objektbeziehungstheorien/spezifische Abwehrmechanismen

> *„Lassen Sie mich nun von einigen Ansichten berichten, [...]. Vor allem wurde meine schon vorher mitgeteilte Vermutung, daß das Trauma, speziell das Sexualtrauma, als krankmachendes Agens nicht hoch genug eingeschätzt werden kann, von neuem bestätigt. Auch Kinder angesehener, von puritanischem Geist beseelter Familien fallen viel öfter, als man zu ahnen wagte, wirklichen Vergewaltigungen zum Opfer. Entweder sind es die Eltern selbst, die für ihre Unbefriedigtheit auf diese pathologische Art Ersatz suchen, oder aber Vertrauenspersonen, wie Verwandte (Onkel, Tanten, Großeltern), Hauslehrer, Dienstpersonal, die Unwissenheit und Unschuld der Kinder mißbrauchen. Der naheliegende Einwand, es handele sich um Sexualphantasien des Kindes selbst, also um hysterische Lügen, wird leider entkräftet durch die Anzahl von Bekenntnissen dieser Art von Sichvergehen an Kindern seitens Patienten, die sich in Analyse befinden. Ich war also nicht überrascht, als vor kurzem ein von philantropischem Geist beseelter Pädagoge mich in heller Verzweiflung aufsuchte und mir mitteilte, daß er nunmehr in der fünften Familie aus den höheren Kreisen die Entdeckung machen mußte, daß die Gouvernanten mit neun- bis elfjährigen Knaben ein regelrechtes Eheleben führen" (Ferenczi 1933, 11).*

Dieses Zitat stammt aus Sandor Ferenczis letzter Veröffentlichung „Sprachverwirrungen zwischen dem Erwachsenen und dem Kind", die Endpunkt mehrerer Arbeiten ist, in denen der Autor mehr und mehr zu der Ansicht gelangt, daß der Ursprung der Neurosen in der „sexuellen Verführung" von Kindern durch enge Bezugspersonen liegt. Mit dieser Rückkehr zur Freud'schen Hauptthese des Aufsatzes 'Zur Ätiologie der Hysterie' bestreitet er dessen spätere Position, daß die Berichte der Patienten über sexuelle Verführungen durch Erwachsene in der frühen Kindheit Phantasien seien, und betont deren Realität. Ferenczis Arbeit beschränkt sich jedoch nicht auf eine Reformulierung der Verführungstheorie, sondern er entwickelt diese weiter.

So findet sich zunächst eine neue Formulierung des Traumabegriffs:

> *„Ein Erwachsener und ein Kind lieben sich; das Kind hat die spielerische Phantasie, mit dem Erwachsenen die Mutterrolle zu spielen. Dieses Spiel mag auch erotische Formen annehmen, bleibt aber nach wie vor auf dem Zärtlichkeitsniveau. Nicht so bei pathologisch veranlagten Erwachsenen, besonders wenn sie durch sonstiges Unglück oder durch den Genuß betäubender Mittel in ihrem Gleichgewicht gestört sind. Sie verwechseln die Spielereien der Kinder mit den Wünschen einer sexuell reifen Person oder lassen sich, ohne Rücksicht auf die Folgen zu Sexualakten hinreißen." (Ferenczi 1933, 12).*

Das Trauma ist für Ferenczi also Ausdruck einer „Kommunikationsstörung zwischen dem Kind und dem Erwachsenen, eine 'Sprachverwirrung'" (Cremerius 1983, 998) und liegt damit im Beziehungsfeld. Während beim späteren Freud bzw. in der orthodoxen Psychoanalyse (vgl. A. Freud, 1981) ein akzidentelles Einwirken des Traumas das Triebschicksal bzw. die individuelle Triebentwicklung bestimmt, verändert das Trauma bei Ferenczi die Beziehung zu den äußeren Objekten sowie zu den inneren Repräsentanten derselben.
In diesem Sinne ist sein Ansatz eine frühe Theorie der Objektbeziehungen, welche später v.a. von Winnicott (1971), Kernberg (1980) und Kohut (1977) sowie in der ungarischen Schule der psychoanalytischen Objektbeziehungstheorie weiterentwickelt wurde.
U.E. könnten diese Theorien einen wertvollen Beitrag zum Verständnis sexueller Mißbrauchsfolgen liefern. Der Vorteil dieser Erklärungsansätze liegt darin, daß dem Beziehungsaspekt in der traumatischen Situation sowie dessen Wahrnehmung und Bewertung durch das Kind, besondere Beachtung geschenkt wird. Da sexueller Mißbrauch durch enge Bezugspersonen des Jungen u.E. nicht von der Beziehung der Beteiligten zueinander getrennt werden kann, erscheint das Trauma hier als Ausdruck und Teil der Objektbeziehungen. Dem würde auch entsprechen, daß sexueller Mißbrauch durch einen einmaligen Akt durch Fremde, zu denen keine Beziehung besteht, weniger pathogen ist, solange die Beziehung zu den Eltern so beschaffen ist, daß das Kind sich ihnen sofort eröffnen und Hilfe bekommen kann.

Als Folge eines so definierten Traumas finden sich bei Ferenczi sowie in den später entwickelten Objektbeziehungstheorien verschiedene Überlebensstrategien bzw. spezifische Abwehrmechanismen des Kindes beschrieben.

> *„Schwer zu erraten ist das Benehmen und das Fühlen von Kindern nach solcher [sexueller] Gewalttätigkeit. Ihr erster Impuls wäre: Ablehnung, Haß, Ekel, kraftvolle Abwehr. 'Nein, nein, das will ich nicht, das ist mir zu stark, das tut mir weh. Laß mich', dies oder ähnliches wäre die unmittelbare Reaktion, wäre sie nicht durch eine ungeheure Angst paralysiert. Die Kinder fühlen sich körperlich und moralisch hilflos, ihre Persönlichkeit ist noch zu wenig konsolidiert, um auch nur in Gedanken protestieren zu können, die überwältigende Kraft und Autorität der Erwachsenen macht sie stumm, ja beraubt sie oft der Sinne. Doch dieselbe Angst, wenn sie einen Höhepunkt erreicht, zwingt sie automatisch, sich dem Willen des Angreifers unterzuordnen, jede seiner Wunschregungen zu erraten und zu befolgen, sich selbst ganz vergessend sich mit dem Angreifer vollauf zu identifizieren." (Ferenczi 1933, 12).*

Ausgelöst durch die eigene Hilflosigkeit und Schwäche, „des Mangels alloplastischer [den Reiz verändernder] körperlicher und psychischer Aggressionswerkzeuge" oder durch starke Ambivalenzkonflikte in der Mißbrauchssituation, sei der Versuch der „aggressiven, alloplastischen Abwehr" (Ferenczi 1932, 237) für das Kind unmöglich. So bleibe dem Kind nur die autoplastische [das Selbst verändernde] Anpassung, - „d.h. Identifizierung an stelle des Hasses und der Abwehr" (ebd., 235), wolle das Kind nicht an der Lieblosigkeit zugrunde

gehen, da ihm das „Alleinsein ohne mütterlichen oder sonstigen Schutz und ohne ein erhebliches Quantum an Zärtlichkeit unerträglich ist" (Ferenczi 1933, 13). Unseres Wissens ist dies (vor Anna Freud 1936) die erstmalige Erwähnung des Abwehrmechanismus der *Identifikation mit dem Aggressor*. Daraus resultiere, daß dieser als äußere Realität verschwände und damit „intrapsychisch statt extrapsychisch" (Ferenczi 1933, 12) wird.
Ferenczi selbst sieht den bedeutsamsten Aspekt der Identifikation mit dem Aggressor darin, daß dieser Mechanismus mit der Introjektion des Schuldgefühls, welches der Täter haben sollte, verbunden sei. Um die Beziehung zu retten, eine Vertrauensperson sozusagen vor sich bestehen lassen zu können, übernehme das Opfer durch die Identifikation mit dem Aggressor die Verantwortung, die Schuld für das Geschehen. Die Schuldgefühle gehen einher mit einer weitgehenden Störung des Selbstwertgefühls, das Kind hält sich für unwert, schlecht, schmutzig, um sich die Vertrauensperson, die es braucht und liebt, erhalten zu können.
Heutige klinische Erfahrungen (z.B. Fürniss 1992, Hirsch 1990) vorwegnehmend, beschreibt Ferenczi darüber hinaus schon 1932/33 weitere Faktoren, welche den Prozess der Entwicklung von Schuldgefühlen begünstigen. So würden die Schuldgefühle weiterhin verstärkt

„durch das Betragen der Autoritätsperson nach begangener Tat (Verschweigen, Verleugnen, ängstliches Benehmen), dazu das Bedrohen des Kindes [konkreter versteht Ferenczi hierunter Drohung mit Liebesentzug und körperlichen Qualen], wodurch dem Kind das Bewußtsein der eigenen Schuld und Mitschuld suggeriert [werde]" (Ferenczi 1932, 254).

Und weiter das Beziehungsgefüge zwischen Mißbraucher und Kind betrachtend schreibt er:

„Weiterer Beitrag zu diesem Gefühl mag davon herrühren, daß die Kinder, allerdings auf einer harmloseren Sexualstufe [Stadium der passiven Objektliebe oder Zärtlichkeit; Anm.d.Verf.] mittels Koketterie, Exhibition, Berührungen usw. sich als Verführer der Erwachsenen beschuldigen. Allerdings ist das, wozu sie die Erwachsenen verführen wollten, ganz was anderes als was ihnen zuteil wurde" (Ferenczi 1932, 254).

Zudem anerkennt er auch die physiologischen Prozesse der sexuellen Erregung und deren Bedeutung in der Dynamik des Schuldgefühls:

Nicht unwesentlich mag zum Schuldbewußtsein [...] der Umstand beitragen, daß die Genitalorgane auf den Reiz mit Wollustgefühlen reagieren. Das beim Sexualprozeß empfundene Vergnügen, das man von sich selber nicht ableugnen kann, erweckt in uns die Tendenz, uns für das Vorgegangene verantwortlich oder mitverantwortlich zu machen." (Ferenczi 1932, 254).

Neben der Entwicklung von Schuldgefühlen wird dem Abwehrmechanismus der Identifikation mit dem Aggressor in neuerer mißbrauchsspezifischer Literatur auch eine bedeutsame Rolle in der Entwicklung sexuell aggressiver Verhaltensweisen zugeschrieben (Burgess et al. 1984, 1987; Enders 1995, Johnson 1989; van der Mey 1988, Rush 1985). Demnach verarbeiten viele Jungen ihre traumatischen Mißbrauchserlebnisse, indem sie die Aggressionen der mißbrauchenden Person introjizieren, und diese aktiv gegen Personen ihrer Außenwelt wenden. Für Jungen liegt dieses Verarbeitungsmuster nahe, da es dem traditionellen männlichen Geschlechtsrollenskript entspricht. Warum die Mehrheit der sexuell mißbrauchten Jungen nicht wieder zum Mißbraucher wird bzw. welche Faktoren die Entwicklung eines solchen Verhaltensmuster determinieren, läßt sich auf dem Hintergrund dieser Hypothese jedoch nicht beantworten.

Als weiteren Mechanismus der Abwehr unerträglicher Affekte und Bewußtseinsinhalte beschreibt Ferenczi als erster *dissoziative Prozesse der Abwehr* und *Spaltungsvorgänge* bei sexuell mißbrauchten Kindern.

Die Identifikation mit dem Aggressor ist nach Ferenczi eng mit einem zweiten Abwehrmechanismus verknüpft, den er auch als „traumatische Selbsterdrosselung" oder als „temporäres Absterben der eigenen Person" bezeichnet (1932, 154). Dies sei ein „letzter verzweifelter Versuch der Anpassung [in der traumatischen Situation] analog etwa dem Sich-tot-stellen der Tiere" (ebd, 154).

In der aktuellen klinischen Mißbrauchsliteratur wird diese Form einer psychischen Abwehr realer unerträglicher Reize, welche primär auf eine Nicht-Wahrnehmung mißbrauchsspezifischer Reize zielt, unter den Begriffen „Abschalten" (Hirsch 1990), „blanking out" (Shengold 1979) oder „Dissoziation" (Anderson et al. 1993; Blake, White & Kline 1985; Briere 1989; Briere & Runtz 1988; Chu & Dill 1990; Fürniss 1990; Goodwin 1989; Goodwin et al. 1989; Herman 1993; Jones 1986; Malinosky-Rummel & Hoier 1991; Nash et al. 1993; Putnam 1993; Putnam et al. 1995; Swett & Halpert 1993; Wirtz 1989) beschrieben. Übereinstimmend formulieren die genannten AutorInnen, daß die dissoziativen Prozesse der Abwehr im Prozeß der Mißbrauchshandlungen selber die Funktion erfüllen, das Kind vor einer Überschwemmung mit bedrohlichen Gefühlen zu schützen. Die pathogene Wirkung entfalte dieser Abwehrmechanismus vor allem dadurch, daß eine Integration der mißbrauchsspezifischen Erfahrung erschwert bzw. verhindert werde. Zudem können häufige Mißbrauchserfahrungen, so Putnam (1993), zu einer Chronifizierung dieses Abwehrmechanismus führen, die sich darin äußere, daß die betroffenen Kinder häufig (bis zu mehrmals innerhalb einer Stunde) in einen tranceartigen Zustand verfielen. Dabei sei der Wechsel in diesen anderen Bewußtseinszustand zumeist an spezifische Umweltreize gebunden. Im Tages-Wachbewußtsein können sich die Kinder an die dissoziativen Episoden nicht mehr erinnern. Daher würden Kinder mit dissoziativen Störungen oft als aufmerksamkeitsgestört oder tagträumerisch beschrieben. Irrtümlicherweise könnte bei diesen Kinder auch eine 'petit mal'-Epilepsie diagnostiziert werden, welche sich jedoch durch EEG-Daten nicht bestätigen ließ. Bedingt durch die dissoziativen Episoden könne es weiterhin zu Lern- bzw. Schulschwierigkeiten kommen. Betroffenen Kindern seien Gedächtnisinhalte, welche in einem nicht-dissoziativen Zustand erworben wurden, während einer dissoziativen Episode nicht zugänglich und vice versa. Diese Inkonsistenz im Wissen sowie in den Fähigkeiten und Fertigkeiten würde oft als bewußte Verweigerung interpretiert, und könne so fälschlicherweise zur Diagnose einer Verhaltensstörung führen. Neben einer Desintegration von Gedächtnisinhalten können dissoziative Prozesse der Abwehr auch zu einer Desintegration des eigenen Selbst führen, welche sich in ihrer Extremform im Störungsbild der multiplen Persönlichkeit manifestieren (Bliss 1986; Fürniss 1992; Jones 1986; Kluft 1985; Putnam 1993; Putnam et al. 1986; Ross 1989; Ross et al. 1989; Summit 1983).

Den Mechanismus der *Spaltung* deutet Ferenczi (1933) am Beispiel des mißhandelten bzw. mißbrauchten Kindes an, wenn er ausführt, daß das Kind als Ganzes nicht als Liebendes und Betrogenes, als Unschuldiges und Schuldiges existieren, und auch den Vater nicht gleichzeitig als geliebten und mißhandelnden bzw. mißbrauchenden ertragen kann.
In der aktuellen Mißbrauchsliteratur werden dissoziative Prozesse der Abwehr und Spaltungsprozesse kaum differenziert. Zudem werden die Begriffe 'Spaltung', 'Abspaltung' und 'Dissoziation' häufig synonym verwendet, wobei dann unklar bleibt, welche psychischen Prozesse im einzelnen bezeichnet sind bzw. auf welche theoretischen Grundlagen sich die AutorInnen beziehen.
Eine Differenzierung dieser beiden psychischen Prozesse der Abwehr halten wir jedoch für sinnvoll. Denn während die beschriebenen dissoziativen Prozesse der Abwehr eher auf die Bewältigung unerträglicher realer Reize zielen, sind Spaltungsmechanismen, wie sie von Objekttheoretikern in der Nachfolge Ferenczis weiterentwickelt wurden, eher auf einer tieferen, unbewußten Ebene wirksam. Eine Übertragung der von Kohut (1977) und Kernberg (1980) beschrieben Abwehrprozesse der horizontalen und vertikalen Spaltung bzw. der Spaltung von Selbst- und Objektrepräsentanzen auf die Verarbeitung sexueller Mißbrauchserfahrungen könnte u.E. besonders zum Verständnis der Folgen langandauernden Mißbrauchs in engen Beziehungen beitragen.

4.5.3 Lerntheorien

Mit den Lerntheorien findet sich ein weiterer klassischer theoretischer Ansatz, auf dessen Hintergrund Symptome bei sexuellen Mißbrauchsopfern erklärt wurden.
Zunächst bietet das Paradigma der klassischen Konditionierung eine Erklärungsmöglichkeit für das Vermeiden von Nähe und Intimität sowie für sexuelle Probleme adoleszenter und erwachsener Mißbrauchsopfer. Haugaard & Repucci (1988) gehen davon aus, daß die aversiven Reize der Situation (UCS) - z.B. unangenehme Körperempfindungen insbesondere bei Penetration der Körperöffnungen, Anwendung oder Androhung von körperlicher Gewalt, Heimlichkeit und die Veränderungen im Verhalten einer sonst vertrauten Person (vgl. Fürniss 1990) - beim Kind zu entsprechenden Gefühlen (UCR), wie Verwirrung,

Angst, Scham, Ekel, Schuld etc. führen. Zunächst neutrale Reize der Situation wie z.B. Intimität und Nähe bzw. unkonditionierte Reaktionen wie die mögliche sexuelle Erregung des Kindes, könnten damit - besonders im Falle häufigen und andauernden sexuellen Mißbrauchs - zu konditionierten Reizen (CS) werden, welche bei einer entsprechenden Stärke der Verknüpfung ihrerseits die CR auslösen.

Eine weitere Erklärungsmöglichkeit bietet das Paradigma der klassischen Konditionierung nach Haugaard & Repucci (1988) für das in mehreren Studien festgestellte sexuell 'verführerische' Verhalten mißbrauchter Kinder. Dabei gehen die Autoren davon aus, daß es Mißbrauchshandlungen gäbe, die für das Kind nicht bedrohlich* seien, sondern zu physio-sexuellen Erregungszuständen (UCS) führen, die vom Kind evtl. als lustvoll empfunden (UCR) werden. Eine Verknüpfung des UCS mit Merkmalen der mißbrauchenden Situation (CS) könne dazu führen, daß eine solche Situation allein Lustgefühle beim Kind auslöse. Um diese Gefühle zu empfinden, führen Kinder u. U. diese oder ähnliche Situationen herbei.

Wie in Kapitel 3 beschrieben, ist das Eingehen auf die sexuellen Wünsche der mißbrauchenden Person häufig vom Gewähren sozialer Privilegien oder materieller Belohnungen begleitet. Wenn Kinder nur oder überwiegend über den Weg sexueller Aktivität zu Beachtung und menschlicher Nähe gelangen, läßt sich sexualisiertes Verhalten somit auch durch Prozesse der operanten Konditionierung erklären. Das Kind 'lernt', Bedürfnisse nach Zuneigung und Aufmerksamkeit durch sexualisiertes Verhalten auszudrücken.

4.5.4 Interpretation der Folgen des sexuellen Mißbrauchs an Jungen als posttraumatische Belastungsreaktion

Im ersten Teil dieses Kapitels stellten wir mehrere Studien vor, welche mögliche Folgen sexuellen Mißbrauchs als akute bzw. chronische 'posttraumatische Belastungsreaktion' (PTBR) konzipierten. Wie bereits beschrieben, ist die 'posttraumatische Belastungsreaktion' eine den Angststörungen untergeordnete Kategorie des DSM-III-R (APA 1989). Sie wird dort zunächst nur operational definiert und hat somit keinen Erklärungswert hinsichtlich der Frage, welche psychischen Prozesse den in dieser Kategorie beschriebenen Symptomen zugrunde liegen.
Mit Horowitz (1986), der an der Konzeption dieser diagnostischen Kategorie maßgeblich beteiligt war, und Janoff-Bulman (1985) finden sich zwei AutorInnen, welche explizite Erklärungsansätze für die Symptome der 'posttraumatischen Belastungsreaktion' versuchen. Beide Ansätze basieren auf kognitions- bzw. streßtheoretischen Annahmen. Im Mittelpunkt der Überlegungen steht die Unmöglichkeit, die Erfahrung eines extremen Lebensereignisses an bisherige

---

* *dies gelte besonders im Initialstadium; vgl. auch Berliner und Conte (1985)*

kognitive Schemata zu assimilieren. Die hiermit verbundene Bedrohung und Erschütterung bestehender kognitiver Konstrukte vom Selbst und von der Welt sei mit starken Emotionen - v.a. Angst - verbunden und bilde den Kern des Traumas.

So steht im Zentrum von **Janoff-Bulmans (1985)** Annahmen, daß eine Person durch das Erleben eines extremen Lebensereignisses mit der Erfahrung des 'Opfer-Seins' (experience of victimization) konfrontiert wird. Diese Erfahrung sei nicht direkt an bestehende Schemata assimilierbar, sondern erschüttere bzw. zerstöre grundlegende kognitive Konstrukte einer Person von sich und der Welt. Als Konstrukte, die besonders von einer Opfer-Erfahrung betroffen sind, identifiziert der Autor kognitive Schemata bezüglich der Wahrnehmung der eigenen Unverletzlichkeit (invulnerability), der Sinnhaftigkeit der Welt und des Selbstwertes.
Die Erfahrung der Viktimisierung führe dazu, daß die betroffene Person sich in ihrer Welt nicht länger sicher und geborgen fühle. Die Bedrohung bzw. Erschütterung der Annahme der eigenen Unverletzlichkeit sei von intensiven Gefühlen der Angst und Hilflosigkeit begleitet.
Mit Frankl postuliert Janoff-Bulman den 'Willen zum Sinn' als ein fundamentales menschliches Bedürfnis. Als zentrale Schemata, welche Sinnhaftigkeit bedingen, und die durch die Opfer-Erfahrung erschüttert werden, nennt der Autor auf Seligman (1975) verweisend die Kontrollüberzeugung des Individuums und die Grundannahme einer gerechten Welt (just-world-theory nach Lerner, 1970, 1980). Der Verlust des Sinns (hinsichtlich der Viktimisierung) leite sich aus der Unfähigkeit ab, das Ereignis im Licht dieser Konstrukte zu interpretieren.
Das Selbstbild bzw. Selbstkonzept werde durch die Opfer-Erfahrung in Frage gestellt und verändert, indem das Opfer negative Selbstbilder aktiviere. Vor allem die Wahrnehmung der Macht- und Hilflosigkeit durch den erlebten Kontrollverlust führe zur Neubewertung der eigenen Person im Sinne eines Verlustes an Selbstwert und Selbstachtung. Verstärkt würde diese Dynamik noch durch das mögliche Erleben der Abweichung bzw. des Andersseins.

Als Folge der Bedrohung bzw. Erschütterung dieser kognitiven Konstrukte durch eine Opfererfahrung aktualisiere die betroffene Person Bewältigungsverhalten*, indem sie die traumatische Situation neu bewerte, dieser einen Sinn zuschreibe, präventiv Verhaltensweisen ändere oder soziale Unterstützung suche. Ziel dieser Bewältigungsstrategien sei eine Reorganisation der betroffenen kognitiven Konstrukte, um das gestörte Passungsgefüge zwischen Person und Umwelt bzw. inneren Modellen und Erfahrung wiederherzustellen.

---

* *Der Begriff der Bewältigung ist in der Streßforschung ein wichtiges Bindeglied zwischen Stressor, subjektiver Streßbelastung und den jeweiligen Streßfolgen. Unterschiedliche Formen des Bewältigungsverhaltens werden als Erklärung für die unterschiedliche Wirkung streßhafter Erfahrungen herangezogen, d.h., welche Effekte der Konfrontation mit spezifischen Stressoren zugeschrieben werden, ist wesentlich durch die Art, Intensität und Funktionalität bzw. Dysfunktionalität des Bewältigungsverhaltens determiniert.*

Neubewertung (redefining the event): Eine zentrale Möglichkeit, Opfererfahrungen zu bewältigen, besteht nach Janoff-Bulman in der Neubewertung traumatischer Ereignisse. Durch eine solche Neubewertung könne ein Trauma an bisherige Schemata assimiliert werden, ohne diese grundlegend zu verändern. Die Bedrohung der in Frage gestellten kognitiven Konstrukte (und die damit einhergehenden Folgen) werde damit auf ein Minimum reduziert.
Die Tendenz vieler Jungen, Jugendlicher und Männer, sexuelle Mißbrauchserfahrungen positiv zu bewerten, könnte diese Bewältigungsstrategie widerspiegeln: Gemäß der traditionellen Geschlechtsrolle paßt es nicht in das Selbstbild von Jungen, Jugendlichen und Männern, daß sie Opfer eines sexuellen Mißbrauchs geworden sind. Daher werten sie diese Erfahrung um und stellen sie als positiv dar.

Sinngebung/-deutung (finding meaning): Als weitere kognitive Bewältigungsstrategie interpretiert die Autorin den Versuch, in einem negativen Lebensereignis einen Sinn sehen zu können. Selbst bei extremen Lebensereignissen sei die Bewältigung erleichtert, wenn der Bezug zu solchen Sinndeutungen im Hinblick auf das eigene Leben hergestellt werden könne. Dabei werde eine wesentliche Möglichkeit, Sinn zu konstruieren auf dem Hintergrund einer attributionstheoretischen Sichtweise des Bewältigungsprozesses deutlich: Kausalattribuierungen, welche Personen für den Eintritt von Lebensereignissen vornehmen, liefern Erklärungen für das Geschehene und können so das Bedürfnis der Wiederherstellung einer subjektiven Welt, in der Ereignisse Sinn machen, befriedigen. So stellen Schuldgefühle bzw. die Übernahme von Eigenverantwortung nach Janoff-Bulman (1985) eine adaptive Bewältigungsstrategie dar, wenn die betroffene Person als Ursache des Ereignisses veränderbare (variable) Verhaltensweisen attribuiert: Ein internal variables Attributionsmuster (behavioral self-blame) ermögliche dem Opfer durch Verhaltensänderungen die Wahrnehmung subjektiver Kontrolle hinsichtlich zukünftiger Ereignisse. Vermittelt über die Kontrollerwartung verhelfe diese Selbstattribution gleichzeitig zum Wiederaufbau eines positiven Selbstbildes, da ja v.a. der erlebte Kontrollverlust zur Neubewertung der eigenen Person im Sinne eines Verlustes an Selbstwert oder Selbstachtung führe. Durch eine internale Ursachenzuschreibung auf eigene stabile Persönlichkeitsmerkmale (characterological self-blame) hingegen sei der Aufbau von Kontrollerwartungen verhindert; dieses Attributionsmuster somit maladaptiv. So mögen sich sexuell mißbrauchte Jungen z.B. schuldig fühlen, weil sie glauben, daß sie homosexuell sind, keine richtigen Jungen sind, und deshalb mißbraucht wurden. Es ist unmittelbar einsichtig, daß eng mit den Schuldgefühlen, die auf einem internal stabilen Attributionsmuster beruhen, ein geringes Selbstwertgefühl verbunden sein kann.
Kausalattribuierungen sexueller Mißbrauchsopfer bzw. der Einfluß verschiedener Attributionsmuster auf eine adaptive bzw. maladaptive Bewältigung von Mißbrauchserlebnissen sind unseres Wissens bisher noch nicht untersucht worden. Coffey et al. (1996) konnten zwar einen positiven Zusammenhang zwi-

schen der Übernahme von Schuld für das Mißbrauchsgeschehen (self blame) und der Schwere der psychischen Folgen bei der von ihnen untersuchten Frauenpopulation feststellen. Die AutorInnen differenzierten jedoch nicht nach internal stabilen und internal variablen Kausalzuschreibungen. Dieses Ergebnis zeigt, daß besonders im Hinblick auf therapeutische Interventionen eine Erforschung solcher Zusammenhänge jedoch von großem Interesse wäre.

Direkte Aktionen: Außer diesen beiden kognitiven Bewältigungsstrategien beschreibt Janoff-Bulman zwei Bewältigungsmöglichkeiten kritischer Lebensereignisse, welche mit direkten Aktionen des Opfers verbunden sind. Wie schon im vorangegangenen Abschnitt deutlich wurde, stellen präventive Verhaltensänderungen instrumentelle Aktivitäten dar, welche darauf zielen, eine erneute Viktimisierung zu verhindern. Die adaptive Funktion solcher Bewältigungsreaktionen begründet der Autor durch das Erleben erneuter Erfahrungen der Kontrolle und Sicherheit, die wiederum eine Reorganisation der kognitiven Konstrukte hinsichtlich eines positiven Selbstbildes sowie einer relativen Unverwundbarkeit bedingen.
Wenn Jungen als Ursache der sexuellen Übergriffe eigene weibliche oder vermeintliche homosexuelle Merkmale attribuieren, ließen sich hypermaskuline und aggressive Verhaltensweisen sexuell mißbrauchter Jungen gegen andere als Ausdruck dieser Bewältigungsstrategie interpretieren.
Besonders Jungen, die intrafamiliär bzw. von Vertrauens- oder Autoritätspersonen, also in einer Abhängigkeitsbeziehung mißbraucht werden, dürfte es jedoch kaum möglich sein, weitere sexuelle Übergriffe zu verhindern. Eigene klinische Erfahrungen sowie die Erfahrungen anderer KlinikerInnen weisen darauf hin, daß diese Jungen dennoch versuchen, sich gegen die sexuellen Übergriffe zu wehren: So berichtet z.B. Bange (1992; pers. Mitteilung), daß diese Jungen sich häufig wehren, indem sie sich nicht mehr waschen oder angezogen ins Bett gehen.

Wie aus laborexperimentellen Studien seit langem bekannt ist, erhöhen belastende oder bedrohliche Situationen die Tendenz zu sozialem Anschlußverhalten und die Suche nach sozialer Nähe (Schachter 1959). In diesem Sinne stellt auch Janoff-Bulman die Hinwendung zu anderen sowie die Aktivierung deren Unterstützungspotentials als Form des Bewältigungsverhaltens dar. Dem sozialen Stützsystem wird eine 'Pufferwirkung' gegen die potentiell schädlichen Effekte traumatischer Lebensereignisse zugeschrieben: Personen, die über ein hohes Ausmaß an unterstützenden sozialen Beziehungen verfügen, neigen demnach weniger zur Ausbildung von Störungszeichen als Personen, die über ein geringes Ausmaß an Unterstützung verfügen. Die protektive Wirkung sozialer Unterstützung im Umfeld extremer Lebensereignisse komme v.a. durch die Gewährung emotionaler Sicherheit sowie durch die unmittelbare Einflußnahme anderer Personen auf den Bewältigungsprozeß zustande. So werde es einem betroffenen Individuum ermöglicht, affektive Zustände auszudrücken und ihre

Berechtigung zu überprüfen, oder über das Ereignis zu sprechen, um so die subjektive Sicherheit in der Interpretation der Realität zu erhöhen.
Wie bereits beschrieben, scheint besonders Jungen, die sexuell mißbraucht wurden bzw. werden, diese Bewältigungsstrategie jedoch nicht möglich zu sein. Sie teilen sich anderen nicht mit, weil sie von der mißbrauchenden Person zur Geheimhaltung gezwungen werden. Sie schweigen, weil sie sich schuldig fühlen; aus Scham, weil sie glauben, sich nicht genügend gewehrt zu haben; weil gleichgeschlechtlicher Mißbrauch für sie als ein Beweis ihrer Homosexualität gilt, und sie dies vor ihrer Umgebung geheimzuhalten versuchen; weil sie befürchten, in ihrer Männlichkeit angezweifelt zu werden, wenn sie sexuelle Erlebnisse mit Frauen als gewalttätig oder unangenehm bezeichnen; weil die Inanspruchnahme von Hilfe für sie ein Beweis ihrer Unfähigkeit darstellt, sich selbst zu helfen etc.. Die Geheimhaltung ist ein charakteristisches Merkmal sexuellen Mißbrauchs. Fürniss (1992) und Summit (1983) sehen in der Geheimhaltung sexueller Mißbrauchserfahrungen sogar einen zentralen ätiologischen Faktor in der Genese psychischer Störungen (s.u.).

Horowitz (1986): Wie Janoff-Bulman, so versteht auch Horowitz in seinen Hypothesen zur Ätiologie posttraumatischer Streßsymptome ein streßhaftes bzw. traumatisches Lebensereignis als eine Erfahrung eines Individuums, welche durch eine große Diskrepanz zu den bisherigen inneren Modellen bzw. Schemata des Selbst und der Welt gekennzeichnet ist, und somit nicht ohne weiteres assimiliert werden kann. Dabei konzeptualisiert Horowitz den Prozess der Bewältigung im Anschluß an ein traumatisches Ereignis als einen informationsverarbeitenden Prozeß, mittels dessen Erfahrung und Schemata wieder in Übereinstimmung gebracht werden.
Im Unterschied zu Janoff-Bulman (1985), die das Ziel der von ihr beschriebenen Bewältigungsstrategien in der Wiederherstellung bedrohter bzw. erschütterter kognitiver Konstrukte sieht, beschreiben die Hypothesen von Horowitz eher den Prozess einer Akkomodation - also Veränderung - bestehender kognitiver Konstrukte vom Selbst und von der Welt. Grundlage dieser Theorie der menschlichen Informationsaufnahme ist eine Integration psychoanalytischer und kognitionstheoretischer Konzepte.
Kognitive Schemata wie z.B. das Bild vom Selbst, von der Umwelt und von den Beziehungen zwischen beiden, setzen, so Horowitz, das Selbst mit der umgebenen Welt in Beziehung. Neue Informationen werden vor dem Hintergrund dieser Schemata interpretiert und bewertet. Dabei werden neue Informationen nicht-streßhafter Ereignisse unmittelbar assimiliert; innere und äußere Realität stimmen überein. Streßhafte Ereignisse wie Konzentrationslagererlebnisse, nuklearer Holocaust, Vergewaltigung, Geiselnahme und Naturkatastrophen, auf die Horowitz sich in seinen Studien bezieht, stellen neue 'Informationen' dar, die an die bisherigen Schemata des Selbst und der Welt nicht unmittelbar assimilierbar sind.

Bei großen Diskrepanzen zwischen neuer Information und bestehenden Schemata werden starke Emotionen wie Angst, Wut, Schuld, Trauer etc. ausgelöst. Wird das Ausmaß der Emotion für das Individuum bedrohlich, setzen sog. Kontrollmechanismen ein, welche den Fluß der neuen Informationen in das Bewußtsein regulieren, und damit die emotionale Belastung reduzieren.
Eine Bewältigung traumatischer Ereignisse im adaptiven Sinne sei dann möglich, wenn die neue, diskrepante Information langsam assimiliert werde, indem die kognitiven Schemata langsam verändert, und/oder diese Informationen in einem Neubewertungsprozess modifiziert werden, so daß sie an die bisherigen Schemata assimilierbar sind (vgl. Janoff-Bulman 1985). Dazu müssen die Kontrollen den Informationsfluß auf ein erträgliches Maß reduzieren, ohne Erinnerungen ganz zu unterbinden.
Ausgelöst durch starke emotionale Erregung könnten Kontrollen im Extremfall die Anpassung von Schemata und neuer Information gänzlich unterbrechen - eine Akkommodation kann nicht erfolgen. Ohne Kontrollen hingegen würde das Individuum von Emotionen überflutet und retraumatisiert.
Als Grundlage der Kontrollprozesse nimmt Horowitz zwei hypothetische, psychische Vorgänge an. Er unterscheidet zwischen kognitiven Prozessen, die eine Auseinandersetzung mit dem Stressor fördern, und solchen Prozessen, welche eine innere Repräsentation hemmen. Fördernde Prozesse äußern sich in einer sogenannten Vollendungstendenz (completion tendency), welche besonders dann wirksam werde, wenn - wie im Falle traumatischer Erlebnisse - bestehende Schemata bezüglich des Selbst und der Welt und erlebte Realität nicht übereinstimmen.
Im Erleben der Person mache sich die Vollendungstendenz als fortgesetztes Eindringen von Kognitionen bezüglich des Erlebten ins Bewußtsein bemerkbar, welches solange anhält, bis innere Modelle und Erlebtes vereinbar sind*. Bis nach einem traumatischen bzw. streßhaften Ereignis erneute Übereinstimmung zwischen Schemata und Information hergestellt ist, verbleiben die noch nicht verarbeiteten Erinnerungen und die damit verbundenen Gefühle in einem sog. aktiven Gedächtnisspeicher. Dieser sei dem Bewußtsein nicht unmittelbar zugänglich und habe die Eigenschaft, die in ihm repräsentierten Inhalte dem Bewußtsein durch Wiederholung zugänglich zu machen. Die Wiederholung höre dann auf, wenn die hier gespeicherten Informationen der Vollendungstendenz entsprechend den inneren Modellen angepaßt sind.

---

* *Nach Horowitz stellt die Vollendungstendenz ein intrinsisches Prinzip der menschlichen Informationsverarbeitung dar. Grundlage dieses Konstrukts sind die von Freud formulierten Hypothesen zum Ich-Aspekt des Wiederholungszwanges; weitere Parallelen stellt Horowitz zu Festingers Dissonanztheorie her sowie zu Lewins Hypothesen, daß jede Absicht, ein Ziel zu erreichen, ein Spannungssystem erzeugt, das solange aufrechterhalten wird, bis das Ziel erreicht ist.*

Kognitive Prozesse, welche eine innere Repräsentation hemmen, werden immer dann aktiviert, wenn durch die Diskrepanz zwischen innerer und äußerer Realität bedrohliche Gefühle ausgelöst werden. Es entsteht eine der Vollendungstendenz entgegenwirkende Vermeidungstendenz, welche die Abbildung der Inhalte des aktiven Speichers ins Bewußtsein ganz oder teilweise verhindere. Dies hat zur Folge, daß sowohl die Angst und damit verbunden auch das Ausmaß der Vermeidung wieder sinkt, so daß durch die jetzt nicht mehr inhibierte Wiederholungstendenz des aktiven Gedächtnisspeichers erneut Erinnerungen in das Bewußtsein dringen. Es entsteht ein Zyklus eines ständigen Wechsels unkontrollierbar eindringender, traumaverbundener Kognitionen ins Bewußtsein und dem Unterbinden dieses Eindringens (cyclical intrusion). Der Wechsel von Vermeidung und Wiederholung dauert entsprechend der Vollendungstendenz bis zur Integration der traumabezogenen Informationen in die inneren Modelle vom Selbst und von der Welt.

Symptome des ungewollten und unkontrollierten Eindringens mißbrauchsspezifischer Erinnerungen und damit einhergehende Symptome eines erhöhten Erregungsniveaus manifestieren sich nach den bisherigen Daten bei männlichen Mißbrauchsopfern v.a. als traumaspezifische Alpträume, flashbacks, Episoden visuellen Wiedererlebens sowie Hypervigilanz- und Schlafstörungen.
Symptome der Vermeidung traumaverbundener Stimuli bzw. Symptome einer allgemein eingeschränkten Reagibilität wurden bisher v.a. in Form von Zuständen emotionaler Taubheit, Gefühlen der Entfremdung, Rückzug von sozialen Aktivitäten sowie phobischen Reaktionen bei der Konfrontation mit mißbrauchsspezifischen Reizen erhoben.
Als Ausdruck des von Horowitz beschriebenen Zyklus von Vermeidung und Wiederholung können diese PTBR-spezifischen Symptome nicht nur vorhergesagt werden; das Modell liefert gleichzeitig einen wertvollen Beitrag zum Verständnis der Genese dieser Symptome.
Zusammenfassend hat eine Konzipierung sexueller Mißbrauchsfolgen als 'posttraumatische Belastungsreaktionen' u.E. zwar einige Stärken: So konnten in den Folgenstudien, denen eine solche Konzeption zugrundelag, theoretisch abgeleitete Symptome gezielt erforscht werden. Mehrere der so erhobenen Symptom wurden in keiner anderen Studie zuvor berücksichtigt (z.B. Episoden visuellen Wiedererlebens der traumatischen Erfahrungen). Weiterhin ermöglicht die Anwendung des PTBR-Konzepts den Vergleich von sexuellem Mißbrauch mit anderen traumatischen Ereignissen sowie die Übertragung erfolgreicher PTBR-Therapien auf Behandlungsformen bei sexuellem Mißbrauch (siehe z.B. Donaldson & Gardner 1985).

Insgesamt meinen wir jedoch, daß die Schwächen einer solchen Konzeption überwiegen. Die meisten der bisher untersuchten männlichen Mißbrauchsopfer litten zwar auch unter PTBR-Symptomen. Darüber hinaus finden sich in den hier analysierten Folgenstudien jedoch eine Reihe von Symptomen, die sich überhaupt nicht oder nur schwerlich als posttraumatische Streßreaktionen im

Sinne des DSM-III-R bzw. der dahinterstehenden Theorien interpretieren lassen. So ist u.E. zum Beispiel eine Interpretation sexualisierter Verhaltensweisen als Ausdruck der Vollendungstendenz bzw. als eine Form des Wiedererlebens des Traumas zu vage.
Ein weiteres Problem sehen wir darin, daß in Übereinstimmung mit den zugrundeliegenden Theorien die PTBR-Diagnose ein extrem streßvolles Lebensereignis erfordert. Unter Umständen werden sexuelle Mißbrauchshandlungen jedoch von einem betroffenen Jungen nicht als streßhaft empfunden - z.B. wenn der Mißbrauch sehr früh beginnt, nicht mit Gewalt verbunden ist, keine penetrierenden Handlungen umfaßt, u.ä. (vgl. Finkelhor 1990, Haugaard & Repucci 1988). In solchen Fällen ist es eher anzunehmen, daß sich z.B. Verhaltensauffälligkeiten auf dem Hintergrund verzerrter Beziehungskonzepte oder verzerrter Konzepte von Sexualität entwickeln (Briggs & Hawkins 1996). Das Problem bestünde hier also nicht so sehr in der Unmöglichkeit, die Erfahrung des sexuellen Mißbrauchs an bestehende Schemata zu assimilieren, sondern, wie Finkelhor (1990) es beschreibt, in einer Art 'Überintegration' (overintegration) der Erfahrung.
Aber auch Mißbrauchstraumata, welche den Kriterien der PTBR-Konzeption als extrem streßhaft gerecht werden, lassen sich u.E. mit den zugrundeliegenden Theorien nur bedingt erfassen. Gut erklärbar sind jene Fälle, in denen ein Kind von einem Fremden einmalig mißbraucht wurde. Findet sexueller Mißbrauch jedoch im Kontext einer engen Beziehung und hier über Dauer statt, so dürfte das Mißbrauchstrauma nicht von der Beziehung der Beteiligten zueinander zu trennen sein. Wir meinen, daß erst auf dem Hintergrund der jeweiligen Macht- und Abhängigkeitsbeziehungen das ganze Ausmaß der traumatischen Wirkung sexuellen Mißbrauchs - sowie der damit verbundenen Bewältigungsversuche und Folgen - verständlich wird.

4.5.5 Das Streßparadigma nach Lazarus

Eine weitere Übertragung streßtheoretischer Konzepte auf die psychischen Verarbeitungsprozesse sexueller Mißbrauchserfahrungen versuchen Johnson & Kenkel (1991). Eine adaptive oder maladaptive Bewältigung - bzw. der Grad nachfolgender psychischer Gesundheit - werde, so die Autorinnen, zum einen von der Interpretation des sexuellen Mißbrauchs durch die Opfer beeinflußt und zum anderen von den jeweils aktivierten Bewältigungsmechanismen. Hiermit beziehen sich Johnson & Kenkel ausdrücklich auf das Streß-Bewältigungs-Modell von Lazarus & Folkman (1984). Nach diesem Modell qualifizieren erst die individuellen Prozesse der Wahrnehmung und Einschätzung ein Lebensereignis als streßhaft. Demnach bewerten Individuen in einem ersten Schritt (primary appraisal), ob das Ereignis positiv, irrelevant oder streßhaft (Bedrohung, Herausforderung, Verlust) ist. Bei Einschätzung des Ereignisses als streßhaft schätzt die betroffene Person in einem zweiten Bewertungsschritt (secondary appraisal) ihre adaptiven Ressourcen ein. Überschreiten die adaptiven Ressour-

cen die Umweltanforderungen, ist die Streßphase sofort zu Ende. Befindet sich die betroffene Person nach ihrer Einschätzung in einer Situation, die ihre individuellen Anpassungskapazitäten überfordert, beginnt der Bewältigungsprozeß. Der Begriff der Bewältigung kennzeichnet im Lazarus'schen Streßparadigma die Summe aller problemlösenden Anstrengungen einer Person sowie deren Versuche, negative Affekte zu regulieren (vgl. Lazarus & Launier 1978). Da die angewendeten Bewältigungsstrategien sowohl adäquat als auch maladaptiv sein können, determinieren sie das Ausmaß einer gelungenen Neuanpassung (soziale Funktionstüchtigkeit, Wohlbefinden und psychische Gesundheit; vgl Lazarus 1990).
Die Gültigkeit dieser Hypothesen konnte in einer Untersuchung über die Verarbeitungsprozesse sexuell mißbrauchter Mädchen von Johnson & Kenkel (1991) bestätigt werden: Vor allem die Art der Bewertung des Mißbrauchserlebnisses (pimary appraisal) beeinflußte das Ausmaß adäquater Bewältigung bzw. den Grad nachfolgender psychischer Gesundheit. Die objektiven Charakteristika der Mißbrauchssituation (siehe Kap. 3) konnten nicht zur Klärung der Varianz beitragen (vgl. auch Ligezinska et al. 1996 und Williams 1993).
Die konsequente Anwendung dieser Ergebnisse wirft gleichzeitig interessante und äußerst kontroverse Fragen auf: Im Zusammenhang der Diskussion möglicher Mißbrauchsfolgen bei Jungen und Männern stellten wir mehrfach Untersuchungsergebnisse vor, die auf eine relativ positive, subjektive Bewertung heterosexueller Mißbrauchserlebnisse hinwiesen. Dieser Trend konnte zum einen durch posttraumatische Umbewertungsprozesse erklärt werden. Geht man alternativ davon aus, die angegebenen Bewertungen entsprächen der tatsächlichen Wahrnehmung des Mißbrauchsereignisses, würden heterosexuell mißbrauchte Männer im Sinne der Lazarus'schen Theorie im Gruppenmittel weniger Streß erleiden. Mißbrauch durch Frauen wäre weniger pathogen, da die männlichen Opfer sich in geringerem Maße mißbraucht fühlen.
Darüber hinaus stellt die Theorie all jene Untersuchungsdesigns in Frage, die traumatogene Faktoren erforschen, ohne den Parameter der subjektiven Bewertung einzubeziehen.

4.5.6 Child Sexual Abuse Accommodation Syndrome

Summit (1983) stellt auf dem Hintergrund seiner klinischen Erfahrungen ein Modell vor, welches zum einen die Bedingungen veranschaulicht, die sexuellen Mißbrauch ermöglichen, und zum anderen die typischen Reaktionen der Opfer als notwendige Bewältigungsstrategien erklärt. Der Autor selbst sieht in seinem Modell vorrangig den klinischen Nutzen. Mithilfe des Child Sexual Abuse Accommodation Syndromes (CSAAS) könne die Position des Kindes in der komplexen Mißbrauchssituation einer Abhängigkeitsbeziehung besser verstanden werden.
Das Modell des CSAAS umfaßt fünf Kategorien: Während die ersten beiden Kategorien dieses Modells die grundsätzliche Verletzlichkeit von Kindern be-

schreiben, die sexuellen Mißbrauch ermöglicht, stehen im Mittelpunkt der drei letzten Kategorien die spezifischen Anpassungsreaktionen der kindlichen Mißbrauchsopfer.

Geheimhaltung (secrecy): Grundlegendes Merkmal jeden sexuellen Mißbrauchs sei, daß der/die TäterIn das Kind zu absolutem Stillschweigen zwinge. Die Geheimhaltung - gleichgültig ob mit Gewalt oder durch subtilere Mittel erzeugt - isoliere das Kind nicht nur und verhindere damit Hilfesuche und Normalitätsprüfung. Sie signalisiere gleichzeitig das Schlechte der sexuellen Handlungen. Die Grundlage für Scham- und Schuldgefühle ist gelegt.

Hilflosigkeit (helplessness) beschreibt die grundsätzliche Abhängigkeit und Wehrlosigkeit von Kindern gegenüber Erwachsenen. Diese strukturelle Abhängigkeit mache es Kindern unmöglich, sich gegen sexuelle Übergriffe zur Wehr zusetzen bzw. sich ohne Hilfe dem Geheimhaltungsdruck zu widersetzen und den sexuellen Mißbrauch zu eröffnen.

Folge der Geheimhaltung und Hilflosigkeit ist das *'Gefangensein'* und die *'Akkommodation'* (entrapment and accommodation) des Kindes. Das Kind kann sich aus der mißbrauchenden Situation nicht befreien und muß sich anpassen.

> *„Die einzige Möglichkeit, psychisch zu 'überleben', besteht für das Kind darin, die Mißbrauchssituation zu akzeptieren. Es gibt keinen Ausweg, keine Fluchtmöglichkeit. Ein gesundes und emotional stabiles Kind wird deshalb lernen, an die Realität des fortwährenden sexuellen Mißbrauchs zu akkomodieren" (1983, 184; Übers. d. Verf.).*

Dabei müsse das Kind nicht nur an ständig sich steigernde sexuelle Übergriffe akkommodieren. Die schwierigste und pathologisch bedeutendste Akkommodationsleistung sieht Summit in der Verarbeitung des wachsenden Bewußtseins, verraten und zum bloßen Objekt gemacht zu werden - und zwar von Personen, die üblicherweise als schützende, altruistische und liebende Personen idealisiert werden. Als psychische Mechanismen, welche eine solche Akkommodation ermöglichen, beschreibt der Autor dissoziative Abwehrmechanismen, die Introjektion von Schuld sowie Spaltungsprozesse.

Das Kind akkommodiere, indem es Körperempfindungen dissoziiere, um die körperlichen Übergriffe ertragen zu können, oder indem es den eigenen sexuellen Mißbrauch aus der Distanz betrachte, so als geschehe der Mißbrauch einem anderen Kind. Es introjiziere Schuld, um in einer Situation der völligen Hilflosigkeit trotzdem ein Gefühl der Kontrolle zu erlangen (vgl. Janoff-Bulman 1985). Wenn das Kind sich selbst für die erlittene Gewalt verantwortlich macht, könne es die Illusion aufrechterhalten, durch Besserung bzw. bedingungslose Unterwerfung die elterliche Liebe zu gewinnen. Es spalte gute von schlechten Objektbildern ab. Ein wirklichkeitsgetreues mentales Abbild der mißbrauchenden Eltern bedeute völliges Verlassensein und Hoffnungslosigkeit. Nur das Bild der Eltern als gut ermögliche es dem Kind, die eigene Angst und Wut, welche mit den Mißbrauchserfahrungen verknüpft sind, zu ertragen.

Folgen dieser Akkommodation sind neben verschiedenen Formen der Selbstbestrafung (Schuldgefühle, Selbstverstümmelung, etc.) auch eine pathologische Rollenumkehr, in der das Kind die Verantwortung für Wohl (=Geheimhaltung und Aufrechterhaltung der Schein-Normalitiät) und Wehe (=Eröffnung und Zerbrechen der Familie) übernimmt. Dabei könne die pathologische Neu-Strukturierung der Realität bis zur Entwicklung einer multiplen Persönlichkeit reichen.
Die Wut, die als Reaktion auf die erlittene Gewalt und das Gefühl des Gefangensein entsteht, wird entweder - wie oben beschrieben - nach innen gerichtet, oder sie äußert sich in aggressiven und antisozialen Verhaltensweisen. Summit weist in diesem Zusammenhang darauf hin, daß Jungen noch weniger in der Lage seien, Hilflosigkeit zu ertragen und eher dazu neigen, ihre Wut in Form von (sexuell) aggressivem Verhalten nach außen zu richten.

Mit den beiden letzten Kategorien berücksichtigt Summit die sozialen Reaktionen auf eine Eröffnung des sexuellen Mißbrauchs.

Verspätete und wenig überzeugende Eröffnung (delayed and unconvincing disclosure): Wenn ein Kind nicht sofort nach dem ersten Mißbrauchsversuch Hilfe geholt hat, ist es durch Drohungen, Mitschuld- und Schamgefühle wegen seiner 'Beteiligung' gefangen. Summit betont, daß die meisten Fälle von sexuellem Mißbrauch überhaupt nicht aufgedeckt werden. Eröffnung durch die betroffenen Kinder sei immer das Ergebnis von überwältigenden Familienkonflikten, von zufälligen Entdeckungen durch Dritte oder von Aufklärungsmaßnahmen durch Kinderschutz-Einrichtungen. Die Familienkonflikte, die eine Eröffnung auslösen, ergeben sich zumeist aus der wachsenden Autonomie der Opfer im Jugendalter. Jugendliche können sich nicht nur effektiver gegen sexuelle Übergriffe wehren, sie orientieren sich auch zunehmend von der Familie weg nach außen.
Eine Eröffnung dieser Jugendlichen sei aber zumeist wenig überzeugend, da sie in einer Zeit geschehe, wenn das Opfer sich durch 'antisoziale' und delinquente Verhaltensweisen unglaubwürdig gemacht habe. Die Umwelt sei daher eher geneigt, den Eltern Mitleid und Glauben zu schenken.

Zurücknahme der Eröffnung: Die abwehrenden Reaktionen der Umwelt, die von Unglauben und Stigmatisierung des Opfers geprägt ist und die weitreichenden Folgen einer Aufdeckung von sexuellem Mißbrauch, veranlassen die Opfer häufig zu einer Rücknahme der Eröffnung. Die Kinder oder Jugendlichen stellen fest, daß die Drohungen, mit denen sie zur Geheimhaltung gezwungen wurden, realistisch sind: die Familie droht auseinanderzubrechen, dem Vater droht eine Verurteilung, ihnen wird die Schuld dafür zugeschrieben, etc..

4.5.7 Sexueller Kindesmißbrauch als Syndrom von Geheimhaltung und Sucht

Fürniss (1990) entwirft ein multiprofessionelles und metasystemisches Modell der Intervention bei sexuellem Mißbrauch, in dem alle beteiligten Institutionen mit ihrem jeweiligen professionellen Standpunkt abgebildet sind. In diesem Zusammenhang beschränken wir uns allerdings auf jenen Ausschnitt des Modells, in welchem die Mißbrauchsinteraktion und die psychischen Verarbeitungsmechanismen der Kinder beschrieben sind.
Nach Fürniss ist die spezifische Natur des sexuellen Mißbrauchs aus Sicht der mißbrauchenden Person durch einen Zyklus suchtartiger Abhängigkeit von der psychischen und körperlichen Wirkung der Mißbrauchshandlungen geprägt. Aus der Perspektive des Kindes stelle sich die spezifische Natur des sexuellen Mißbrauchs als ein Syndrom von Geheimhaltung dar. Als ein Syndrom von Abhängigkeit und Geheimhaltung seien sexuelle Mißbrauchshandlungen von körperlichen Mißhandlungen unterschieden.
Die Entwicklung psychischer Symptome sei beim Kind durch externale, interaktionelle sowie intrapsychische Faktoren der Geheimhaltung des sexuellen Mißbrauchsgeschehens determiniert.
Als Faktoren, welche von außen her das Geheimnis des sexuellen Mißbrauchs aufrechterhalten, beschreibt der Autor zunächst die generelle Tendenz, den Äußerungen von Kindern keinen Glauben zu schenken. Aus der Schwierigkeit, sexuelle Übergriffe mit medizinischen Beweisen zu belegen, resultiere aber die Notwendigkeit einer verbalen Aussage des Kindes und/oder eines Geständnisses der mißbrauchenden Person. Aufgrund der drohenden strafrechtlichen Verfolgung, der Bedrohung durch einen Zusammenbruch der Familie, Scheidung, soziale Ächtung etc. sowie aufgrund fehlender Hilfs- und Behandlungsangebote sei ein Geständnis vom Mißbraucher schwer zu erlangen. Das Kind halte das Geheimnis des Mißbrauchs aufrecht, da es häufig mit Gewalt bzw. Androhung von Gewalt seitens der mißbrauchenden Person dazu gezwungen werde. Dabei sei akute körperliche Gewalt in Abhängigkeitsverhältnissen sehr selten.
Eng mit dieser Bedrohung hänge die Angst des Kindes vor den Konsequenzen der Aufdeckung zusammen. So werde in vielen Fällen den Kindern bei Aufdekkung angedroht, daß sie die Familie verlassen müssen, ins Heim kommen, der Mißbraucher ins Gefängnis kommt, sich töten wird, die Eltern sich scheiden lassen etc.. Diese Drohungen seien implizit oder explizit mit der Zuschreibung von Schuld und voller Verantwortung des Kindes für diese Ereignisse verknüpft.
Diese Faktoren eines äußeren Geheimhaltungsdrucks haben zur Folge, daß das Kind die sexuellen Mißbrauchshandlungen nach außen hin bewußt verleugne. Selbst wenn das Kind explizit gefragt werde, streite es den sexuellen Mißbrauch ab.

Mit den interaktionalen Aspekten der Geheimhaltung beschreibt Fürniss Prozesse des Ungeschehenmachens der Realität des sexuellen Mißbrauchs während

der Mißbrauchssituation selbst. Dabei werde die Realität des sexuellen Mißbrauchs auf drei verschiedenen Ebenen negiert:
So schaffe der/die MißbraucherIn in der Regel einen Mißbrauchskontext, in dem der sensorische Input auf ein Minimum reduziert werde. Die sexuellen Mißbrauchshandlungen fänden z.B. häufig in völliger Stille, ohne Augenkontakt, oder in totaler Dunkelheit statt. Weiterhin sei der Mißbrauch zumeist von einer rigiden und ritualisierten Form der Interaktion (z.B. stereotype Kommandos) begleitet. Diesem Kontext, durch den der/die MißbraucherIn zu leugnen versuche, daß der Mißbrauch überhaupt geschehe, ständen aber intensivste Empfindungen v.a. in Form von Hautkontakt, physiologischer Stimulation und Angst beim Kind gegenüber. Die physiologische Stimulation könne extreme Körperempfindungen wie Schmerz, aber auch sexuelle Erregung induzieren. Die minimale Reizsituation des Kontext einerseits und die extreme Körperstimulation und Angst andererseits führen beim Kind zu extrem entgegengesetzten und nicht zu vereinbarenden Erfahrungen.
Eine weitere Negierung der Realität des Mißbrauchs fände dadurch statt, daß mißbrauchende Personen während der Mißbrauchshandlungen gewöhnlich eine völlige psychologische Trennung zum Kind herstellten, indem sie jeglichen Beziehungsaspekt vor sich und dem Kind leugneten. Durch die mit der sexuellen Erregung einhergehende Veränderung in Mimik, Gestik, Stimmlage, Atmung sowie durch ein zumeist rigides Verhalten verwandele sich der/die MißbraucherIn dann für das Kind in eine 'andere Person'. Wie die Schaffung eines reizarmen Mißbrauchskontextes so würde auch diese Veränderung dem Kind erschweren, die Realität des sexuellen Mißbrauchsgeschehens als solche wahrzunehmen.
Mit sog. 'Eingangs- und Ausgangsritualen', die von der mißbrauchenden Person inszeniert werden, um Beginn und Ende der Mißbrauchshandlungen vom normalen Alltagsgeschehen zu trennen, beschreibt Fürniss eine dritte Bedingung, die ein Ungeschehenmachen der Mißbrauchsrealität während der Mißbrauchshandlungen selbst unterstützt.
Aufgrund dieser drei Umstände werde die Realität der Mißbrauchshandlungen schon in der mißbrauchenden Interaktion selbst unterminiert. Damit würden Bedingungen geschaffen, welche intrapsychische Prozesse der Geheimhaltung - d.h. eine innerpsychische Leugnung des Mißbrauchs - begünstigen.
In Anlehnung an Summit (1983) identifiziert Fürniss als zentrale psychische Mechanismen, welche die intrapsychische Geheimhaltung des sexuellen Mißbrauchs bedingen, dissoziative Formen der Abwehr (s.o.) im Prozess der Mißbrauchshandlungen selber. Solche primären Nicht-Wahrnehmungsmechanismen würden insbesondere von Kindern entwickelt, die über einen längeren Zeitraum von einer engen Bezugsperson mißbraucht werden. So könne das mißbrauchte Kind psychisch überleben und einen Zustand der Pseudo-Normalität schaffen, in dem kein Mißbrauch zu existieren scheint. Eine solche Akkommodation sei das Resultat der unmöglichen psychologischen Aufgabe,

die Mißbrauchserfahrung zu integrieren, und könne im Extrem zur Entwicklung einer multiplen Persönlichkeitsstörung führen*.

4.5.8 Das Modell der vier traumatogenen Faktoren von Finkelhor und Browne (1986)

Als letztes mißbrauchsspezifisches Modell soll nun die diesbezüglich wohl bekannteste und am häufigsten zitierte Arbeit vorgestellt werden. Auf dem Hintergrund einer Analyse bisheriger Forschungsergebnisse entwickelten Finkelhor und Browne (1986) ein multifaktorielles und eklektisches Modell zur Erklärung und Vorhersage sexueller Mißbrauchsfolgen. Die Vielfalt der Symptome, welche bei Opfern sexuellen Mißbrauchs festgestellt wurden, werden in diesem Modell vier trauma-verursachenden Faktoren bzw. Dynamiken zugeordnet. Diese einzelnen Faktoren seien nicht spezifisch für sexuellen Mißbrauch, sondern würden auch andere Traumata kennzeichnen (z.B. Scheidung der Eltern, körperliche Mißhandlung). Das gleichzeitige Zusammentreffen aller vier Faktoren in der Mißbrauchssituation sei es jedoch, was sexuellen Mißbrauch von allen anderen traumatischen Erlebnissen unterscheide. Als einzelne traumatogene Faktoren identifizieren und charakterisieren Finkelhor und Browne:

Traumatische Sexualisierung: Die Sexualität (sexuelle Empfindungen und Einstellungen) des Kindes wird durch sexuelle Mißbrauchserfahrungen in einer Weise geprägt, die nicht dem Entwicklungsstand des Kindes entspricht, und die zwischenmenschlich dysfunktional ist.
Verrat: Das Kind muß entdecken, daß eine Person, von der es emotional abhängig ist, und der es vertraut, ihm Schaden zufügt. Das Kind wird in seinem Vertrauen zutiefst erschüttert.
Ohnmacht/Hilflosigkeit: Die grundlegende Mißachtung seines Willens, seiner Bedürfnisse und Wünsche und die (fortgesetzte) Verletzung seiner körperlichen Integrität konfrontieren das Kind mit Gefühlen der Ohnmacht und der Hilflosigkeit. Die Überzeugung der eigenen Kontrollfähigkeit wird ständig untergraben.
Stigmatisierung: Das mißbrauchte Kind wird mit den negativen Bedeutungen und Implikationen von sexuellem Mißbrauch und Opfersein konfrontiert.

Diese traumatogenen Faktoren bzw. Dynamiken verändern die kognitive und emotionale Orientierung des Kindes in der Welt und wirken traumatisch, indem sie kognitive Konzepte vom Selbst und der Welt sowie das gefühlsmäßige Erleben verzerren. Die meisten der erhobenen Symptome, so die AutorInnen, seien Ausdruck dieser kognitiven und affektiven Verzerrungen, welche als Versuche betrachtet werden müssen, die traumatischen Erfahrungen zu bewältigen.

---

* *Fürniss beschreibt noch weitere Symptome sexuell mißbrauchter Kinder. Diese werden jedoch nicht oder nur implizit in einen theoretischen Zusammenhang gebracht, so daß wir hier auf eine detailliertere Darstellung verzichten.*

Wie die Ansätze von Summit (1983) und Fürniss (1990), so basiert also auch das Modell der vier traumatogenen Faktoren von Finkelhor und Browne auf der Grundannahme, daß die negativen Folgen sexuellen Mißbrauchs das Ergebnis eines Akkommodationsprozesses sind, zu dem das Kind im Verlaufe der Mißbrauchserfahrung gezwungen ist.
Dabei versuchen die AutorInnen anhand der vier traumatogenen Faktoren zu veranschaulichen, wie die besondere Situation des Mißbrauchtwerdens das Kind zu dysfunktionalen Bewältigungsstrategien zwingt. Zu dieser Situation zählen Finkelhor & Browne nicht nur die unmittelbare Mißbrauchssituation, sondern ausdrücklich auch antezedente sowie dem Mißbrauch folgende Bedingungen und Ereignisse.

4.5.9 Kontrolle - ein zentrales Konzept?

Da in mehreren der vorgestellten Theorien und Modelle (Janoff-Bulman 1985; Summit 1983; Finkelhor 1986; Ryan et al. 1987) die Begriffe Kontrolle und Kontrollverlust bzw. verwandte Begriffe wie Hilflosigkeit und Ohnmacht eine wesentliche Rolle spielen, möchten wir diese abschließend auf einem theoretischen Hintergrund präzisieren. Dabei wird gleichzeitig zu prüfen sein, inwieweit die zugrundeliegenden Theorien weitere Erklärungsmöglichkeiten für bisher erhobene Symptome sexuell mißbrauchter Jungen liefern können.

Personale Kontrolle ist nach Filipp (1990) ein Bedürfnis, „Einfluß auf Ereignisse und Veränderungen in der Umwelt auszuüben“ (235) bzw. „die Fähigkeit zur Regulation oder Beeinflussung intendierter Ereignisse bzw. Effekte durch selektives Reagieren [...]“ (235, nach Baron & Rodin, 1979).
Schwarzer (1987) beschreibt Unkontrollierbarkeit als die Wahrscheinlichkeit, daß das Auftreten eines Ereignisses unabhängig vom Verhalten der Person ist (objektive Unkontrollierbarkeit) bzw. als den Glauben einer Person an diese Unabhängigkeit (subjektive Unkontrollierbarkeit).
Im Rahmen theoretischer Überlegungen zur personalen Kontrolle spielt Seligmans Theorie der Erlernten Hilflosigkeit eine zentrale Rolle. Diese Theorie sowie deren Erweiterungen bieten sich für eine Betrachtung der psychischen Folgen von sexuellem Mißbrauch unter den Aspekten von Kontrolle und Kontrollverlust an.
In seiner ursprünglichen Theorie formuliert Seligman (1983), daß ein Individuum aufgrund häufiger Erfahrungen der Nicht-Kontingenz von eigenem Verhalten und beabsichtigten Folgen eine Erwartung (kognitive Repräsentation der Kontingenz) entwickelt, hilflos zu sein. Diese erlernte Hilflosigkeit wird generalisiert, so daß

> *„über die Konfrontation mit faktisch nicht kontrollierbaren Ereignissen hinaus bei der Person generalisierte Wahrnehmungen aufgebaut werden derart, daß zwischen ihrem eigenen Verhalten und den eingetretenen Konsequenzen keine Beziehungen bestehen“ (Filipp 1990, 237).*

Diese generalisierte Erwartung einer Unabhängigkeit von Reaktion und Konsequenz bedingt nach Seligman (1983) motivationale (Passivität), kognitive (Beeinträchtigung von Lernprozessen) und emotionale Störungen (Depressionen und Traurigkeit).

Mittlerweile wurde diese Ursprungstheorie mehrfach erweitert und differenziert.
So integrierten Abramson et al. (1978) attributionstheoretische Elemente in die Theorie der erlernten Hilflosigkeit. Die Autoren argumentieren, daß eine Person, die sich hilflos fühlt, die Frage aufwerfen muß, warum sie sich hilflos fühlt. Dabei würde eine Ursachenzuschreibung entlang der Dimensionen internal vs. external, global vs. spezifisch und stabil vs. instabil stattfinden, so daß sich eine Vielzahl möglicher Attributionsmuster ergibt. Die jeweilige Kombination bestimme das Ausmaß und das Erlebensprofil der Hilflosigkeit. Besonders beeinträchtigend seien internale, stabile und globale Ursachenerklärungen: Macht sich eine Person selbst für die Erfahrung der Nicht-Kontrollierbarkeit verantwortlich, attribuiert sie als Ursache ein unveränderbares persönliches Merkmal und generalisiert sie den Kontrollverlust auf eine große Situationsbreite, so sei dies mit erheblichen motivationalen, kognitiven und emotionalen Defiziten - besonders aber mit Selbstwertverlust - verbunden (vgl. auch die Janoff-Bulman'sche Unterscheidung von 'behavioral'- und 'charactereological self-blame').

Miller & Norman (1979) erweiterten die Seligman'sche Ursprungstheorie, indem sie auf die Bedeutung von Situations- und Persönlichkeitsvariablen aufmerksam machten, welche die Entwicklung von Hilflosigkeit beeinflussen sollen. Als wichtige Situationsmerkmale nennen die Autoren die Dauer der nichtkontrollierbaren Situation, Hinweise auf real vorhandene Kontrollmöglichkeiten, Beobachtung anderer in vergleichbaren Situationen und soziale Normen. Vorerfahrungen des Individuums, Geschlecht, Kontrollmotivation und momentane Stimmung werden als Personenfaktoren genannt, welche die Ausprägung von Hilflosigkeit beeinflussen sollen.

Für die Theoriebildung von großer Bedeutung sind schließlich die Überlegungen von Wortman & Brehm (1975), die eine Integration der Theorie der erlernten Hilflosigkeit und der Reaktanztheorie versuchen.
Unter Reaktanz versteht Brehm (1972) den unmittelbar nach einer Unkontrollierbarkeitsbedingung eingetretenen Zustand, der mit einer Einschränkung von Entscheidungsmöglichkeiten einhergeht und eine Art Widerstand zur Folge hat. Als mögliche Strategien, die verlorene Kontrolle wiederzuerlangen identifiziert der Autor Anstrengungen der Person, sich dem Zwang direkt zu widersetzen, Versuche, die Kontrolle in späteren Situationen oder in ähnlichen Situationen wiederherzustellen oder verstärkt aggressive Verhaltensweisen.
Trotz gleicher auslösender Bedingungen (Kontrollverlust bzw. Unkontrollierbarkeit) enthalten die Theorien der Reaktanz und der erlernten Hilflosigkeit somit gegensätzliche Aussagen über die Folgen: einerseits Reaktanz, d.h. Be-

harrlichkeit, Aggressivität; andererseits Hilflosigkeit, d.h. Passivität, Beeinträchtigung von Lernprozessen und Depression.
Eine Integration beider Theorien gelingt Wortman & Brehm (1975) durch eine Analyse der Gültigkeitsbedingungen jeder Theorie. In diesem Sinne nehmen die Autoren an, daß Unkontrollierbarkeit sowohl Hilflosigkeit als auch Reaktanz auslösen kann. Die entscheidende Rolle spiele die Erwartung der Kontrollierbarkeit. Solange eine Person noch erwartet, Kontrolle ausüben zu können, führe Unkontrollierbarkeit zu Reaktanz. Wenn sie jedoch nicht mehr erwartet, Kontrolle ausüben zu können, führe Unkontrollierbarkeit zu erlernter Hilflosigkeit. Als zentrale Variablen, welche Unterschiede in der Reaktion auf nichtkontrollierbare Ereignisse beeinflussen, postulieren Wortman & Brehm die Wichtigkeit des Ereignisses für die betroffene Person sowie den interindividuell unterschiedlichen Grad der anfänglichen Kontrollmotivation.

Insgesamt stellen sich Kontrolle, Kontrollverlust und die Reaktionen auf Erlebnisse von Nichtkontrolle als komplexe Phänomene dar. Dabei dürften Art und Ausmaß der Reaktanz bzw. Hilflosigkeit von einer Vielzahl von Personen- und Situationsfaktoren determiniert sein, welche auch untereinander in Wechselwirkung stehen können.

Mit den Theorien der Erlernten Hilflosigkeit und der Reaktanz können u.E. wichtige psychische Mechanismen bei der Wahrnehmung und Verarbeitung von sexuellem Mißbrauch erklärt werden. Darüber hinaus verweisen diese Theorien auf eine Reihe psychischer Symptome, die bei Opfern sexuellen Mißbrauchs beobachtet oder gemessen wurden. Hierzu gehören Selbstwertverlust, Depressionen und kognitive Verzerrungen in Form verminderter Kontrollerwartung (erlernte Hilflosigkeit), aber auch vermehrte Aggressionen jeglicher Art sowie andere 'externalisierende' Verhaltensweisen (Reaktanz). Während emotionale Reaktionen und Verhaltensauffälligkeiten relativ häufig gemessen wurden (s.o.), ist eine empirische Erforschung kognitiver Verzerrungen bisher jedoch unterblieben.

Durch die Berücksichtigung von Personen- und Situationsfaktoren bieten u.E. die Theorie der Erlernten Hilflosigkeit - bzw. deren Erweiterungen - zudem Möglichkeiten, geschlechtsspezifisch verschiedene Reaktionen auf erlebte Kontrollverluste zu erklären.

Das Geschlecht der Opfer - eine Moderatorvariable: Grundlage der Überlegungen zur moderierenden Wirkung ist die mit dem jeweiligen Geschlecht verbundene soziale Rolle.

> *„Eine soziale Rolle meint entweder die Erwartungen der Gesellschaft - Gesellschaft gedacht als Gruppen, Organisationen, Institutionen oder auch Individuen - in bezug auf das Verhalten einzelner oder aber das den Erwartungen entsprechende tatsächliche Verhalten“ (Haug 1972, 22).*

Zum klassischen männlichen Geschlechtsrollenscript gehört die Erwartung, Situationen kontrollieren zu können, auftretende Schwierigkeiten selbständig zu bewältigen, sich gegen Angriffe (aggressiv) zur Wehr zu setzen und nicht zuletzt auch seine Gefühle kontrollieren zu können (Bruckner & Johnson 1987; Fegert 1990; Knopp 1986; Porter 1986; Rush 1985; Spoden 1990; Wirtz 1989).
Internalisiert ein Junge im Verlauf der Sozialisation diese gesellschaftlichen Rollenanforderungen*, so dürfte dies einen großen Einfluß auf die Wahrnehmung und Verarbeitung der Mißbrauchsereignisse haben.

„Überwältigt zu werden, schwach zu sein, entspricht nicht dem männlichen Geschlechtsrollenstereotyp von dem richtigen Jungen, der sich wehrt, wenn ihm etwas nicht paßt, und der auf sich selbst aufpassen kann" (Weber-Hornig 1990, 8).

Mißbraucht zu werden, Opfer zu sein, bedeutet somit, in der männlichen Rolle gescheitert zu sein (Bange & Boehme 1996).
Ein zentraler Aspekt von traumatischen Situationen im allgemeinen und von sexuellem Mißbrauch im besonderen scheint dabei der erlebte Kontrollverlust** zu sein. Auf dem Hintergrund der obigen Überlegungen lassen sich für derartige Situationen geschlechtsspezifische Rollenanforderungen ableiten: von Männern/Jungen wird die Rolle des Aggressors, des Aktiven, Wehrhaften erwartet, von Frauen/Mädchen die Rolle des passiven Opfers (Porter 1986; Fegert 1990; Enders 1995; Nielsen 1983; Nasjleti 1980).
Doch die vorherrschenden Geschlechtsrollenskripte können nicht nur dazu führen, daß sexuell mißbrauchte Jungen sich selbst verzerrt und mit Versagensgefühlen wahrnehmen bzw. daß sie die Opfererfahrung vor sich und anderen leugnen, um ihre 'Männlichkeit' nicht zu gefährden.
Jungen scheinen auch eher als potentielle Opfer 'übersehen' zu werden (Nielsen 1983; Peake 1989; Weber-Hornig 1990). Wie Enders (1990) feststellt, „sind auch heute noch vor allem männliche Mitarbeiter pädagogischer, psychosozialer und juristischer Arbeitsfelder gegenüber der Ohnmacht, Sprachlosigkeit und dem Schmerz männlicher Opfer blind" (248). Reagieren sexuell mißbrauchte Jungen eher aggressiv-externalisierend auf ihre Opfererfahrung (Johnson 1989), geraten die Jungen weniger an verständnisvolle Therapeuten, sondern an das Justizsystem.
Selbst die Familien betroffener Jungen, so Porter (1986), Lew (1988) und Peake (1989), beteiligen sich häufig an der Leugnung der Schutz- und Hilfebe-

---

* *Auf die einzelnen Sozialisationsagenten (Eltern, Schule, Freunde, etc.) kann hier nicht näher eingegangen werden. Insbesondere primärpräventive Überlegungen werden aber u.E. auf eine Analyse gesellschaftlicher Rollenanforderungen, deren Vermittlung und möglicher Alternativen nicht verzichten können.*

** *Mißbrauchserlebnisse sind in diesem Zusammenhang als Erlebnisse verstanden, die gegen den Willen des Kindes zustandekommen.*

dürftigkeit. Aus Angst vor der vermeintlichen Homosexualität des Jungen und aufgrund der Erwartung, er möge alleine mit dem Mißbrauchserlebnis fertig werden, würden viele Eltern die Traumatisierung des Sohnes verleugnen.
Gleichzeitig werden Jungen weniger dazu sozialisiert, so Nasjleti (1980), Bange (1990) und Schnack & Neutzling (1990), um Hilfe zu bitten bzw. sich als hilfebedürftig erkennenzugeben. Wie Spoden (1990) feststellt, kann kein normaler Mensch der Anforderung gerecht werden, jede Situation zu kontrollieren - schon gar nicht als Kind. Um so schlimmer, wenn dem Verhaltensrepertoire eine Grundfertigkeit fehlt, mit Erfahrungen der Nicht-Kontrolle umzugehen.
Jungen sind also tendenziell von der Möglichkeit abgeschnitten, sexuell traumatische Erfahrungen mithilfe unterstützender Personen einzuordnen und zu verarbeiten. Müssen Jungen den erlebten Kontrollverlust sexueller Viktimisierungserfahrungen allein bewältigen, so läßt sich auf dem Hintergrund der skizzierten geschlechtstypischen Situations- und Personenvariablen hypothetisieren, daß sich Jungen eher reaktant verhalten. Die Übernahme der Opferrolle, das Erlernen von Hilflosigkeit und die damit verbundenen emotionalen, kognitiven und motivationalen Folgen wären demnach bei sexuell mißbrauchten Jungen unwahrscheinlicher. Die gesellschaftliche und innere Erwartung, stark und wehrhaft zu sein, die daraus resultierende erhöhte Kontrollmotivation, ein insgesamt größerer Handlungsspielraum, das Fehlen von wichtigen nicht-aggressiven Bewältigungsstrategien etc. - all das erhöht theoretisch die Wahrscheinlichkeit, daß sexuell mißbrauchte Jungen mit aggressiven, externalisierenden Verhaltensweisen auf erlebten Kontrollverlust reagieren. Im Einklang mit gesellschaftlichen und internalisierten Rollenanforderungen liegt es nicht nur für die Jungen nahe, daß sie ihre eigene Viktimisierung und Hilflosigkeit leugnen. Sie kompensieren diese u.U., indem sie sich wiederum durch (sexuell) aggressives Verhalten Kontrollerlebnisse verschaffen und so gleichzeitig das männliche Rollenklischee im Extrem erfüllen (Boehme & Julius 1996; Ellis et. al 1990; Nasjleti 1980; Porter 1986; Ryan et. al 1987; Summit 1983).

4.5.10 Zusammenfassung

Mit dem vorliegenden Überblick bisher entwickelter Theorien und Modelle der psychischen Verarbeitung sexuellen Mißbrauchs wollten wir zum einen Möglichkeiten aufzeigen, empirische und klinische Forschungsvorhaben theoriegeleitet zu entwickeln und durchzuführen.
Zum anderen eröffnen sich u.E. auf dem Hintergrund dieser Zusammenschau Ansätze zur weiteren Theoriebildung.
So meinen wir, daß zum Verständnis der psychischen Verarbeitungsprozesse sexuellen Mißbrauchs ein Integrationsversuch kognitiver Bewältigungsstrategien und psychoanalytischer Abwehrstrategien erfolgversprechend ist. Grundlage einer solchen Integration könnte eine Analyse der Bedingungen sein, unter denen die jeweiligen Versuche, den sexuellen Mißbrauch zu verarbeiten, stattfinden. Denkbar ist z.B., daß bis zu einem gewissen Grad kognitive Verzer-

rungen von Selbst und Objektrepräsentanzen ausreichend sind, um den sexuellen Mißbrauch 'psychisch zu überleben'. Werden die benötigten kognitiven Verzerrungen aber zu groß, um das Objekt bzw. eigene Selbstrepräsentanzen erträglich zu machen, so könnten auf einer tieferen Ebene Spaltungsprozesse wirksam werden.

Eine weitere Integrationsmöglichkeit zeigt sich u.E. auf dem Hintergrund eines Vergleichs der Modelle von Finkelhor (1986), Summit (1983) und Fürniss (1990) auf der einen, und dem Modell von Horowitz (1986) auf der anderen Seite. Die Konzepte der ersten Gruppe erklären die Symptome sexuell mißbrauchter Kinder als Folge einer Akkommodation.

Horowitz hingegen postuliert, daß die Entwicklung von Symptomen mit der Unmöglichkeit beginnt, traumatische Ereignisse an bestehende kognitive Schemata zu assimilieren. Dies führe zu den beschrieben Symptomen einer posttraumatischen Belastungsreaktion, die auf dem wiederholten, unkontrollierbaren Eindringen traumabezogener Informationen beruht, welche so lange anhält, bis das traumatische Ereignis assimilierbar wird.

Dort also Symptome als Folge der Anpassung, hier Symptome bei noch nicht erfolgter Anpassung.

Eine Integration dieser zunächst widersprüchlich erscheinenden theoretischen Ansätze kann u.E. gelingen, wenn für die jeweiligen Theorien unterschiedliche Gültigkeitsbedingungen angenommen werden. Plausibel erscheint uns, daß Kinder, die wiederholt und von vertrauten Personen mißbraucht werden, eher zu akkommodativen Reaktionen neigen. Um psychisch überleben zu können, ist das Kind gezwungen, sich an die Realität des Mißbrauchs anzupassen. Dies geht nur über den Weg kognitiver und affektiver Verzerrungen, der Spaltung von Selbst- und Objektbildern etc..

Einmaliger Mißbrauch durch Fremde hingegen dürfte eher ein extremes Lebensereignis darstellen, welches in der posttraumatischen Phase im Horowitz'schen Sinne verarbeitet wird.

Kapitel 5

Methodische Empfehlungen und Skizze eines Analysemodells

Ziel dieses Buches war die kritische Analyse verfügbarer Daten zur Prävalenz, den Umständen und möglichen Folgen sexuellen Mißbrauchs an Jungen. Damit wollten wir in erster Linie einen Beitrag zur Versachlichung der oft ideologisch geführten Diskussion zum sexuellen Mißbrauch (an Jungen) liefern.
Die vorliegende Analyse zeigt letztendlich, daß gesicherte Erkenntnisse rar sind. Die Gründe hierfür sollen im folgenden noch einmal zusammengefaßt und mit Vorschlägen verbunden werden, wie sich zukünftige Forschungsvorhaben systematischer der Wirklichkeit von sexuellem Mißbrauch annähern können.

5.1 Methodische Empfehlungen

5.1.1 Definitionen

Im ersten Kapitel stellten wir dar, daß die zugrundegelegte Definition die Basis jeglicher Auseinandersetzung mit sexuellem Mißbrauch ist. Erst die Definition legt fest, welche sexuellen Handlungen als mißbrauchend gelten. Definitionen sexuellen Mißbrauchs leiten damit maßgeblich juristische und klinische Interventionen sowie mißbrauchsspezifische Forschung.
Definitionen sind geprägt vom jeweiligen Erkenntnisinteresse dieser Anwendungsbereiche. Die Konstruktion einer einheitlichen und allgemeingültigen Definition erscheint daher unmöglich und wenig sinnvoll. Die Kommunikation zwischen den beteiligten Anwendungsbereichen erfordert aber die präzise Angabe des Erkenntnisinteresses und der zugrundegelegten Definition.
Eine Zusammenstellung der bisher in der Mißbrauchsforschung verwendeten Definitionen machte zum einen deutlich, wie stark Definitionen auch ein- und desselben Anwendungsbereiches variieren. Zum anderen ließ sich zeigen, daß unterschiedliche Forschungsdefinitionen die jeweiligen Ergebnisse der Studien maßgeblich beeinflussen.
Da es auf dem Hintergrund des derzeitigen Wissenstandes nicht möglich erscheint, eine allgemeingültige Forschungsdefinition (nach dem Kriterium der Schädlichkeit) zu formulieren, schlagen wir für zukünftige Forschungsvorhaben eine relativ breite Definition vor. Bei Verwendung einer zu engen Definition besteht die Gefahr, einen Teil der möglicherweise schädigenden Umstände sexuellen Mißbrauchs nicht zu erfassen. Eine breite Definition hingegen könnte

im Zuge der Datenauswertung schrittweise eingeengt werden; die Effekte verschiedener Definitionen auf das jeweilige Untersuchungsergebnis (Prävalenz, Umstände, Folgen) ließen sich ermitteln.

5.1.2 Prävalenz sexuellen Mißbrauchs an Jungen

Prävalenz in der Gesamtbevölkerung: Eine Bestimmung des Ausmaßes sexuellen Mißbrauchs in der allgemeinen Bevölkerung ist entscheidend für die Planung von Interventionen, insbesondere der Bereitstellung von Mitteln für präventive und therapeutische Maßnahmen.
Wie die methodenkritische Analyse der bisherigen Dunkelfeldstudien zum Ausmaß sexuellen Mißbrauchs an Jungen nahelegt, geht ein Großteil der Varianz in den ermittelten Prävalenzraten auf methodische Unterschiede der verschiedenen Untersuchungen zurück. Als methodische Faktoren, welche einen Einfluß auf das Untersuchungsergebnis haben könnten, identifizierten wir die jeweils zugrundegelegten Definitionskriterien, die unterschiedlichen Verfahren der Stichprobenauswahl, die Art des Befragungsformats, die jeweilige Form und den Inhalt der Screen-Fragen sowie die Höhe der Verweigerungsrate. Aufgrund eines Mangels an veröffentlichten Daten ließen sich im Vergleich der Studien die Effekte feinerer methodischer Varianten (z.B. Eigenschaften der InterviewerInnen, Präsentation der Studie, Länge und Reihenfolge der Fragen, Art der Skalen) auf das jeweilige Untersuchungsergebnis nicht einschätzen. Neben dem isolierten Einfluß machten wir zudem auf mögliche interaktionale Effekte der einzelnen Faktoren aufmerksam.
Ein grundsätzliches Problem der Erforschung der Prävalenz sexuellen Mißbrauchs in nicht-klinischen Bevölkerungsgruppen ist durch die Retrospektivität bisheriger Studien gegeben. Mit den zu vermutenden Vergessenseffekten und der Möglichkeit der retrospektiven Umbewertung von lange zurückliegenden Ereignissen ist eine weitere Einschränkung der Gültigkeit bisher ermittelter Prävalenzdaten verbunden. Prävalenzdaten in Stichproben klinisch nicht auffällig gewordener Jungen oder Jugendlichen wurden bisher erst in zwei Studien (Edgardh 1992 und Sariola & Uutela 1995) erhoben.

Prävalenz in klinischen Populationen: Die Ermittlung des Ausmaßes sexuellen Mißbrauchs in klinischen Populationen ermöglicht die Planung spezifischer Interventionsmaßnahmen. Im Vergleich mit den entsprechenden Daten nicht klinischer Bevölkerungsgruppen verweisen erhöhte Prävalenzraten in diesen Populationen darüber hinaus auf mögliche Folgen sexuellen Mißbrauchs.
Die bisher untersuchten klinischen Gruppen setzen sich im wesentlichen aus jugendlichen und erwachsenen Sexualstraftätern, sexuell aggressiven Jungen, jugendlichen Prostituierten und Ausreißern sowie Patienten psychiatrischer Abteilungen zusammen.
Die zumeist vagen Definitionen, die relativ kleinen und selektiven Stichproben, sowie die häufig fehlende Transparenz in der Darstellung der verwendeten

Untersuchungsmethoden erschweren die Interpretation der für die verschiedenen klinischen Populationen erhobenen Prävalenzdaten.
Die Vergleichbarkeit der Ergebnisse ist zusätzlich durch die Uneinheitlichkeit der Definitionen und die Unterschiedlichkeit der verwendeten Befragungsformate und Fragestellungen zur Identifikation der Mißbrauchsopfer stark eingeschränkt bzw. nicht gegeben. Dies betrifft sowohl einen Vergleich der einzelnen Prävalenzuntersuchungen innerhalb einer klinischen Population, einen Vergleich dieser Studien zum Zweck der Identifikation eines möglichen, methodisch bedingten Varianzanteils, als auch einen Vergleich der jeweiligen klinischen Prävalenzdaten mit den Ergebnissen der Dunkelfelduntersuchungen.

Empfehlungen für Prävalenzuntersuchungen: Um Verzerrungen durch Stichprobeneffekte möglichst gering zu halten, sind, für die Erforschung der Prävalenz in nicht-klinischen Bevölkerungsgruppen, die verschiedenen Verfahren der Zufallsauswahl von Stichproben aufgrund deren Repräsentativität für eine definierte Grundgesamtheit vorzuziehen.
Für eine weitere Annäherung an die wahre Prävalenz in der jeweils untersuchten Population wäre es notwendig, die Effekte der verschiedenen methodischen Faktoren zu ermitteln. Hierzu könnten diese mit der Prävalenz als abhängiger Variablen systematisch variiert werden. Die so ermittelten Effekte könnten dann in der Datenauswertung berücksichtigt werden.
Die Verzerrungen durch retrospektive Verfahren ließen sich reduzieren, indem bevorzugt junge Erwachsene befragt werden. Zugleich sollten verbesserte Fragetechniken zum Einsatz kommen, die das Erinnern und die Bereitschaft, einen erlebten Mißbrauch anzugeben, fördern. So ist auf dem Hintergrund der ermittelten geschlechtsspezifischen Bewertung vieler Mißbrauchshandlungen eine geschlechtsspezifische Formulierung von Fragen denkbar. Bei der Befragung von Männern ist eine neutrale, nicht wertende Formulierung von Fragen nach konkreten sexuellen Handlungen zu empfehlen. Der Aufbau der Fragen sollte in umgekehrter Trichterform erfolgen, d.h. es sollten im Zuge der Befragung mehrere spezifische Fragen zu möglichen Mißbrauchserlebnissen gestellt werden.
Die Befragung von Kindern erscheint unter dem Aspekt des Geheimhaltungsdrucks und aus Gründen des notwendigen begleitenden Interventionsangebots in nicht-klinischen Populationen bisher kaum praktikabel.

Ein Hauptproblem der bisherigen klinischen Untersuchungen zur Prävalenz sexuellen Mißbrauchs an Jungen betrifft die stark eingeschränkte Generalisierbarkeit der vorliegenden Daten aufgrund der geringen Stichprobengrößen sowie des selektiven Charakters der Stichproben. Um eine Übertragbarkeit der Ergebnisse auf die untersuchte klinische Population zu erhöhen, sollten daher auch in klinischen Untersuchungen größere Stichproben mit einem höheren Maß an Repräsentativität zusammengestellt werden. Um die Repräsentativität zu erhöhen, sollten sich klinische Stichproben zumindestens aus Patienten verschiedener Institutionen zusammensetzen. So erhält man eine größere Heterogenität der Stichproben, da institutionelle Selektionseffekte ausgeglichen werden (vgl. Finkelhor 1986). Selektionseffekte lassen sich in klinischen Stichproben jedoch nur minimieren und nie ganz ausschließen. Die Beachtung und Veröffentlichung anzunehmender Selektionseffekte ermöglicht allerdings eine bessere Interpretation der Daten.

5.1.3 Umstände sexuellen Mißbrauchs an Jungen

Die Erforschung der Charakteristika bzw. Umstände sexuellen Mißbrauchs an Jungen ist zum einen für präventive Zwecke von Bedeutung (z.B. Identifikation von Tätergruppen). Zum anderen kann ein Vergleich der jeweiligen Umstandsfaktoren in klinischen und nicht-klinischen Stichproben Hinweise auf deren traumatisierende Wirkung liefern.
Die Analyse der bisherigen Daten zu den Umständen sexuellen Mißbrauchs an Jungen legte nahe, daß methodische Faktoren einen großen Einfluß auf die beschriebene Varianz der Ergebnisse haben. Auch bei der Erforschung der Umstände sexuellen Mißbrauchs ist daher eine systematische Erforschung von methodischen Einflüssen angezeigt, diesmal mit den gemessenen Umstandsausprägungen als abhängige Variablen.
Neben den oben genannten Stichproben- und Definitionseffekten sowie den Problemen einer retrospektiven Befragung, welche auch für die Erhebung von Umstandsfaktoren gelten, ergeben sich eine Reihe weiterer methodischer Probleme.
So kritisierten wir, daß verschiedene Umstände (z.B. Qualität der Beziehung zu den Eltern, Strategien der TäterInnen) häufig in zu groben Kategorien erhoben wurden. Die Erhebungsmethoden sollten eine ausreichend differenzierte Erforschung der jeweiligen Umstandsfaktoren ermöglichen: Statt z.B. nach einer globalen Bewertung der Qualität der Beziehung zu den Eltern zu fragen, sollten konkrete Daten erhoben werden, was eine gute bzw. schlechte Elternbeziehung ausgemacht hat. Bei der Erhebung der Strategien der TäterInnen müßte zumindest danach differenziert werden, ob diese dazu dienten, die Jungen zu den sexuellen Handlungen zu zwingen oder um die Geheimhaltung zu sichern. Auch der Begriff der Gewaltanwendung bzw. Gewaltandrohung sollte differenziert werden.
Ein weiteres Problem der bisherigen Erforschung der Umstände sexuellen Mißbrauchs an Jungen liegt darin, daß geschlechtsabhängige Bewertungstendenzen weitgehend unberücksichtigt blieben. Insbesondere bei der Formulierung von Fragen nach dem Geschlecht der TäterInnen und den angewendeten Strategien sollten derartige Tendenzen beachtet werden, indem z.B. nicht-wertende Fragen gestellt werden, die auf Beschreibungen von sexuellen Handlungen bzw. TäterInnenstrategien beruhen.

5.1.4 Folgen

Als besonderes Problem stellte sich die Bestimmung der möglichen Folgen sexuellen Mißbrauchs dar. In einer Bewertung der vorliegenden Daten unter methodischen Gesichtspunkten diskutierten wir die Probleme, welche mit der Definition sexuellen Mißbrauchs, den Verfahren zur Stichprobenauswahl, den Kontrollgruppen, den Meßinstrumenten, dem Zeitpunkt der Datenerhebung, der Bildung des Gruppenmittels sowie einer kausalen Interpretation der ermittelten Symptome als Folgen verbunden sind. Für zukünftige Folgenstudien lassen sich aus dieser methodenkritischen Analyse eine Reihe von Empfehlungen ableiten.

Wie für die Studien zur Prävalenz und den Umständen sexuellen Mißbrauchs, so gilt auch für die Untersuchungen zu den Folgen, daß deren Ergebnisse durch Stichprobeneffekte verzerrt werden können. Dies gilt insbesondere für klinische Studien. Stichprobeneffekte sollten also beachtet, und - wie oben beschrieben - soweit wie möglich reduziert werden. Zusätzlich ließen sich Stichprobeneffekte minimieren, wenn Folgenstudien in aufdeckenden Zusammenhängen durchgeführt werden (z.B. im Rahmen von Präventionsprogrammen oder der Aufdekkungsarbeit von Beratungsstellen), da nur ein bestimmter Teil der Mißbrauchsopfer den Weg in therapeutische Zusammenhänge finden dürfte (vgl. Finkelhor 1986).

Eng verbunden hiermit ist die Empfehlung, Folgenstudien so bald wie möglich nach der Aufdeckung durchzuführen. Der oft lange und anstrengende Kontakt mit Institutionen überfordert z.T. die betroffenen Familien und kann ebenfalls zu einer Selektion führen.

Ein weiteres methodisches Problem in der Zusammensetzung der Stichproben betrifft die Altersverteilung der Kinder und Jugendlichen in den Studien zu den Initialfolgen. Häufig wurden in diesen Studien Kinder aller Altersgruppen untersucht. Altersgebundene Symptome (z.B. Schuldgefühle) lassen sich somit kaum identifizieren. Hieraus ergibt sich die Empfehlung einer besseren Altersdifferenzierung der Stichproben.

Aufgrund der Möglichkeit, daß sich Folgen in Abhängigkeit von der Zeit seit dem sexuellen Mißbrauch entwickeln bzw. verändern, sollten Aussagen zu den Initial- und Langzeitfolgen immer unter Angabe relevanter Fallinformationen bezüglich des Zeitpunktes der Datenerhebung (v.a. Zeit des letzten Mißbrauchserlebnisses, Zeit der Eröffnung) gemacht werden. Für ein optimales Design, welches die obigen Überlegungen einbezieht, müßten Kinder über einen längeren Zeitraum seit Ende der Mißbrauchshandlungen begleitet werden.

Ein weiterer Kritikpunkt der bisherigen Folgenforschung betraf die eingesetzten Meßinstrumente. Die Ergebnisse der von uns analysierten Folgenstudien beruhen entweder auf Selbsteinschätzungen der Opfer, klinischen Beobachtungen oder psychologischen Tests.

Die Gefahr einer Verzerrung der Ergebnisse durch Minimalisierungs- und Verleugnungsstendenzen dürfte besonders für die globalen Selbsteinschätzungsverfahren gelten. Zur Selbsteinschätzung der Folgen sexuellen Mißbrauchs

sollten deshalb bevorzugt solche Verfahren eingesetzt werden, in denen spezifische Symptome vorgegeben sind.
Aufgrund der vielfach möglichen Verzerrungen von klinischen Beobachtungen sollte zumindestens eine Interrater-Reliabilitätsprüfung vorgenommen werden.
Vor allem mit dem Hinweis auf mangelnde Validität und Reliabilität der Selbsteinschätzungsverfahren und klinischen Beobachtungen wird in der aktuellen Methodendiskussion den standardisierten Testverfahren für die Erhebung der Folgen sexuellen Mißbrauchs der Vorzug gegeben. Bis auf wenige Ausnahmen sind die bisher eingesetzten psychologischen Testverfahren jedoch nicht speziell entwickelt worden, um die Folgen sexuellen Mißbrauchs zu erheben. Diese Instrumente dürften somit kaum sensibel genug sein, um auch subtilere Folgen sexuellen Mißbrauchs zu erfassen. Deshalb sehen wir eine Notwendigkeit in der theoriegeleiteten Entwicklung mißbrauchsspezifischer Meßinstrumente. Der Einsatz von Testverfahren - dies betrifft sowohl mißbrauchsspezifische als auch allgemeine Testverfahren - sollte u.E. nicht atheoretisch erfolgen. Grundsätzlich meinen wir, daß Folgenstudien auf einem theoretischen Rahmenkonzept basieren sollten, welches die Ableitung von Hypothesen, deren Prüfung mittels einer gezielten Auswahl von Meßinstrumenten sowie die Interpretation der so erhobenen Daten leitet.
Eines der wohl schwerwiegendsten methodischen Probleme der bisherigen Folgenstudien betrifft das Fehlen von Kontrollgruppen. Ohne den Vergleich der Untersuchungsstichprobe mit einer nach wesentlichen Faktoren parallelisierten Kontrollgruppe ist es kaum möglich zu beurteilen, wie sich die sexuell mißbrauchten Kinder, Jugendlichen und Erwachsenen von nicht mißbrauchten Menschen unterscheiden, und ob die erhobenen Symptome als Folgen sexuellen Mißbrauchs zu interpretieren sind.
Der Einsatz von Kontrollgruppen ist bei Dunkelfeldstudien relativ einfach, da sie aus der Gruppe der nicht mißbrauchten Personen gebildet werden können.
Studien, in denen klinische Mißbrauchspopulationen untersucht werden, sollten sowohl eine klinische als auch eine nicht-klinische Kontrollgruppe einsetzen. Bei der alleinigen Verwendung einer klinischen Kontrollgruppe besteht das Problem, daß die in diesen Gruppen erhobenen psychischen Störungen in ihrer Genese Dynamiken mit den Folgen sexuellen Mißbrauchs gemein haben können. Im Vergleich dieser Gruppen lassen sich diese Symptome dann nicht mehr als Mißbrauchsfolgen identifizieren.
Zur Interpretation der in einer Mißbrauchsstichprobe erhobenen Symptome als Folgen sexuellen Mißbrauchs ist in einer Querschnittsuntersuchung eine adäquate Parallelisierung der Kontrollgruppen unabdingbar. Nur so kann der Einfluß relevanter Hintergrundvariablen kontrolliert werden. Hintergrundvariablen sind all jene Faktoren, die empirisch oder theoretisch mit dem Ausmaß und der Art der Folgen in Beziehung stehen. Hierzu gehören Antezedenzmerkmale des Kindes, antezedente bzw. konkurrente Merkmale wie z.B. Beziehung zu den Eltern oder Familiencharakteristika, als auch Ereignisse, die dem Mißbrauchsgeschehen folgen (z.B. Stigmatisierung, Heimaufenthalt etc.). In der

Auswertung der Daten ist der Einfluß der Hintergrundfaktoren auf das Untersuchungsergebnis idealerweise durch multivariate Auswertungsverfahren zu kontrollieren.
Daten zu antezedenten Merkmalen sollten, wenn möglich aus bereits vorhandenen Datenpools (z.B. Arztbericht, Schulnoten etc.) isoliert werden, da die Reliabilität und Validität einer retrospektiven Erhebung durch Befragung der Mißbrauchsopfer selbst oder dritter Personen grundsätzlich eingeschränkt sein dürfte.
Ein optimales Design zur Identifikation sexueller Mißbrauchsfolgen wäre eine Längsschnittstudie, in welcher eine größere Gruppe von bisher nicht sexuell mißbrauchten Kindern über einen längeren Zeitraum begleitet wird. So könnten die Antezedenzbedingungen unmittelbar erhoben werden. Aus ethischen Gründen lehnen wir ein solches Vorgehen jedoch ab.

5.1.5 Traumatogene Faktoren

Die Erforschung von Umstandsfaktoren, die in besonderem Maße traumatisierend wirken, steht noch am Anfang. In einer methodischen Bewertung der vorliegenden Ergebnisse identifizierten wir eine Reihe spezifischer Probleme, welche mit der Ableitung traumatogener Faktoren aus den jeweils ermittelten Beziehungen zwischen spezifisch ausgeprägten Umstandsfaktoren und erhobenen Symptomen verknüpft sind.
So ist eine Identifikation traumatogener Faktoren zunächst nur unter der Annahme möglich, daß es sich bei den jeweils festgestellten Symptomen um Folgen sexuellen Mißbrauchs handelt. Aus methodischer Sicht ist ein solcher kausaler Zusammenhang für die meisten der bisher erhobenen Symptome jedoch nicht gesichert.
Die Gültigkeit der identifizierten traumatogenen Faktoren wird weiterhin durch die Möglichkeit vielfältiger Interkorrelationen der Umstandsfaktoren relativiert. Interkorrelationen zwischen einzelnen Umstandsfaktoren wurden bisher wenig untersucht und kaum bei der Interpretation der Daten berücksichtigt. In diesem Zusammenhang muß bedacht werden, daß traumatogene Faktoren die Genese von psychischen Folgen sexuellen Mißbrauchs auf unterschiedliche Art beeinflussen könnten. Traumatogene Faktoren könnten sowohl isoliert, nur im Zusammenhang mit anderen Faktoren, oder intervenierend wirken.
Schließlich muß auch die Möglichkeit eines differenziellen Einflusses traumatogener Faktoren auf die Entwicklung von Symptomen in Betracht gezogen werden.
Als größte Schwäche der bisherigen Erforschung traumatogener Faktoren identifizierten wir die fehlende Berücksichtigung subjektiver Prozesse der Wahrnehmung und Bewertung sexueller Mißbrauchsereignisse durch Jungen. Erste Daten weisen darauf hin, daß diesen Prozessen eine wesentliche Bedeutung beim Verständnis der Verarbeitung sexueller Mißbrauchserlebnisse zukommen könnte.

Empfehlungen zur Identifikation traumatogener Faktoren: Eine eindeutige Identifikation von traumatogenen Faktoren ist nur mithilfe relativ aufwendiger Untersuchungen möglich. Untersuchungsdesign sollten deshalb so angelegt werden, daß in der Auswertung der Daten der Einfluß einer größeren Anzahl spezifisch ausgeprägter Umstandsfaktoren auf die jeweils erhobenen Symptome mittels multivariater statistischer Verfahren ermittelt werden kann. So ließen sich Rückschlüsse auf die Art der Wirkung dieser Faktoren ziehen. Hierfür sind allerdings entsprechende Stichprobengrößen notwendig. Um eine mögliche differenzielle Wirkung traumatogener Faktoren zu ermitteln, sollten deren statistische Beziehungen zu unterschiedlichen Symptomen überprüft werden. Am wichtigsten erscheint uns allerdings die Erforschung subjektiver Prozesse der Wahrnehmung und Bewertung sexueller Mißbrauchserlebnisse durch Jungen.

5.2 Ausblick und Modell

Trotz der beschriebenen Empfehlungen zur Verbesserung quantitativer Untersuchungsdesigns erscheint uns letztendlich eine Erfassung des wahren Ausmaßes, der Umstände und der Folgen sexuellen Mißbrauchs an Jungen nur bedingt möglich.
Zu viele Faktoren können das jeweilige Untersuchungsergebnis beeinflussen. Daher können empirische Daten immer nur eine Annäherung an die Wirklichkeit sein.
Die Vorsicht dieser Formulierung deutet auf eine grundlegende Problematik bei der Erforschung derart komplexer Phänomene wie sexueller Mißbrauch hin: die Anzahl möglicher Einflußgrößen, welche die Wirkung von sexuellem Mißbrauch, dessen Verarbeitung und die Folgen bestimmen, ist theoretisch immens groß. Aber nicht nur die Anzahl möglicher Einflußgrößen, auch deren relative Gewichtung sowie die große Zahl möglicher Interkorrelationen müßten idealerweise erforscht werden.
Von einem (chaos-) theoretischen Standpunkt aus ist schon der Versuch einer solchen Bestimmung zum Scheitern verurteilt. Geschlecht der TäterInnen, Alter bei Beginn des Mißbrauchs, intra- oder extrafamiliärer Mißbrauch, Anwendung von Zwang und Gewalt oder gegenseitige Zustimmung, Eröffnung des Mißbrauchs und mögliche Reaktion der Umwelt, vorherige Kontrollüberzeugung etc. - alles sind Einflußgrößen, deren Ausprägungen und wechselseitigen Beeinflussungen in jedem Einzelfall unterschiedlich sind. Darüber hinaus nimmt jeder Mensch seine Umwelt subjektiv gebrochen wahr und verarbeitet Erlebnisse auf idiosynkratische Weise. Berücksichtigt man außerdem die vielfältigen Einflüsse der jeweils verwendeten Methoden bei der Erforschung dieser Phänomene, wird einsichtig, daß eine genaue Vorhersage der Auswirkungen von sexuellem Mißbrauch weder für Gruppen und noch viel weniger für Individuen möglich ist. Hier werden die Grenzen quantitativer Forschung erkennbar:

Welches ethisch vertretbare, finanziell und personell praktikable Untersuchungsdesign könnte alle denkbaren (oder auch nur empirisch als wirksam identifizierten) Faktoren mitsamt aller möglichen Wechselwirkungen und Rückkoppelungseffekte einbeziehen und kontrollieren?
Das heißt u.E. jedoch nicht, daß qauntitative Forschung sinnlos ist; sie ist aber Begrenzungen unterworfen, und diese Begrenzungen sollten bei der Interpretation der Ergebnisse berücksichtigt werden.
Hilfreich wäre u.E. eine systematische Verknüpfung von qualitiativer und quantitativer Forschung. Sexueller Mißbrauch ist ein Forschungsgebiet, welches sehr intime und schmerzhafte Bereiche des Individuums berührt. Die Erinnerungen der Befragten sind u.U. Verdrängungen unterworfen oder mit Schuld- und Schamgefühlen verbunden. Die für quantitative Forschung typische Situation einer einmaligen Befragung durch unbekannte Personen, oder in Form eines Fragebogens, birgt daher die Gefahr, daß wenig valide Daten erhoben werden. Die längere Begleitung einer kleinen Anzahl von Personen - z.B. in therapeutischen Zusammenhängen - kann das Überwinden der Verleugnungen und die Bewußtwerdung verdrängter Erinnerungen ermöglichen.
Auch die Zusammenhänge zwischen individueller Biographie, Mißbrauchserfahrung, subjektiver Wahrnehmung dieser Erfahrung und den Folgen lassen sich u.E. mithilfe qualitativer Verfahren besser verstehen. Durch die Aufzeichnung und Auswertung von Therapieerfahrungen, klinischen Eindrücken, Interviews, Einschätzungen durch Personen, die mit den sexuell mißbrauchten Personen in Kontakt kamen, etc. könnten Hypothesen abgeleitet werden, die anschließend in quantitativen Untersuchungen an einer größeren Population getestet werden können.
Die Ergebnisse der quantitativen Untersuchungen wiederum können in qualitativen Zusammenhängen auf ihre Bedeutsamkeit für einzelne Personen überprüft werden. So ist ein ständiger Wechsel zwischen qualitativer und quantitativer Forschung denkbar, in dem die jeweiligen Vorteile zur Geltung kommen und die jeweiligen Nachteile kompensiert werden (vgl. Phelan 1987).
Der erste Schritt einer empirischen Annäherung an die 'Realität' besteht u.E. darin, einen heuristischen Rahmen zu schaffen, an dem sich die Erforschung von sexuellem Mißbrauch orientieren kann, und der die Beschreibung und Analyse des Erkenntnisgegenstandes ermöglicht. Mit einem deskriptiven Analysemodell, welches die empirisch bestätigten und theoretisch möglichen Faktoren umfaßt, wird ein Bezugsrahmen geschaffen, in dem die einzelnen Faktoren beschrieben und womöglich zueinander in Beziehung gesetzt werden können.
Die von uns entwickelte Modellskizze* bildet die Faktoren, die in dieser Arbeit identifiziert wurden, ab und versucht, sie in eine Ordnung zu bringen, die der Komplexität des bisherigen Forschungsstandes entspricht. Dabei orientierten

---

* *in Anlehnung an das Modell für die Analyse kritischer Lebensereignisse von Filipp (1990)*

wir die Anordnung der Faktoren am chronologischen Ablauf der mißbrauchsrelevanten Ereignisse. Besonders wichtig ist uns die Möglichkeit der deskriptiven Darstellung möglicher Beziehungen zwischen den einzelnen Faktoren sowie deren Beziehung zu den Folgen.
Die Vorläufigkeit und Ungenauigkeit dieser Modellskizze ist uns dabei bewußt. So ist z.B. die Darstellung von möglichen Unterschieden zwischen einmaligem und häufigem bzw. langandauerndem Mißbrauch noch ungeklärt. Hier sind schleifenartige Prozesse zu vermuten, bei deren Durchlaufen sich die Faktoren der jeweiligen Kategorien verändern.

Eine Weiterentwicklung dieses Entwurfs erscheint uns lohnend und soll in zukünftigen Arbeiten verwirklicht werden.

Die Gesamtheit der Faktoren haben wir den folgenden Kategorien zugeordnet.

1. Antezedente Bedingungen: Alle Entwicklungen, die vor dem sexuellen Mißbrauch stattfanden und die zur konkreten Ausprägung von Personen-, Kontext- und Mißbrauchsmerkmalen führten, sind in dieser Kategorie enthalten. Sie umfaßt also persönliche und familiäre Merkmale.

- bisherige Psychopathologie und emotionale Deprivation
- vorangegangener Mißbrauch bzw. Mißhandlung
- geschlechtsspezifische Sozialisation
- Grad und Art der Aufklärung
- bisheriges Ausmaß von Streß
- bisherige Psychopathologie der Eltern
- Feindseligkeit/Ablehnung vs. Wärme/Akzeptanz gegenüber dem Kind
- Eltern mißbraucht

2. Merkmale des Kontextes: Hierzu zählen die Merkmale des größeren Zusammenhanges, in dem der sexuelle Mißbrauch stattfindet. Dies sind Merkmale der Familie, des außerfamiliären Umfeldes und des weiteren, auch gesamtgesellschaftlich-historischen Feldes (vgl. Bronfenbrenner 1978). Obwohl diese Faktoren über die mißbrauchende Interaktion hinausgehen, können sie die sexuellen Handlungen, deren Wahrnehmung sowie die Verarbeitung beeinflussen. Merkmale dieses Kontextes sind:

- Familienzusammensetzung
- Familienfunktionalität
- Psychopathologie der Eltern
- soziale Ressourcen außerhalb der Familie
- sexuelle Normen der Gesellschaft und des sozialen Umfelds
- gesellschaftliche Geschlechterrollen
- Homophobie
- gesellschaftliche Einstellungen zu sexuellem Mißbrauch

- Wissen über sexuellen Mißbrauch
- Aufmerksamkeit; sekundärpräventive Kontrollen (z.B. im Kindergarten)

3. Merkmale der mißbrauchten Person: Unter diese Kategorie subsummieren wir all jene Faktoren, welche die mißbrauchte Person beschreiben und damit einen möglichen Einfluß auf die Merkmale sowie auf die Wahrnehmung und Verarbeitung des sexuellen Mißbrauchs haben. Opfermerkmale können auch die Reaktionen der Umwelt beeinflussen. Die Opfermerkmale selbst können mit den Kontextmerkmalen verbunden sein bzw. mit den antezedenten Entwicklungen, die zu den Bedingungen während des sexuellen Mißbrauchs führten. Rein deskriptive Merkmale wie Alter oder Geschlecht sind in dieser Kategorie neben eher theoretischen Konzepten wie z.B. Kontrollüberzeugung oder Bindung aufgeführt. Opfermerkmale sind:

- Alter
- Geschlecht
- Entwicklungsstand
- Kontrollüberzeugung
- Bewältigungsstrategien und -kompetenzen
- internalisierte Rollenskripte
- emotionale Depriviertheit
- Bindung
- Art und Ausmaß sexueller und mißbrauchsspezifischer Aufklärung
- Selbstbild/Selbstwert
- Bewegungsfreiheit außerhalb der Familie

4. (objektive) Merkmale des sexuellen Mißbrauchs: Unter diese Kategorie fallen all jene Umstandsfaktoren, die sich direkt aus der mißbrauchenden Interaktion von Opfer und TäterIn ableiten. Die meisten der hier aufgelisteten Faktoren sind in den von uns analysierten Studien untersucht worden. Einige wurden bisher nur in klinischen Veröffentlichungen oder im Rahmen theoretischer Überlegungen erwähnt. Merkmale des sexuellen Mißbrauchs können durch Merkmale des Opfers sowie durch die Kontextmerkmale geprägt sein. Zu den Merkmalen des sexuellen Mißbrauchs rechnen wir:

- Dauer des sexuellen Mißbrauchs
- Häufigkeit des sexuellen Mißbrauchs
- Art des sexuellen Mißbrauchs, (Penetration, sexualisiertes Berühren etc.)
- Strategien der TäterInnen, um das Kind zur Teilnahme an den sexuellen Handlungen und zur Geheimhaltung zu zwingen
- Alter der TäterInnen
- Altersunterschied zwischen Opfer und TäterIn
- Beziehungsenge zwischen Opfer und TäterIn

- physiologische Erregung des Jungen
- Eingangs- und Ausgangsrituale, Reduzierung des sensorischen Inputs während der sexuellen Handlungen, Veränderung der mißbrauchenden Person

5. Subjektive Bewertung der sexuellen Mißbrauchssituation: Um der kognitionstheoretischen Überlegung gerecht zu werden, daß Ereignisse nie auf alle Menschen gleich wirken, sondern immer subjektiv gebrochen wahrgenommen, bewertet und verarbeitet werden, nehmen wir diese Kategorie in das Modell auf. Die Ergebnisse der Untersuchungen von Ligezinska et al. (1996), Johnson & Kenkel (1991) und Williams (1993), nach denen der Grad psychischer Gesundheit von Mißbrauchsopfern enger mit deren subjektiven Bewertungen der Mißbrauchserlebnisse assoziiert war, als mit den objektiven Umstände des sexuellen Mißbrauchs, machen die Berücksichtigung dieses Faktors unverzichtbar. Auch die Daten zur geschlechtsabhängigen Bewertung von Mißbrauchshandlungen verdeutlichen die Wichtigkeit dieser Kategorie.
Es sind vielfältige Beziehungen der antezedenten Bedingungen sowie der Kontext- und Opfermerkmale zur subjektiven Bewertung denkbar.

6. Prozesse der Auseinandersetzung: Mit dieser Kategorie sollen die verschiedenen Formen beschrieben werden, mit denen die Opfer auf Mißbrauchserlebnisse reagieren. Die Auswahl der jeweiligen Art der Auseinandersetzung wird durch Faktoren sämtlicher, bisheriger Kategorien bestimmt.
Auch diese Kategorie umfaßt sehr uneinheitliche Faktoren. Sowohl beobachtbares Verhalten als auch psychische Prozesse aus unterschiedlichen theoretischen Perspektiven sind hier zusammengefaßt. Ein weiteres, bisher ungelöstes Problem stellt die Tatsache dar, daß einige Reaktionen sofort (z.B. in der Mißbrauchssituation) erfolgen und damit auch bei einmaligem Mißbrauch relevant sind. Andere Auseinandersetzungsprozesse setzen erst nach einiger Zeit ein (z.B. nach mehrmaligem Mißbrauch) und verändern u. U. die Merkmale des Opfers bei nachfolgenden Mißbrauchshandlungen. Von den Auseinandersetzungsprozessen hängen aber auch die Ereignisse nach dem sexuellen Mißbrauch ab. Die Auseinandersetzungsprozesse umfassen:

- Flucht
- Hilfesuche, Eröffnung
- Neubewertung (z.B. Bagatellisieren)
- Sinngebung
- kognitive Verzerrungen (Selbstbilder, Weltbilder, Beziehungskonstrukte)
- affektive Verzerrungen
- Konditionierungsprozesse (operant; klassisch)
- Verleugnen
- Verdrängen
- Dissoziation

- Spaltung
- Identifikation mit dem Aggressor
- Introjektion von Schuldgefühlen

7. Ereignisse nach dem sexuellen Mißbrauch: In Abhängigkeit von den Ausprägungen der bisher kategorisierten Faktoren ergeben sich durch das Ereignis des sexuellen Mißbrauchs z.T. weitreichende Veränderungen. Diese Ereignisse unterscheiden sich je nachdem, ob eine Eröffnung erfolgte, oder der Mißbrauch weiterhin geheimgehalten wird. Im letzteren Fall stellen die Ereignisse in erster Linie Reaktionen des sozialen Umfeldes auf die Symptome bzw. Reaktionen der sexuell mißbrauchten Person dar. Im Falle der Eröffnung geht es in erster Linie um die sozialen Reaktionen auf das Bekanntwerden der Mißbrauchshandlungen und deren Auswirkungen auf das mißbrauchte Kind.
Ereignisse nach dem sexuellen Mißbrauch können sein:

- Familienreaktionen: unterstützend/nicht unterstützend (z.B. Schuldzuweisung, nicht glauben, etc.)
- Veränderung der Familienzusammensetzung
- Reaktionen des soziales Umfelds: soziale Isolierung der Familie, Ächtung z.B. durch Nachbarn
- Stigmatisierung des Opfers
- Institutionelle Interventionen: (Polizei, Gerichte, Jugendamt, Schule, Kindergarten, Beratungsstellen, etc.)
- Veränderungen der Lebenszusammenhänge: Heimeinweisung, Einengung des Bewegungsraumes

Unsere Ergebnisanalyse zeigte, daß eine Interpretation der erhobenen Daten in erster Linie durch die Vielfalt möglicher Beziehungen von Faktoren untereinander beschränkt wird. Daten zur Familienzusammensetzung von sexuell mißbrauchten Kindern bleiben bedeutungslos, solange nicht klar ist, ob eine bestimmte Familienkonstellation die Verarbeitung von sexuellem Mißbrauch erschwert oder eher die Wahrscheinlichkeit erhöht, sexuell mißbraucht zu werden. Und erst die Erforschung der Beziehungen von Reaktionen der Umwelt auf eine Eröffnung und der subjektiven Bewertung der Mißbrauchshandlungen durch das Opfer ermöglicht die Entwicklung einer adäquaten Interventionspraxis. Die Bewertung wiederum steht in Beziehung zu den persönlichen und gesellschaftlichen Bedingungen, unter denen ein Kind lebt. Präventivmaßnahmen bleiben Stückwerk auf dem Niveau von 'Versuch und Irrtum', wenn diese Beziehungen nicht geklärt werden.
In diesem Sinne sehen wir die Funktion des Modells zum einen in einer Auflistung und Beschreibung möglicher Faktoren, die zum Komplex 'Sexueller Mißbrauch' gehören. Zum anderen soll das Modell die Darstellung von Beziehungen dieser Faktoren untereinander erleichtern. Sowohl empirisch belegte

Beziehungen (z.B. Interkorrelationen einzelner Umstandsfaktoren) als auch theoretisch abgeleitete Verknüpfungen (z.B. Auswahl bestimmter Bewältigungsmechanismen in Abhängigkeit von unterschiedlichen, internalisierten Rollenskripten) können in das Modell eingeordnet werden.
So entsteht ein konzeptioneller Rahmen, welcher eine systematischere und zielgerichtetere Forschung sowie die Einordnung einzelner Untersuchungsergebnisse in einen größeren Zusammenhang ermöglicht.

Literatur

Abbot, B. R. (1987). *Identification of Adolescent Sexual Offenders Appropriate for Outpatient Community Based Treatment.* San Jose: The Institute for the Community as Extended Family.

Abel, G. & Rouleau, J.-L. (1990). The Nature and Extent of Sexual Assault. In: W. L. Marshall; D. Laws & H. Barbarcc (Hrsg.). *A Handbook of Sexual Assault.* New York: Free Press.

Abramson, L. Y.; Seligman, M. E. P. & Teasdale, J. D. (1978). Learned Helplessness in Humans: Critique and Reformulation. *Journal of Abnormal Psychology, 87*, 49-74.

Adams-Tucker, C. (1982). Proximate Effects of Sexual Abuse in Childhood: A Report on 28 Children. *American Journal of Psychiatry, 139*, 1252-1256.

Adler, N. & Schutz, J. (1995). Sibling Incest Offenders. *Child Abuse & Neglect, 19*, 811-819.

Amendt, G. (1993). *Wie Mütter ihre Söhne sehen.* Bremen: Ikaru.

American Psychiatric Association (1989). *Diagnostisches und Statistisches Manual (DSM-III-R).* Weinheim/Basel: Beltz.

Armstrong, L. (1985). *Kiss Daddy Goodnight.* Frankfurt/M:

Awad, G. A. (1976). Father-Son Incest: A Case Report. *The Journal of Nervous and Mental Disease, 162*, 135-139.

Awad, G. A. & Saunders, E. B. (1989). Adolescent Child Molesters: Clinical Observations. *Child Psychiatry And Human Development, 19*, 159-206.

Bagley, C. (1989). Prevalence and Correlates of Unwanted Sexual Acts in Childhood in a National Canadian Sample. *Canadian Journal of Public Health, 80*, 295-296.

Bagley, C. & Shewchuk-Dann, D. (1991). Characteristics of 60 Children And Adolescents Who Have a History of Sexual Assault Against Others: Evidence From a Controlled Study. *Journal of Child and Youth Care*, Special Issue, 43-52.

Bagley, C.; Wood, M. & Young, L. (1994). Victim to Abuser: Mental Health and Behavioral Sequels of Child Sexual Abuse in a Community Survey of Young Adult Males. *Child Abuse & Neglect, 18*, 683-697.

Baker, A. W. & Duncan, S. P. (1985). Child Sexual Abuse: A Study of Prevalence in Great Britain. *Child Abuse & Neglect, 9*, 457-467.

Bange, D. (1989). Es hätte mir ja doch keiner geglaubt. Sexuelle mißbrauchte Jungen - Kinder ohne Lobby. *päd. extra & demokratische erziehung, 10*, 36-39.

Bange, D. (1990a). Jungen werden doch nicht mißbraucht - oder? *Psychologie Heute, 1*, 54-61.

Bange, D. (1990b). Jungenprostitution. *päd. extra und demokratische erziehung, 11*, 33-38.

Bange, D. (1990c). Wenig beachtet und doch eine Tatsache: Auch Frauen mißbrauchen Kinder. *pro familia magazin*, *3*, 29-31.

Bange, D. (1991). Sexuell mißbrauchte Jungen. In: Bader, B. & Lang, E. (Hrsg.). *Stricher-Leben*. Hamburg: Hoffmann & Campe

Bange, D. (1992). *Die dunkle Seite der Kindheit: Sexueller Mißbrauch an Mädchen und Jungen*. Köln: Volksblatt.

Bange, D. & Enders, U. (1995). *Auch Indianer kennen Schmerz. Sexuelle Gewalt gegen Jungen*. Köln: Kiepenheuer & Witsch.

Bartholow, B.; Doll, L. S.; Joy, D.; Douglas, J.; Bolan, G.; Harrison, J.; Moss, P. & McKirnan, D. (1994). Emotional, Behavioral, and HIV Risks Associated With Sexual Abuse Among Adult Homosexual and Bisexual Men. *Child Abuse & Neglect*, *18*, 747-761.

Baurmann, M. C. (1983). *Sexualität, Gewalt und die Folgen für das Opfer*. Wiesbaden: BKA Forschungsreihe.

Becker, J. V. (1988). The Effects of Child Sexual Abuse on Adolescent Sexual Offenders. In: G. Wyatt & E. Powell (1998). *Lasting Effects of Sexual Abuse*. Newbury Park: Sage.

Becker, J.; Kaplan, M.; Tenke, C. & Tartagliani, A. (1991). The Incidence of Depressive Symptomatology in Juvenile Sex Offenders With a History of Abuse. *Child Abuse & Neglect*, *15*, 531-536.

Becker, J. & Stein, R. (1991). Is Sexual Erotica Associated With Sexual Deviance In Adolescent Males? *International Journal of Law and Psychiatry*, *14*, 85-95.

Beitchman, J. H.; Zucker, K. J.; Hood, J. E.; DaCosta, G. A. & Akman, D. (1991). A Review of the Short-Term Effects of Child Sexual Abuse. *Child Abuse & Neglect*, *15*, 537-556.

Beitchman, J. H.; Zucker, K. J.; Hood, J. E.; DaCosta, G. A.; Akman, D. & Cassavia, E. (1992). A Review of the Long-Term Effects of Child Sexual Abuse. *Child Abuse & Neglect*, *16*, 101-118.

Bell, A. P.; Weinberg, M. S. & Hammersmith, S. K. (1981). *Sexual Preferences: Its Development in Men and Women*. Bloomington: Indiana University Press.

Belkin, D.; Greene, A.; Rodrigue, J. & Boggs, S. (1994). Psychopathology and History of Sexual Abuse. *Journal of Interpersonal Violence*, *9*, 535-547.

Bender, L. & Blau, A. (1937). The Reaction of Children to Sexual Relations With Adults. *American Journal of Orthopsychiatry*, *7*, 500-518.

Bendixen, M.; Muus, K. & Schei, B. (1994). The Impact of Child Sexual Abuse - A Study of a Random Sample of Norwegian Students. *Child Abuse & Neglect*, *18*, 837-847.

Benedict, L. & Zautra, A. (1993). Family Environmental Characteristics as Risk Factors for Childhood Sexual Abuse. *Journal of Clinical Child Psychology*, *22*, 365-374.

Bergner, R.; Delgado, L. & Graybill, D. (1993). Finkelhor's Risk Factor Checklist: A Cross-Validation Study. *Child Abuse & Neglect*, *17*, 331-339.

Berliner, L. & Conte, J. R. (1990). The Process of Victimization: The Victims' Perspective. *Child Abuse & Neglect*, *14*, 29-40.

Berliner, L. & Conte, J. R. (1995). The Effects of Disclosure and Intervention on Sexually Abused Children. *Child Abuse & Neglect*, *19*, 371-384.

Berry, G. W. (1975). Incest: Some Clinical Variations on a Classical Theme. *Journal of the American Acadamy of Psychoanalysis*, *3*, 151-161.

Bieler, M. (1989). *Still war die Nacht. Memoiren eines Kindes*. Hamburg: Hoffmann & Campe.

Black, C. A. & DeBlassie, R. R. (1993). Sexual Abuse in Male Children and Adolescents. Indicators, Effects and Treatments. *Adolescence*, *28*, 123-133.

Blake-White, J. & Kline, C. M. (1985). Treating the Dissociative Process In Adult Victims of Childhood Incest. *Social Casework: The Journal of Contemporary Social Work*, *9*, 394-402.

Bliss, E. L. (1986). *Multiple Personality Allied Disorders and Hypnosis*. New York: Oxford University Press.

Blumberg, M. (1981). Depression in Abused and Neglected Children. *American Journal of Psychotherapy*, *35*, 342-355.

Bolton, F. G.; Morris, L. A. & MacEachron, A. E. (1989). *Males at Risk: The Other Side of Child Sexual Abuse*. Newbury Park: Sage.

Boehme, U. & Julius, H. (1993). Jungenspezifische Verarbeitung von sexuellem Mißbrauch unter besonderer Berücksichtigung von Verhaltenssymptomen. In: H. Neukäter & M. Wittrock (Hrsg.). *Verhaltensstörungen. Erziehung - Unterricht - Beratung*. Oldenburg: Zentrum für Berufspraxis der Universität Oldenburg.

Boehme, U. & Julius, H. (1996). Zur Genese aggressiver Verhaltensweisen bei sexuell mißbrauchten Jungen. In: H. Neukäter (Hrsg.). *Erziehungshilfe bei Verhaltensstörungen*. Oldenburg: Zentrum für Berufspraxis der Universität Oldenburg.

Boney-McCoy, S. & Finkelhor, D. (1995). Prior Victimization. A Risk Factor for Child Sexual Abuse and for PTSD-Related Symptomatology Among Sexually Abused Youth. *Child Abuse & Neglect*, *19*, 1401-1421.

Boudewyn, A. C. & Liem, J. H. (1995). Childhood Sexual Abuse as a Precursor to Depression and Self-Destructive Behavior in Adulthood.

Brannon, J. M.; Larson, B. & Dogett, M. (1989). The Extent and Origins of Sexual Molestation and Abuse Among Incarcerated Adolescent Males. *International Journal of Offender Therapy and Comparative Criminology*, *33*, 161-171.

Brant, R. S. T. & Tisza, V. B. (1977). The Sexually Misused Child. *American Journal of Orthopsychiatry*, *47*, 80-90.

Brassard, M. R.; Germain, R. & Hart, S. N. (1987). *Psychological Maltreatment of Children and Youth*. New York: Pergamon.

Brehm, J. W. (1972). *Responses to Loss of Freedom: A Theory of Psychosocial Reactance*. Morristown: General Learning Press

Breuer, S. & S. Freud. (1895). Studien über Hysterie. In: S. Breuer & S. Freud (1991). *Studien über Hysterie*. Frankfurt/M.: Fischer.

Briere, J.; Evans, D.; Runtz, M. & Wall, T. (1988). Symptomatology in Men Who Were Molested as Children: A Comparison Study. *American Journal of Orthopsychiatry*, *58*, 457-461.

Briere, J. & Runtz, M. (1989). University Males Interest in Children: Predicting Potential Indices of "Pedophilia" in a Nonforensic Sample. *Child Abuse & Neglect*, *13*, 65-75.

Briere, J.; Smiljanich, K. & Henschel, D. (1994). Sexual Fantasies, Gender, and Molestation History. *Child Abuse & Neglect*, *18*, 131-137.

Briggs, F. & Hawkins, R. (1996). A Comparison of the Childhood Experiences of Convicted Male Child Molesters and Men Who Were Sexually Abused in Childhood and Claimed to Be Nonoffenders. *Child Abuse & Neglect*, *20*, 221-223.

Brockhaus, U. & Kolshorn, M. (1993). *Sexuelle Gewalt gegen Mädchen und Jungen*. Frankfurt/M.: Campus.

Broek, J. van den (1993). *Verschwiegene Not: Sexueller Mißbrauch an Jungen*. Zürich: Kreuz Verlag.

Bronfenbrenner, U. (1978). Ansätze zu einer experimentellen Ökologie der menschlichen Entwicklung. In: Oerter, R. (Hrsg.). *Entwicklung als lebenslanger Prozeß*. Hamburg: Rowohlt

Browne, A. & Finkelhor, D. (1986). Impact of Child Sexual Abuse: A Review of the Research. *Psychological Bulletin*, *99*, 66-77.

Browning, D. D. & Boatman, B. (1977). Incest: Children at Risk. *American Journal of Psychiatry*, *134*, 69-72.

Bruckner, D. F. & Johnson, P. E. (1987). Treatment for Adult Male Victims of Childhood Sexual Abuse. *Social Casework: The Journal of Contemporary Social Work*, *2*, 81-87.

Bruder, K.-J. (1991). Wenn das Schweigen gebrochen wird Mißbrauchte Kinder in der Therapie. *Psychologie Heute*, 59-63.

Budin, L. E. & Johnson, C. F. (1989). Sex Abuse Prevention Programms: Offenders' Attitudes About Their Efficacy. *Child Abuse & Neglect*, *13*, 77-87.

Bundesministerium für Familien und Senioren (BMFuS) (Hrsg.) (1993). *Sexueller Mißbrauch von Kindern und Jugendlichen. Intervention und Prävention*. Schriftenreihe Band 19. Stuttgart.

Burgess, A. W.; Hartman, C. R.; McCausland, M. P. & Powers, R. N. (1984). Response Patterns in Children and Adolescents Exploited Through Sex Rings and Pornography. *The American Journal of Psychiatry*, *141*, 656-662.

Burgess, A. W.; Hartman, C. R. & McCormack, A. (1987). Abused to Abuser: Antecedents of Socially Deviant Behaviors. *American Journal of Psychiatry*, *144*, 1431-1436.

Burgess, A. W.; Hazelwood, F. E.; Rokous, F. E.; & Burgess, A. G. (1988). Serial Rapists and Their Victims: Reenactment and Repetition. *Annals of the New York Academy of Sciences*, *582*, 277-295.

Caplan, N. & Nelson, S. (1973). On Being Useful: The Nature and Consequences of Psychological Research on Social Problems. *American Psychologist*, *28*, 199-211.

Carballo-Diéguez, A. & Dolezal, C. (1995). Association Between History of Childhood Sexual Abuse and Adult HIV-Risk Sexual Abehavior in Puerto Rican Men Who Have Sex With Men. *Child Abuse & Neglect*, *19*, 595-605.

Cavaiola, A. A. & Schiff, M. (1989). Self Esteem in Abused Chemically Dependent Adolescents. *Child Abuse & Neglect*, *13*, 327-334.

Chasnoff, I. J.; Burns, W. J.; Scholl, S. H.; Burns, K.; Chisum, G. & Kyle-Spore, L. (1986). Maternal-Neonatal Incest. *American Journal of Orthopsychiatry*, *56*, 577-580.

Chu, J. A. & Dill, D. L. (1990). Dissociative Symptoms in Relation to Childhood Physical and Sexual Abuse. *American Journal of Psychiatry*, *147*, 887-892.

Coffey, P.; Leitenberg, H.; Henning, K.; Turner, T. & Bennett, R.T. (1996). Mediators of the Long-Term Impact of Child Sexual Abuse: Perceived Stigma, Betrayal, Powelessness, and Self-Blame. *Child Abuse & Neglect*, *20*, 447-455.

Cole, D. A. (1988). Hopelessness, Social Desirability, Depression, and Parasuicide in Two College Student Samples. *Journal of Consulting and Clinical Psychology*, *56*, 131-136.

Collings, S. J. (1991). Childhood Sexual Abuse in a Sample of South African University Males: Prevalence and Risk Factors. *South African Journal of Psychology*, *21*, 153-158.

Collings, S. J. (1994). The Long-Term Effects of Contact and Noncontact Forms of Child Sexual Abuse in a Sample of University Men. *Child Abuse & Neglect*, *19*, 1-6.

Condy, S. R.; Templar, D. I.; Brown, R. & Veaco, L. (1987). Parameters of Sexual Contact of Boys with Women. *Archives of Sexual Behavior*, *16*, 379-395.

Conte, J. R. (1985). The Effects of Sexual Abuse on Children: A Critique and Suggestions for Future Research. *Victimology: An International Journal*, *10*, 110-130.

Conte, J. R. & Schuerman, J. R. (1987). Factors Associated with an Increased Impact of Child Sexual Abuse. *Child Abuse & Neglect*, *11*, 201-211.

Cooper, C.; Murphy, W. & Haynes, M. (1996). Characteristics of Abused and Nonabused Adolescent Sexual Offenders. *Sexual Abuse: A Journal of Research and Treatment*, *8*, 104-119.

Cremerius, J. (1983). Die Sprache der Zärtlichkeit und der Leidenschaft: Reflexionen zu Sàndor Ferenczis Wiesbadener Vortrag von 1932. *Psyche*, *37*, 988-1015.

Cupoli, J. M. & Sewell, P. M. (1988). One Thousand Fifty-Nine Children with a Chief Complaint of Sexual Abuse. *Child Abuse & Neglect*, *12*, 151-162.

Dannecker, M. (1987). *Das Drama der Sexualität*. Frankfurt/M.: Athenäum.

DeJong, A. R.; Emmett, G. A. & Hervada, A. A. (1982). Epidemiologic Factors in Sexual Abuse of Boys. *American Journal of Diseases of Children*, *136*, 990-993.

DeMause, L. (1987). Schreber and the History of Childhood. *Journal of Psychohistory*, *15*, 423-430.

Dhawan, S. & Marshall, W. (1996). *Sexual Abuse: A Journal of Research and Treatment*, *8*, 7-15.

Dimock, P. T. (1988). Adult Males Sexually Abused as Children. *Journal of Interpersonal Violence*, 3, 203-221.

Dixon, K. N.; Arnold, L. E. & Calestro, K. (1978). Father-Son Incest: Underreported Psychiatric Problem? *American Journal of Psychiatry*, *135*, 835-838.

Donaldson, M. A. & Gardner, R. (1985). Diagnosis and Treatment of Traumatic Stress Among Women After Childhood Incest. In: C. R. Figley (Hrsg.). *Trauma And Its Wake: The Study and Treatment of Post-Traumatic Stress Disorder*. New York: Brunner/Marzel.

Downs, W. R. (1993). Developmental Considerations for the Effects of Childhood Sexual Abuse. *Journal of Interpersonal Violence*, *8*, 331-345.

Draucker, C. B. (1995). A Coping Model for Adult Survivors of Childhood Sexual Abuse. *Journal of Interpersonal Violence*, *10*, 159-175.

Dubé, R. & Hébert, M. (1988). Sexual Abuse of Children Under 12 Years of Age: A Review of 511 Cases. *Child Abuse & Neglect*, *12*, 321-330.

Edelbrock, C. (1980). Running Away from Home. *Journal of Family Issues*, 210-226.

Edgardh, K. (1992). *Teenagers, Sex and Living Together: A Report of a Youth Survey*. Stockholm.

Ehrensaft, D. (1992). Preschool Child Sexual Abuse: The Aftermath of the Presidio Case. *American Journal of Orthopsychiatry*, *62*, 234-244.

Ellerstein, N. S. & Canavan, W. J. (1980). Sexual Abuse of Boys. *American Journal of Diseases of Children*, *134*, 255-257.

Elliger, T. & Schötensack, K. (1991). Sexueller Mißbrauch von Kindern. Eine kritische Bestandsaufnahme. In: G. Nissen (Hrsg.). *Psychogene Psychosyndrome und ihre Therapie im Kinder- und Jugendalter*. Bern: Hans Huber.

Elliott, M. (Hrsg.) (1995). Frauen als Täterinnen. *Sexueller Mißbrauch an Mädchen und Jungen*. Ruhnmark: Donna Vita.

Elliot, D. M. & Briere, J. (1995). Posttraumatic Stress Associated with Delayed Recall of Sexual Abuse: A General Population Study. *International Society for Traumatic Stress Studies*, 629-647.

Ellis, P. L.; Piersma, H. L. & Grayson, C. E. (1990). Interrupting the Reenactment Cycle: Psychotherapy of a Sexually Traumatized Boy. *American Journal of Psychotherapy*, *44*, 525-535.

Elwell, M. E. & Ephross, P. H. (1987). Initial Reactions of Sexually Abused Children. *Social Casework: The Journal of Contemporary Social Work*, *2*, 109-116.

Emslie, G. G. & Rosenfeld, A. (1983). Incest Reported by Children and Adolescents Hospitalized for Severe Psychiatric Problems. *American Journal of Psychiatry*, *140*, 708-711.

Enders, U. (Hrsg.) (1990). *Zart war ich, bitter war's. Sexueller Mißbrauch an Mädchen und Jungen*. Köln: Volksblatt.

Enders, U. (Hrsg.) (1990). *Zart war ich, bitter war's. Sexueller Mißbrauch an Mädchen und Jungen*. Köln: Kiepenheuer & Witsch.

Enders, U. (1995). Ein Indianer kennt keinen Schmerz! Oder: Der blinde Fleck der Therapeuten. In: U. Enders (Hrsg.). *Zart war ich, bitter war's. Sexueller Mißbrauch an Mädchen und Jungen*. Köln: Kiepenheuer & Witsch.

Ernst, C.; Angst, J. & Földényi, M. (1993). The Zurich Study. XVII. Sexual Abuse in Childhood. Frequency and Relevance for Adult Morbidity Data of a Longitudinal Epidemiological Study. *European Archives of Psychiatry and Clinical Neuroscience*, *242*, 293-300.

Everson, J. (1989). Maternal Support Following Disclosure of Incest. *American Journal of Orthopsychiatry*, *59*, 197-207.

Faller, K. C. (1989). Characteristics of a Clinical Sample of Sexually Abused Children: How Boy and Girl Victims Differ. *Child Abuse & Neglect*, *13*, 281-291.

Faller, K. C. (1989). Why Sexual Abuse? An Exploration of the Intergenerational Hypothesis. *Child Abuse & Neglect*, *13*, 543-548.

Farber, E.; Showers, J.; Johnson, C.; Joseph, J. & Oshins, C. (1984). The Sexual Abuse of Children: A Comparison of Male and Female Victims. *Journal of Clinical Child Psychology*, *13*, 294-297.

Fegert, J. M. (1987). Sexueller Mißbrauch von Jungen und Mädchen. In: Arbeitskreis "Sexuelle Gewalt" beim Komitee für Grundrechte und Demokratie.(Hrsg.). *Gewaltverhältnisse - Eine Streitschrift für die Kampagne gegen sexuelle Gewalt*. Sensbachtal.

Fegert, J. M. (1989). Diagnostik und klinisches Vorgehen bei Verdacht auf sexuellen Mißbrauch bei Mädchen und Jungen. In: J. Walter (Hrsg.). *Sexueller Mißbrauch im Kindesalter*. Heidelberg: Edition Schindele.

Fegert, J. M. (1990). Sexueller Mißbrauch an Jungen - Sexueller Mißbrauch an Mädchen: Zwei grundsätzlich unterschiedliche Phänomene? In: U. Enders (Hrsg.). *Zart war ich, bitter war's*. Köln: Volksblatt.

Fegert, J. M. (1993). *Sexuell mißbrauchte Kinder und das Recht. Band 2. Ein Handbuch zu Fragen der kinder- und jugendpsychiatrischen und psychologischen Untersuchung und Begutachtung*. Köln: Volksblatt.

Fegert, J. M. (1995). Ärztliche Diagnosemöglichkeiten in Klinik und Praxis. In: U. Enders (Hrsg.). *Zart war ich, bitter war's. Sexueller Mißbrauch an Mädchen und Jungen*. Köln: Kiepenheuer & Witsch.

Fehrenbach, P. A.; Smith, W.; Monastersky, C. & Deisher, R. W. (1986). Adolescent Sexual Offenders: Offender and Offense Characteristics. *American Journal of Orthopsychiatry*, *56*, 225-233.

Feinauer, L. (1989). Comparison of Long-Term Effects of Child Sexual Abuse by Type of Abuse and by Relationship of the Offender to the Victim. *The American Journal of Family Therapy*, *17*, 48-56.

Ferenczi, S. (1933). Sprachverwirrungen zwischen den Erwachsenen und dem Kinde. *Internationale Zeitschrift für Psychoanalyse*, *19*, 5-15.

Ferenczi, S. (1932). Das Klinische Tagebuch von 1932. In: Ferenzci, S. (1988). *Ohne Sympathie keine Heilung*. Frankfurt/M.: Fischer.

Ferenczi, S. (1938). *Bausteine zur Psychoanalyse*. Bd. I bis IV. Bern: Huber

Filipp, H. S. (1990). *Kritische Lebensereignisse*. München: Psychologie Verlags Union.

Filipp, H. S. & Aymann, P. (1987). Die Bedeutung sozialer und personaler Ressourcen in der Auseinandersetzung mit kritischen Lebensereignissen. *Zeitschrift für klinische Psychologie*, *16*, 383-396.

Finkelhor, D. (1979). *Sexually Victimized Children*. New York: Free Press.

Finkelhor, D. (1984). *Child Sexual Abuse. New Theory and Research*. New York/London: Free Press.

Finkelhor, D. (Hrsg.) (1986). *A Sourcebook on Child Sexual Abuse*. Newbury Park: Sage.

Finkelhor, D. (1987). The Trauma of Child Sexual Abuse: Two Models. *Journal of Interpersonal Violence*, *2*, 348-366.

Finkelhor, D. (1990). Early and Long-Term Effects of Child Sexual Abuse: An Update. *Professional Psychology: Research and Practice*, *21*, 325-330.

Finkelhor, D. (1995). The Victimization of Children: A Developmental Perspective. *American Journal of Orthopsychiatry*, *65*, 177-193.

Finkelhor, D. & Baron, L. (1986). High-Risk Children. In: D. Finkelhor (Hrsg.). *A Sourcebook on Sexual Abuse*. Newbury Park: Sage.

Finkelhor, D. & Browne, A. (1985). The Traumatic Impact of Child Sexual Abuse: A Conceptualization. *American Journal of Orthopsychiatry*, *55*, 530-541.

Finkelhor, D.; Hotaling, G. T.; Lewis, I. A. & Smith, C. (1989). Sexual Abuse and Its Relationship to Later Sexual Satisfaction, Marital Status, Religion, and Attitudes. *Journal of Interpersonal Violence*, *4*, 379-399.

Finkelhor, D.; Hotaling, G.; Lewis, I. A. & Smith, C. (1990). Sexual Abuse in a National Survey of Adult Men and Women: Prevalence, Characteristics, and Risk Factors. *Child Abuse & Neglect*, *14*, 19-28.

Finkelhor, D. (1994). The International Epidemiology of Child Sexual Abuse. *Child Abuse & Neglect*, *18*, 409-417.

Fisher, B. & Berdie, J. (1978). Adolescents Abuse and Neglect: Issues of Incidence, Intervention and Service Delivery. *Child Abuse & Neglect, 2*, 173-192.

Ford, M. & Linney, J. A. (1995). Comparative Analysis of Juvenile Sexual Offenders, Violent Nonsexual Offenders and Status Offenders. *Journal of Interpersonal Violence, 10*, 56-70.

Frederick, C. (1986). Post-Traumatic Stress Disorder and Child Molestation. In: A. Burgess & C. Hartman (Hrsg.). *Sexual Exploitation of Patients by Health Professionals*. New York: Pergamon

Freeman-Longo, R. E. (1986). The Impact of Sexual Victimization on Males. *Child Abuse & Neglect, 10*, 411-414.

Freud, A. (1936). *Das Ich und die Abwehrmechanismen*. 8. Aufl. 1973. München: Fischer.

Freud, A. (1981). A Psychoanalyst's View of Sexual Abuse by Parents. In: P. B. Mrazek & C. H. Kempe (Hrsg.). *Sexually Abused Children and Their Families*. New York: Pergamon.

Freud, S. (1896). *Zur Ätiologie der Hysterie*. GW Bd 1, 423-459. Frankfurt/M.: Fischer.

Friedrich, W. N.; Beilke, R. L. & Urquiza, A. J. (1987). Children from Sexually Abusive Families. *Journal of Interpersonal Violence, 2*, 391-402.

Friedrich, W. N.; Berliner, L.; Urquiza, A. J. & Beilke, R. L. (1988a). Brief Diagnostic Group Treatment of Sexually Abused Boys. *Journal of Interpersonal Violence, 3*, 331-343.

Friedrich, W. N.; Beilke, R. L. & Urquiza, A. J. (1988b). Behavior Problems in Young Sexually Abused Boys. *Journal of Interpersonal Violence, 3*, 21-28.

Friedrich, W. N.; Grambsch, P.; Broughton, D.; Kuiper, J. & Beilke, R. (1991). Normative Sexual Behavior in Children. *Pediatrics, 88*, 456-464.

Friedrich, W. N. & Luecke, W. J. (1988). Young School-Age Sexually Aggressive Children. *Professional Psychology: Research and Practice, 19*, 155-164.

Friedrich, W. N.; Urquiza, A. J. & Beilke, R. L. (1986). Behavior Problems in Sexually Abused Young Children. *Journal Of Pediatric Psychology , 11*, 47-57.

Fritz, G. S.; Stoll, K. & Wagner, N. N. (1981). A Comparison of Males and Females Who Were Sexually Molested as Children. *Journal of Sex and Marital Therapy, 7*, 54-59.

Fromuth, M. E. & Burkhart, B. R. (1987). Childhood Sexual Victimization Among College Men: Definitional and Methodological Issues. *Violence and Victims, 2*, 241-253.

Fromuth M. E. & Burkhart, B. R. (1988). Long-Term Psychological Correlates of Childhood Sexual Abuse in Two Samples of College Men. *Child Abuse & Neglect, 13*, 533-542.

Fürniss, T. (1986). Diagnostik und Folgen von sexueller Kindesmißhandlung. *Monatsschriften für Kinderheilkunde, 134*, 335-340.

Fürniss, T. (1990). *The multi-professional handbook of child sexual abuse: Integrated management, therapy and legal intervention*. London: Routlegde.

Fürniss, T. (1992). Vortrag im Rahmen des Weiterbildungsseminars "Aufdeckung und Therapie von sexueller Kindesmißhandlung". Münster.

Garbarino, J. & Gilliam, G. (1980). *Understanding Abusive Families*. Lexington: Lexington Books.

Garbarino, J.; Guttman, E. & Seeley, J. W. (1986). *The Psychologically Battered Child: Strategies For Identification, Assessment, and Intervention*. San Francisco: Jossey-Bass.

Gelinas, D. J. (1983). The Persisting Negative Effects of Incest. *Psychiatry*, *46*, 312-332.

Glöer, N. & Schmiedeskamp-Böhler (1990). *Verlorene Kindheit: Jungen als Opfer sexueller Gewalt*. München: Weismann.

Goldman, R. J. & Goldman, J. D. (1988). The Prevalence And Nature of Child Sexual Abuse in Australia. *Australian Journal of Sex, Marriage and Family*, *9*, 94-106.

Gomes-Schwartz, B.; Horowitz, J. M. & Cardarelli, A. P. (1990). *Child Sexual Abuse: The Initial Effects*. Newbury Park: Sage.

Gold, S.; Milan, L.; Mayall, A. & Johnson, A. (1994). A Cross-Validation Study of the Trauma Symptom Checklist. The Role of Mediating Variables. *Journal of Interpersonal Violence*, *9*, 12-26.

Goodwin, J. (1985). Post-traumatic Symptoms in Incest Victims. In: S. Eth & R. S. Pynoos (Hrsg.). *Post-traumatic Stress Disorder in Children*. Los Angeles: American Psychiatric Association.

Goodwin, J. (1989). *Sexual Abuse: Incest Victims and Their Families*. Chicago: Year Book Medical Publishers.

Goodwin, J. Simms, M. & Bergman, R. (1979). Hysterical Seizures: A Sequel to Incest. *American Journal of Orthopsychiatry*, *49*, 698-703.

Gordon, M. (1990). Males and Females as Victims of Childhood Sexual Abuse: An Examination of the Gender Effect. *Journal of Family Violence*, *5*, 321-322.

Graham, J. R. (1987). *The MMPI: A Practical Guide*. New York: Pergamon

Groth, A. N. (1983). Treatment of the Sexual Offender in a Correctional Institution. In: J. G. Greer & I. R. Stuart (Hrsg.). *The Sexual Aggressor: Current Perspectives on Treatment*. New York: Van Nostrand Reinhold.

Groth, N. (1979). Sexual Trauma in the Life Histories of Rapists and Child Molesters. *Victimology: An International Journal*, *4*, 10-16.

Grubman-Black, S. D. (1992). *Broken Boys/Mending Men. Recovery from Childhood Sexual Abuse*. New York: Ivy.

Grubitzsch, S. & Rexilius, G. (1978). *Testtheorie - Testpraxis*. Hamburg: Rowohlt.

Hamilton, G. (1929). *A Research in Marriage*. New York: Albert & Charles Boni.

Hanson, R.; Lipovsky, J. & Saunders, B. (1994). Characteristics of Fathers in Incest Families. *Journal of Interpersonal Violence*, *9*, 155-169.

Harrison, P.; Edwall, G.; Hoffman, N. & Worthen, M. (1990). Correlates of Sexual Abuse Among Boys in Treatment for Chemical Dependency. *Journal of Adolescent Chemical Dependency*, *1*, 53-67.

Haug, F. (1972). *Kritik der Rollentheorie*. Frankfurt/M.: Suhrkamp.

Haugaard, J. J. & Emery, R. E. (1989). Methodological Issues in Child Sexual Abuse Research. *Child Abuse & Neglect*, *13*, 89-100.

Haugaard, J. J. & Repucci, D. N. (1988). *The Sexual Abuse of Children: A Comprehensive Guide to Current Knowledge and Intervention Strategies*. San Francisco/London: Jossey-Bass.

Herman, J. (1981). *Father-Daughter Incest*. Cambridge: Harvard University Press.

Herkner, W. (1983). *Einführung in die Sozialpsychologie*. Bern: Hans Huber.

Heyne, C. (1993). *Täterinnen*. Stuttgart: Kreuz Verlag.

Hirsch, M. (1989). Inzest: Sexueller Mißbrauch in der Familie - Pathogenetische Wirkungsmechanismen. *pro familia magazin*, *2*, 1-3.

Hirsch, M. (1990). *Realer Inzest*. Berlin: Springer.

Hobbs, C. J. & Wynne, J. M. (1989). Sexual Abuse of English Boys and Girls: The Importance Of Anal Examination. *Child Abuse & Neglect*, *13*, 195-210.

Holmes, G. & Offen, L. (1996). Clinicians' Hypotheses Regarding Clients' Problems: Are They Less Likely to Hypothesize Sexual Abuse in Male Compared to Female Clients? *Child Abuse & Neglect*, *20*, 493-501.

Horowitz, M. J. (1986). *Stress Response Syndromes*. Northvale/London: Aronson.

Hunter, M. (Hrsg.) (1990). *The Sexually Abused Male. Vol. 1: Prevalence, Impact and Treatment*. Lexington: Lexington Books.

Hunter, R. S.; Kilstrom, N. & Loda, F. (1985). Sexually Abused Children: Identifying Masked Presentations in a Medical Setting. *Child Abuse & Neglect*, *9*, 17-25.

Hurrelmann, B. (1989). *Familie und erweitertes Medienangebot*. Schriftenreihe zur Begleitforschung des Landes Nordrhein-Westfalen zum Kabelpilotprojekt Dortmund, Band 7. Düsseldorf.

Huston, R.; Parra, J.; Prihoda, T. & Foulds, D. (1995). Characteristics of Childhood Sexual Abuse in a Predominantly Mexican-American Population. *Child Abuse & Neglect*, *19*, 165-176.

Jacobson, A. & Herald, C. (1990). The Relevance of Childhood Sexual Abuse to Adult Psychiatric Inpatient Care. *Hospital and Community Psychiatry*, *41*, 154-158.

Jampole, L. & Weber, M. K. (1987). An Assessment of the Behavior of Sexually Abused and Nonsexually Abused Children with Anatomically Correct Dolls. *Child Abuse & Neglect*, *11*, 187-182.

Janoff-Bulman, R. (1985). The Aftermath of Victimization: Rebuilding Shattered Assumptions. In: C. R. Figley (Hrsg.). *Trauma And Its Wake: The Study and Treatment of Post-Traumatic Stress Disorder*. New York: Brunner/Marzel.

Janshen, D. (1987). Gewaltverhältnisse oder: Für die Freiheit menschlicher Lösungen. In: Arbeitskreis "Sexuelle Gewalt" beim Komitee für Grundrechte und Demokratie. *Gewaltverhältnisse - Eine Streitschrift für die Kampagne gegen sexuelle Gewalt*. Sensbachtal.

Janus, M.D.; Burgess, A. W. & McCormack, A. (1987). Histories of Sexual Abuse in Adolescent Male Runaways. *Adolescence*, *22*, 405-417.

Jellinek, M. S. & Slovik, L. S. (1981). Divorce: Impact on Children. *New England Journal of Medicine*, *9*, 557-560.

Johnson, T. C. (1988). Child Perpetrators - Children Who Molest Other Children: Preliminary Findings. *Child Abuse & Neglect*, *12*, 219-229.

Johnson, T. C. (1989). Female Child Perpetrators: Children Who Molest Other Children. *Child Abuse & Neglect*, *13*, 571-585.

Johnson, B. K. & Kenkel, M. B. (1991). Stress, Coping, and Adjustment in Female Adolescent Incest Victims. *Child Abuse & Neglect*, *15*, 293-305.

Johnson, R. L. & Shrier, D. K. (1985). Sexual Victimization of Boys: Experience at an Adolescent Medicine Clinic. *Journal of Adolescent Health Care*, *6*, 372-376.

Johnson, R. L. & Shrier, D. K. (1987). Past Sexual Victimization by Females of Male Patients in an Adolescent Medical Clinic Population. *American Journal of Psychiatry*, *144*, 650-652.

Jones, D. P. H. (1986). Individual Psychotherapy for the Sexually Abused Child. *Child Abuse & Neglect*, *10*, 377-385.

Jones, D. & The Royal College of Physicians (1996). *Sexueller Mißbrauch von Kindern*. Stuttgart: Thieme.

Jumper, S. A. (1995). A Meta-Analysis of the Relationship of Child Sexual Abuse to Adult Psychological Adjustment. *Child Abuse & Neglect*, *19*, 715-728.

Justice, B. & Justice, R. (1979). *The Broken Taboo: Sex In The Family*. New York: Human Sciences Press.

Katz, R. (1990). Psychosocial Adjustment in Adolescent Child Molesters. *Child Abuse & Neglect*, *14*, 567-575.

Kaufman, K. L.; Harbeck-Weber, C. & Rudy, L. (1994). Re-Examining the Efficacy of Child Sexual Abuse Prevention Strategies: Victim's and Offenders' Attitudes. *Child Abuse & Neglect*, *18*, 349-356.

Kaufman, K. L., Walace, A. M. Johnson, C. F. & Reeder, M. L. (1995). Comparing Female and Male Perpetrators' Modus Operandi. *Journal of Interpersonal Violence*, *10*, 322-333.

Kavemann, B. & Lohstöter, I. (1984). *Väter als Täter - Sexuelle Gewalt gegen Mädchen*. Hamburg: Rowohlt.

Kendall-Tackett, K. A. & Simon, A. (1987). Perpetrators And Their Acts: Data From 365 Adults Molested As Children. *Child Abuse & Neglect, 11*, 237-245.

Kercher, G. A. & McShane, M. (1984). The Prevalence of Child Sexual Abuse Victimization in an Adult Sample of Texas Residents. *Child Abuse & Neglect, 8*, 495-501.

Kernberg, O. F. (1980). *Borderline Conditions and Pathological Narcism.* New York: Aronson.

Kinard, E. (1995). Mother and Teacher Assessment of Behavior Problems in Abused Children. *Journal of the American Academy of Child and Adolescent Psychiatry, 34*, 1043-1053.

Kiser, L. J.; Bette, D.; Ackermann, J.; Brown, E.; Edwards, N.; McColgan, E.; Pugh, R. & Pruitt, D. (1988). Post Traumatic Stress Disorder in Young Children: A Reaction to Purported Sexual Abuse. *American Academy of Child and Adolescent Psychiatry*, 645-649.

Klein, I. & Janoff-Bulman, R. (1996). Trauma History and Personal Narratives: Some Clues to Coping Among Survivors of Child Abuse. *Child Abuse & Neglect, 20*, 45-54.

Kloiber, A. (1994). Sexuelle Gewalt an Jungen. Eine retrospektive Befragung erwachsener Männer. *Verhaltenstherapie und psychosoziale Praxis, 4*, 489-502.

Kluft, R. P. (Hrsg.)(1985). *Childhood Antecedents of Multiple Personality.* Washington, DC: American Psychiatric Press.

Knappe, A. & Selg, H. (1993). *Prävention von sexuellem Mißbrauch an Mädchen und Jungen.* München: Bayrisches Staatsministerium für Arbeit und Sozialordnung, Familie, Frauen und Gesundheit.

Knopp, F. H. (1982). *Remedial Intervention in Adolescent Sex Offenses: Nine Program Descriptions.* Orwell: Safer Society Press.

Knopp, F. H. (1984). *Retraining Adult Sex Offenders. Methods and Models.* Orwell: Safer Society Press.

Knopp, F. H. (1985). *The Youthful Sex Offender: The Rationale and Goals of Early Intervention.* New York: Safer Society Press.

Knopp, F. H. (1986). Introduction. In: E. Porter (Hrsg.). *Treating the Young Male Victim of Sexual Assault: Issues & Intervention Strategies.* Orwell: Safer Society Press.

Kohan, M.; Pothier, P. & Norbeck, J. S. (1987). Hospitalized Children with a History of Sexual Abuse: Incidence and Care Issues. *American Journal of Orthopsychiatry, 57*, 258-264.

Kohut, H. (1973). *Narzißmus.* Frankfurt/M.: Suhrkamp.

Kolko, D. J.; Moser, J. T. & Weldy, S. R. (1988). Behavioral/Emotional Indicators of Sexual Abuse in Child Psychiatric Inpatients: A Controlled Comparison with Physical Abuse. *Child Abuse & Neglect, 12*, 529-541.

Koss, M.; Gidyez, C. & Wisnieswski, N. (1987). The Scope of Rape: Incidence and Prevalence of Sexual Aggression and Victimization in a National Sample of Higher Education Students. *Journal of Consulting and Clinical Psychology*, *55*, 162-170.

Krieger, W. & Fath, E. (1995). *Sexueller Mißbrauch und Heimerziehung. Zur Situation sexuell mißbrauchter Kinder und Jugendlicher im Heim.* Berlin: Verlag für Wissenschaft und Bildung.

Krug, R. S. (1989). Adult Male Report of Childhood Sexual Abuse by Mothers: Case Descriptions, Motivations and Long-Term Consequences. *Child Abuse & Neglect*, *13*, 111-119.

Krugman, S.; Mata, L. & Krugman, R. (1992). Sexual Abuse and Corporal Punishment During Childhood: A Pilot Retrospective Survey of University Students in Costa Rica. *Pediatrics*, *90*, 157-161.

Küssel, M.; Nickenig, L. & Fegert, J. „Ich hab' auch nie etwas gesagt". Eine retrospektiv biographische Untersuchung zum sexuellen Mißbrauch an Jungen. *Praxis der Kinderpsychologie und Kinderpsychiatrie*, *42*, 278-284.

Lachmann, J. (1988). Zur Verbreitung von Sexualdelikten an Kindern und Abhängigen. *Monatsschrift für Kriminologie*, *71*, 42-46.

Lachmann, J. (1988). Psychische Schäden nach 'gewaltlosen' Sexualdelikten an Kindern und Abhängigen. Positionen und Probleme empirischer Forschung. *Monatsschrift für Kriminologie*, *71*, 47-60.

LaFontaine, J. (1990). *Child Sexual Abuse*. Cambridge: Harvard University Press.

Landis. J. (1957). Experiences of 500 Children With Adult Sexual Deviants. *Psychiatric Quarterly Supplements*, *30*, 91-109.

Langevin, R.; Wright, P. & Handy, L. (1989). Characteristics of Sex Offenders Who Were Sexually Abused as Children. *Annals of Sex Research*, *2*, 227-253.

Laszig, P. (1996). Sexueller Mißbrauch an Jungen. Physische und psychische Auswirkungen bei erwachsenen Männern. *Sexuologie*, *2*, 69-84.

Lautmann, R. (1994). *Die Lust am Kind. Portrait des Pädophilen*. Hamburg: Klein.

Lazartigues, A.; Perard, D.; Lisandre, H. & Pailleux, T. (1989). Les Abus Sexuels. Etude sur une Population de 1000 Etudiants. *Neuropsychiatrie de l'Enfance*, *37*, 223-229.

Lazarus, R. S. (1990). *Streß und Streßbewältigung - in Paradigma.* In: S.-H. Filipp (Hrsg.). Kritische Lebensereignisse. München: Psychologie Verlags Union.

Lazarus, R. S. & Folkman, S. (1984). *Stress, Appraisal, and Coping*. New York: Springer.

Lazarus, R. S. & Launier, R. (1978). Stress-related Transactions Between Person and Environment. In: L. A. Pervin & M. Lewis. (Hrsg.). *Interaction Between Internal and External Detterminants of Behavior.* New York: Plenum Press.

Lechmann, C. (1991). Sexueller Mißbrauch an Jungen - ein Überblick. *Praxis der Klinischen Verhaltensmedizin und Rehabilitation*, *4*, 91-96.

Lerner, M. J. (1970). The Desire for Justice and Reactions to Victims: Social Psychological Studies of Some Antecedents and Consequences. In: J. Majacaulay & L. Berkowitz (Hrsg.). *Altruism and Helping Behavior*. New York: Pergamon

Lerner, M. J. (1980). *The Belief in an Just World: A Fundamental Delusion*. New York: Plenum Press

Leth, L. (1989). *Sexual Abuse of Children and Adolescents: Results from a Scandinavian Research Concerning the Extent and Character of Sexual Abuse*. London: Free Press

Levesque, R. (1994). Sex Differences in the Experience of Child Sexual Victimization. *Journal of Family Violence*, *9*, 357-369.

Lew, M. (1988). *Victims No Longer*. New York: Harper Collins.

Lew, M. (1993). *Als Junge mißbraucht*. München: Kösel.

Libby, P. & Bybee, R. (1979). The Physical Abuse of Adolecents. *Journal of Social Issues*, *35*, 101-126.

Ligezinska, M. & Firestone, P. (1996). Children's Emotional and Behavioral Reactions Following the Disclosure of Extrafamilial Sexual Abuse: Initial Effects. *Child Abuse & Neglect*, *20*, 111-125.

Lindberg, F. H. & Distad. L. J. (1985). Survival Responses to Incest: Adolescents in Crisis. *Child Abuse & Neglect*, *9*, 521-526.

Lindblad, F.; Gustafsson, P.; Larsson, I. & Lundin, B. (1995). Preschoolers' Sexual Behavior at Daycare Centers: An Epidemiological Study. *Child Abuse & Neglect*, *19*, 569-577.

Lisak, D. & Ivan, C. (1995). Deficits in Intimacy and Empathy in Sexually Aggressive Men. *Journal of Interpersonal Violence*, *10*, 296-308.

Lison, K. & Poston, C. (1991). *Weiterleben nach dem Inzest*. Frankfurt/M.: Fischer.

Long, P. & Jackson, J. (1994). Childhood Sexual Abuse. An Examination of Family Functioning. *Journal of Interpersonal Violence*, *9*, 270-277.

Longo, R. E. (1982). Sexual Learning and Experience Among Adolescent Sexual Offenders. *International Journal of Offender Therapy and Comparative Criminology*, *26*, 235-241.

Longo, R. E. & Groth, A. N. (1983). Juvenile Sexual Offenses in the Histories of Adult Rapists and Child Molesters. *International Journal of Offender Therapy and Comparative Criminology*, *27*, 150-155.

López, F.; Carpintero, E.; Hernández, A.; Martín, M. J. & Fuertes, A. (1995). Prevalencia y Consequencias del Abuso Sexual al Menor en España. *Child Abuse & Neglect*, *19*, 1039-1050.

Loredo, C. M. (1982). Sibling Incest. In: S. M. Sgroi (Hrsg.). *Handbook of Clinical Intervention in Child Sexual Abuse*. Lexington: Lexington Books.

Malinosky-Rummel, R. R. & Hoier, T. S. (1991). Validating Measures of Dissociation in Sexually Abused and Nonabused Children. *Behavioral Assessment*, *13*, 341-357.

Mannarino, A. P. & Cohen, J. A. (1986). A Clinical-Demographic Study of Sexually Abused Children. *Child Abuse & Neglect*, *10*, 17-23.

Manwell, M. K. C. (1992). The Pattern of Sexual Abuse in Northern Ireland. *Child Abuse Review*, *1*, 89-101.

Margolin, L. (1994). Child Sexual Abuse by Uncles: A Risk Assessment. *Child Abuse & Neglect*, *18*, 215-224.

Masson, J. M. (1986). *Was hat man dir, du armes Kind, getan? Sigmund Freuds Unterdrückung der Verführungstheorie*. Reinbek: Rowohlt.

Mausner, J. & Bahn, A. (1974). *Epidemiology: An Introductory Text*. Philadelphia: W. B. Saunders.

McCarty, L. (1986). Mother-Child Incest: Characteristics of the Offender. *Child Welfare*, *65*, 447-458.

McLeer, S. V.; Deblinger, E.; Atkins, M.; Foa, E. B. & Ralphe, D. L. (1988). Post-Traumatic Stress Disorder in Sexually Abused Children. *Journal of the American Academy of Child and Adolescent Psychiatry*, *27*, 650-654.

McNulty, C. & Wardle, J. (1994). Adult Disclosure of Sexual Abuse: A Primary Cause of Psychological Distress? *Child Abuse & Neglect*, *18*, 549-555.

Merry, S. N., Franzcp, C. B. & Andrews, L. K. (1994). Psychiatric Status of Sexually Abused Children 12 Month after Disclosure of Abuse. *Journal of the American Academy of Child and Adolescent Psychiatry*, *33*, 939-944.

Mian, M.; Wehrspann, W.; Klajner-Diamond, H.; LeBaron, D. & Winder, C. (1986). Review of 125 Children 6 Years of Age and Under Who Were Sexually Abused. *Child Abuse & Neglect*, *10*, 223-229.

Miller, A. (1983). *Du sollst nicht merken*. Frankfurt/M.: Suhrkamp.

Miller, I. W. & Norman, W. H. (1979). Learned Helplessness In Humans: A Review and Attribution Theory-Model. *Psychological Bulletin*, *86*, 93-118.

Mrazek, P. B. & Kempe, M. C. H. (Hrsg.)(1981). *Sexually Abused Children and Their Families*. Oxford: Pergamon Press.

Mullin, P. E.; Martin, J. L.; Anderson, J. C.; Romans, S. E. & Herbison, J. P. (1996). The Long-Term Impact of The Physical, Emotional, and Sexual Abuse of Children: A Community Study. *Child Abuse & Neglect*, *20*, 7-21.

Myers, M. F. (1989). Men Sexually Assaulted as Adults and Sexually Abused as Boys. Archives of Sexual Behavior, *18*, 203-215.

Nakashima, I. I. & Zakus, G. E. (1977). Incest: Review and Clinical Experiences. *Pediatrics*, *60*, 696-701.

Nash, M. R.; Hulsey, T. L.; Sexton, M. C.; Harrison, T. L. & Lampert, W. (1993). Long-Term Sequalae of Childhood Sexual Abuse: Perceived Family Environment, Psychopathology, and Dissociation. *Journal of Clinical and Consulting Psychology*, *61*, 276-283.

Nasjleti, M. (1980). Suffering in Silence: The Male Incest Victim. *Child Welfare*, *59*, 269-275.

Nau, E. (1965). Die Persönlichkeit des jugendlichen Zeugen. In: F. G. von Stockert (Hrsg.). *Das sexuell gefährdete Kind*. Stuttgart: Kohlhammer.

Newberger, C. M. & De Vos, E. (1988). Abuse and Victimization: A Life-Span Developmental Perspective. *American Journal of Orthopsychiatry*, *58*, 505-511.

Nielsen, T. (1983). Sexual Abuse of Boys: Current Perspectives. *Personnel and Guidance Journal*, *62*, 139-142.

Oates, R. K.; Forrest, D. & Peacock, A. (1985). Self-Esteem of Abused Children. *Child Abuse & Neglect*, *9*, 159-163.

Oates, R. K.; O'Toole, B.; Lynch, D.; Stern, A. & Cooney, G. (1994). Stability and Change in Outcomes for Sexually Abused Children. *Journal of the American Academy of Child and Adolescent Psychiatry*, *33*, 945-953.

Ogata, S.; Silk, K.; Goodrich, S.; Lohr, N.; Westen, D. & Hill, E. (1990). Childhood Sexual and Physical Abuse in Adult Patients With Borderline Disorder. *American Journal of Psychiatry*, *147*, 1008-1013.

Outsem, R. van (1993). *Sexueller Mißbrauch an Jungen*. Ruhnmark: Donna Vita.

Parker, H. & Parker, S. (1986). Father-Daughter Sexual Abuse: An Emerging Perspective. *American Journal of Orthopsychiatry*, *56*, 531-549.

Peake, A. (1989). Issues of Underreporting: The Sexual Abuse of Boys. *Educational and Child Psychology*, *6*, 42-50.

Peters, D. & Range, L. (1995). Childhood Sexual Abuse and Current Suicidality in College Women and Men. *Child Abuse & Neglect*, *19*, 335-341.

Peters, S. D.; Wyatt, G. E. & Finkelhor, D. (1986). Prevalence. In: D. Finkelhor (Hrsg.). *A Sourcebook on Child Sexual Abuse*. Newbury Park: Sage.

Petrovich, M. & Templar, D. I. (1984). Heterosexual Molestation of Children Who Later Became Rapists. *Psychological Reports*, *54*, 810.

Phelan, P. (1987). Compatibility of Qualitative and Quantitative Methods - Studying Child Sexual Abuse in America. *Education and Urban Society*, *20*, 35-41.

Piaget, J. (1973). *Das moralische Urteil beim Kinde*. Frankfurt/M.: Suhrkamp.

Pierce, H. P. (1987). Father-Son Incest: Using the Literature to Guide Practice. *Social Casework: The Journal of Contemporary Social Work*, *2*, 67-74.

Pierce, R. & Pierce, L. H. (1985). The Sexually Abused Child: A Comparison of Male and Female Victims. *Child Abuse & Neglect*, *9*, 191-199.

Pierce, L. & Pierce, R. (1987). Incestuous Victimization by Juvenile Sex Offenders. *Journal of Family Violence*, *2*, 351-364.

Pilkington, B. & Kremer, J. (1995a). A Review of the Epidemiological Research on Child Sexual Abuse. Community and College Student Samples. *Child Abuse Review*, *4*, 84-98.

Pilkington, B. & Kremer, J. (1995b). A Review of the Epidemiological Research on Child Sexual Abuse. Clinical Samples. *Child Abuse Review*, *4*, 191-205.

Porter, E. (1986). *Treating the Young Male Victim of Sexual Assault: Issues & Intervention Strategies*. Orwell: Safer Society Press.

Pothast, H. & Allen, C. (1994). Masculinity and Femininity in Male and Female Perpetrators of Child Sexual Abuse. *Child Abuse & Neglect*, *18*, 763-767.

Prentky, R. A.; Knight, R. A.; Sims-Knight, J. E.; Strauss, H.; Rokous, F. & Cerce, D. (1989). Developmental Antecedents of Sexual Aggression. *Development and Psychopathology*, *1*, 153-169.

Presse- und Informationsamt der Bundesregierung (Hrsg.) (1996). Die Kriminalität in der Bundesrepublik Deutschland. Polizeiliche Kriminalstatistik für das Jahr 1995. *Bulletin*, *37*, 369-416.

Putnam, F. W. (1993). Dissociative Disorders in Children: Behavioral Profiles and Problems. *Child Abuse & Neglect*, *17*, 39-45.

Putnam, F.W.; Guroff, J. J.; Silberman, E. K.; Barban, L. & Post, R. (1986). The Clinical Phenomenology of Multiple Personality Disorder: Review of 100 Recent Cases. *Journal of Clinical Psychiatry*, *47*, 285-293.

Putnam, F. W., Helmers, K. & Horowitz, L. A. (1995). Hypnotizability and Dissociativity in Sexually Abused Girls. *Child Abuse & Neglect*, *19*, 645-655.

Pynoos, R. S. & Eth, S. (1985). Developmental Perspective on Psychic Trauma in Childhood. In: C. R. Figley (Hrsg.). *Trauma and Its Wake: The Study and Treatment of Post-Traumatic Stress Disorder*. New York: Brunner/Marzel.

Raupp, U. & Eggers, Ch. (1993). Sexueller Mißbrauch von Kindern. Eine regionale Studie über Prävalenz und Charakteristik. *Monatszeitschrift für Kinderheilkunde*, *141*, 316-322.

Reinhart, M. A. (1987). Sexually Abused Boys. *Child Abuse & Neglect*, *11*, 229-235.

Risin, L. & Koss, M. (1987). The Sexual Abuse of Boys - Prevalence and Descriptive Characteristics of Childhood Victimizations. *Journal of Interpersonal Violence*, *2*, 309-323.

Roane, T. (1992). Male Victim of Sexual Abuse: A Case Review within a Child Protective Team. *Child Welfare*, *61*, 231-239.

Roberts, J. & Taylor, C. (1994). Sexuell mißbrauchte Kinder und Jugendliche berichten. In: O. Schubbe (Hrsg.). *Therapeutische Hilfen gegen sexuellen Mißbrauch an Kindern*. Göttingen/Zürich: Vandenhoeck & Ruprecht.

Rogers, L. & Terry, T. (1984). Clinical Intervention with Boy Victims of Sexual Abuse. In: I. Stuart & J. Greer (Hrsg.). *Victims of Sexual Aggression: Treatment of Children, Women, and Men*. New York: Van Nostrand Reinhold.

Rohsenow, D. J.; Corbett, R. & Devine, D. (1988). Molested as Children: A Hidden Contribution to Substance Abuse? *Journal of Substance Abuse Treatment*, *5*, 13-18.

Ross, C. A. (1991). Abuse Histories in 102 Cases of Multiple Personality Disorder. *Canadian Journal of Psychiatry*, *34*, 97-101.

Ross, C. A.; Norton, G. R. & Wozney, K. (1989). Multiple Personality Disorder: An Analysis of 236 Cases. *Canadian Journal of Psychiatry*, *34*, 413-418.

Roth, S. & Newman, E. (1993). The Process of Coping with Incest for Adult Survivors. *Journal of Interpersonal Violence*, *8*, 363-377.

Roys, D. T. & Timms, R. J. (1995). Personality Profiles of Adult Males Sexually Molested by Their Maternal Caregivers: Preliminary Findings. *Journal of Child Sexual Abuse*, *4*, 63-77.

Rudin, M. M.; Zalewski, C. & Bodmer-Tuner, J. (1995). Characteristics of Child Sexual Abuse Victims According to Perpetrator Gender. *Child Abuse & Neglect*, *19*, 963-973.

Runyan, D.; Everson, M.; Edelsohn, G.; Hunter, W. & Coulter, M. (1988). Impact of Legal Intervention on Sexually Abused Children. *The Journal of Pediatrics*, *113*, 647-653.

Rush, F. (1985). *Das bestgehütete Geheimnis: Sexueller Kindesmißbrauch*. Berlin: Orlanda.

Russell, D. E. H. (1983). The Incidence and Prevalence of Intrafamilial and Extrafamilial Sexual Abuse of Female Children. *Child Abuse & Neglect*, *7*, 133-146.

Russell, D. E. H. (1986). *The Secret Trauma. Incest in the Lives of Girls and Women*. New York: Basic Books.

Ryan, G.; Lane, S.; Davis, J. & Isaac, C. (1987). Juvenile Sex Offenders: Development and Correction. *Child Abuse & Neglect*, *11*, 385-395.

Sansonnet-Hayden, H.; Haley, G.; Marriage, K. & Fine, S. (1987). Sexual Abuse and Psychopathology in Hospitalized Patients. *Journal of the American Academy of Child and Adolescent Psychiatry*, *26*, 753-757.

Sariola, H. & Uutela, A. (1994). The Prevalence of Child Sexual Abuse in Finland. *Child Abuse & Neglect*, *18*, 827-835.

Sarrell, P. & Masters, W. (1982). Sexual Molestation of Men by Women. *Archives of Sexual Behavior*, *11*, 117-131.

Saunders, E. & Arnold, F. (1993). A Critique of Conceptual and Treatment Approaches to Borderline Psychopathology in Light of Findings About Childhood Abuse. *Psychiatry*, *56*, 188-203.

Schacht, A. J.; Kerlinsky, D. & Carlson, C. (1990). Group Therapy with Sexually Abused Boys: Leadership, Projective Identification and Countertransference Issues. *International Journal of Group Therapy*, *40*, 401-417.

Schachter, S. (1959). *The Psychology of Affiliation*. Stanfort: Stanfort University Press.

Schechter, M. D. & Roberge, L. (1976). Sexual Exploitation. In: Helfer, R. E. & Kempe, C. H. (Hrsg.). *Child Abuse & Neglect: The Familiy and the Community*. Cambridge: Ballinger.

Schmidt, W. (1994). *Lebensstrategien - eine Typologie*. Unveröffentlichtes Manuskript. Oldenburg.

Schnack, D. & Neutzling, R. (1990). *Kleine Helden in Not*. Reinbek: Rowohlt.

Schultz, R. (1989). Multiple Personality Disorder; Phenomenology of Selected Variables in Comparison to Major Depressions. *Dissociation*, *3*, 1 10.

Schwarzer, R. (1987). *Streß, Angst und Hilflosigkeit: Die Bedeutung von Kognitionen und Emotionen bei der Regulation von Belastungssituationen*. Stuttgart: Kohlhammer.

Sebold, J. (1987). Indicators of Child Sexual Abuse in Males. *Social Casework: The Journal of Contemporary Social Work*, *2*, 75-80.

Seghorn, T. K.; Prentky, R. A. & Boucher, R. J. (1987). Childhood Sexual Abuse in the Lives of Sexually Aggressive Offenders. *Journal of the American Academy of Child and Adolescent Psychiatry*, *26*, 262-267.

Seligman, M. E. P. (1975). *Helplessness: On Depression, Development and Death*. San Francisco: Freeman.

Seligman, M. E. P. (1983). *Erlernte Hilflosigkeit*. München: Psychologie Verlags Union.

Sgroi, S. M. (Hrsg.) (1982). *Handbook of Clinical Intervention in Child Sexual Abuse*. Lexington: Lexington Books.

Shengold, L. L. (1979). Child Abuse and Deprivation: Soul Murder. *Journal of The American Psychoanalytic Association*, *27*, 533-596.

Shengold, L. L. (1989). *Soul Murder: The Effects of Childhood Abuse and Deprivation*. London: Ballantine Books.

Sherwood, K. (1991). Das "Geheimnis" völlig verdrängt? *Psychologie Heute*, *4*, 56-58.

Showers, J.; Farber, E.; Joseph, J.; Oshins, L. & Johnson, C. (1983). The Sexual Victimization of Boys - A Three-Year Survey. *Health Values*, *7*, 15-18.

Shrier, D. & Johnson, R. (1987). Sexual Victimization of Boys: An Adolescent Medicine Population. Paper presented at the 3rd National Family Violence Research Conference. Durham, N.H.

Shrier, D. & Johnson, R. L. (1988). Sexual Victimization of Boys: An Ongoing Study of an Adolescent Medicine Clinic Population. *Journal Of The National Medical Association*, *80*, 1189-1193.

Siegel, J.; Sorenson, S.; Golding, J.M.; Burnam, M.A. & Stein, J.A. (1987). The Prevalence of Childhood Sexual Assault. The Los Angeles Epidemiologic Catchment Area Project. *American Journal of Epidemiology*, *126*, 1141-1153.

Smith, H. & Israel, E. (1987). Sibling Incest: A Study of the Dynamics of 25 Cases. *Child Abuse & Neglect*, *11*, 101-108.

Spencer, M. & Dunklee, P. (1986). Sexual Abuse of Boys. *Pediatrics*, *78*, 133-137.

Spoden, C. (1990). Geschlechtsspezifische Jungenarbeit - Auch an der Schule. Vortrag anläßlich der Anhörung über Selbstverteidigung von Mädchen im Berliner Regelunterricht. Berlin.

Stein, J.; Golding, J.; Siegal, J.; Burnham, M. & Sorenson, S. (1988). Long-Term Psychological Sequelae of Child Sexual Abuse: The Los Angeles Epidemiologic Catchment Area Study. In: G. Wyatt & G. Powell (Hrsg.). *Lasting Effects of Child Sexual Abuse*. Newbury Park: Sage.

Steinhausen, H.C.; von Aster, S. & Göbel, D. (1987). Family Composition and Child Psychiatric Disorders. *Journal of the American Academy of Child and Adolescent Psychiatry*, *26*, 242-247.

Stiffman, A. (1989). Physical and Sexual Abuse in Runaway Youths. *Child Abuse & Neglect*, *13*, 417-426.

Summit, R. C. (1983). The Child Sexual Abuse Accommodation Syndrome. *Child Abuse & Neglect*, *7*, 177-193.

Swett, C. & Halpert, M. (1993). Reported History of Physical and Sexual Abuse in Relation to Dissociation and Other Symptomatology in Women Psychiatric Inpatients. *Journal of Interpersonal Violence*, *8*, 545-555.

Swett, C.; Surrey, J. & Cohen, C. (1990). Sexual and Physical Abuse Histories and Psychiatric Symptoms Among Male Psychiatric Outpatients. *The American Journal of Psychiatry*, *147*, 632-636.

Terr, L. (1988). What Happens to Early Memories of Trauma? A Study of Twenty Children Under Age Five at the Time of Documented Traumatic Events. *Journal of the American Academy of Child and Adolecsent Psychiatry*, *27*, 96-104.

Tharinger, D. (1990). Impact of Child Sexual Abuse on Developing Sexuality. *Professional Psychology - Research and Practice*, *21*, 331-337.

Thomlison, B.; Stephens, M.; Cunes, J.; Grinnell, R. & Krysik, J. (1991). Characteristics of Canadian Male and Female Child Sexual Abuse Victims. *Journal of Child and Youth Care*. Special Issue, 65-76.

Tong, L.; Oates, K. & McDowell, M. (1987). Personality Development Following Sexual Abuse. *Child Abuse & Neglect*, *11*, 371-383.

Vander Mey, B. (1988). The Sexual Victimization of Male Children: A Review of Previous Research. *Child Abuse & Neglect*, *12*, 61-72.

Vertrauensstelle Benjamin (1992). Arbeitsbericht. Oldenburg.

Violato, C. & Genius, M. (1993). Problems of Research in Male Child Sexual Abuse: A Review. *Journal of Child Sexual Abuse*, *2*, 33-54.

Vizard, E.; Monk, E. & Misch, P. (1995). Child and Adolescent Sex Abuse Perpetrators: A Review of the Research Literature. *Journal of Child Psychology and Psychiatry*, *36*, 731-756.

Walker, L. E. A. (1990). Psychological Assessment of Sexually Abused Children for Legal Evaluation and Expert Witness Testimony. *Professional Psychology: Research and Practice*, *21*, 344-353.

Wallerstein, J. (1983). Children of Divorce; Preliminary Report of a 10-Year Follow-Up. Paper Presented at the American Academy of Law and Psychiatry. Portland.

Watkins, B. & Bentovim, A. (1992). The Sexual Abuse of Male Children and Adolescents: A Review of Current Research. *Journal of Child Psychology and Psychiatry*, *33*, 197-248.

Weber-Hornig, M. (1990). Sexuelle Ausbeutung von Jungen. *Sozial Extra*, *12*, 8.

Weisberg, K. (1985). *Children of the Night*. London: Free Press

Weissmann Wind, T. & Silverin, L. (1994). Parenting and Family Stress as Mediators of the Long-Term Effects of Child Abuse. *Child Abuse & Neglect*, *18*, 439-453.

Wetzels, P. (1994). Sexueller Mißbrauch. Neue Zahlen. *Psychologie Heute*, *7*, 66.

Wherry, J. N.; Jolly, J. B.; Feldman, J. A. & Manjanatha, S. (1994). The Child Dissociative Checklist: Preliminary Findings of a Screening Measure. *Journal of Child Sexual Abuse*, *3*, 51-66.

Wherry, J. N.; Jolly, J. B.; Feldman, J.; Adam, B. & Manjanatha, S. (1995). Child Sexual Behavior Inventory Scores for Inpatient Psychiatric Boys: An Exploratory Study. *Journal of Child Sexual Abuse*, *4*, 95-105.

White, S.; Halpin, B. M.; Strom, G. A. & Santilli, G. (1988). Behavioral Comparison of Young Sexually Abused, Neglected, and Nonreferred Children. *Journal of Clinical Child Psychology*, *17*, 53-61.

Widom, C. & Ames, A. (1994). Criminal Consequences of Childhood Sexual Vivtimization. *Child Abuse & Neglect*, *18*, 303-318.

Williams, M. B. (1993). Assessing the Traumatic Impact of Child Sexual Abuse: What Makes It More Severe? *Journal of Child Sexual Abuse*, *2*, 41-59.

Winnicott, D. W. (1971). *Playing and Reality*. London: Ballantine Books

Wirtz, U. (1989). *Seelenmord: Inzest und Therapie*. Zürich: Kreuz Verlag.

Worling, J. R. (1995a). Sexual Abuse Histories of Adolescent Male Sex Offenders: Differences on the Basis of the Age and Gender of Their Victims. *Journal of Abnormal Psychology*, *104*, 610-613.

Worling, J. R. (1995b). Adolescent Sibling.Incest Offenders: Differences in Family and Individual Functioning When Compared to Adolescent Nonsibling Sex Offenders. *Child Abuse & Neglect*, *19*, 633-643.

Wortman, C. B. & Brehm, J. W. (1975). Responses to Uncontrollable Outcomes: An Integration of Reactance Theory and the Learned Helplessness Model. In: L. Berkovitz (Hrsg.). *Advances in Experimental Social Psychology*. New York: Academic Press.

Wyatt, G. E. (1985). The Sexual Abuse of Afro-American and White American Women in Childhood. *Child Abuse & Neglect*, *9*, 507-519.

Wyatt, G. E. & Peters, S. D. (1986). Issues in the Definition of Child Sexual Abuse in Prevalence Research. *Child Abuse & Neglect*, *10*, 231-240.

Wyss, D. (1959). *Die tiefenpsychologischen Schulen von den Anfängen bis zur Gegenwart*. Göttingen: Vandenhoeck & Ruprecht.

Young, R.; Bergandi, T. & Titus, T. (1994). Comparison of the Effects of Sexual Abuse on Male and Female Latency Aged Children. *Journal of Interpersonal Violence*, *9*, 291-306.

Zierler, S.; Feingold, L.; Laufer, D.; Velentgas, P.; Kantrowitz-Gordon, I. & Mayer, K. (1991). Adult Survivors of Childhood Sexual Abuse and Subsequent Risk of HIV Infection. *American Journal of Public Health*, *81*, 572-575.

Sachregister